DR. SUSANNA MEIER
Schlank mit der HCG-plus-Diät

G GOLDMANN
Lesen erleben

DR. SUSANNA MEIER

MIT CLAUDIA THESENFITZ

SCHLANK MIT DER HCG PLUS-DIÄT

Der hungerfreie Weg aus
der Kohlenhydrat-Falle

GOLDMANN

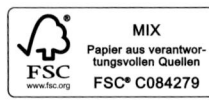

Verlagsgruppe Random House FSC® N001967
Das für dieses Buch verwendete FSC®-zertifizierte Papier
Profimatt liefert Sappi, Ehingen.

1. Auflage
Originalausgabe Januar 2016
© 2016 Wilhelm Goldmann Verlag, München,
in der Verlagsgruppe Random House GmbH
Umschlaggestaltung: UNO Werbeagentur, München
Umschlagmotiv: © Stephen Krug/Corbis
Lektorat: Kathrin Gritschneder
Bildredaktion: Anka Hartenstein
Fotograf: Mike Hofstetter
Styling: Nicole Franke
CC · Herstellung: cb
Satz: EDV-Fotosatz Huber/Verlagsservice G. Pfeifer, Germering
Druck: Print Consult, München
Printed in Austria
ISBN 978-3-442-22126-4

www.goldmann-verlag.de

Inhalt

Einleitung

»Wenn es mir verziehen werden kann, dass ich meine Mit-Endokrinologen mit schlechten Stiefmüttern vergleiche, so ist HCG sicher ihr Aschenputtel gewesen. Ich kann nur romantisch hoffen, dass sich seine außergewöhnliche Wirkung auf abnormales Fett als seine gute Fee erweisen wird.«
Dr. A. T. W. Simeons, Erfinder der HCG-Diät

Die Suche nach dem ultimativen Diät-Trick, dem Schlankheitswundermittel, ist vermutlich so alt wie die Menschheit selbst. Die Römer steckten sich nach ihren Gelagen eine Feder in den Hals, um zu erbrechen und danach weiterschlemmen zu können. Im Mittelalter schnürten sich die Frauen in enge Korsetts, um trotz normaler Figur eine Wespentaille vorzuweisen. Beides selbstverständlich keine empfehlenswerten Methoden – schon gar nicht aus ärztlicher Sicht.

Der Kampf mit den Pfunden, die Sehnsucht nach dem idealen Body-Mass-Index BMI (siehe Seite 27), ist eine niemals aus der Mode kommende Problematik. Denn seien wir ehrlich: Welche Frau ist schon zufrieden mit ihrer Figur? Abnehmen ist ein Dauerthema, das nie an Aktualität verliert – gefühlte hundert »neue« Diäten pro

Jahr sprechen für sich. Natürlich gibt es andere Ansätze, andere Schönheitsideale, aber die wenigsten Frauen haben das Selbstbewusstsein einer Beth Ditto, die mit einem BMI von vermutlich 40 leicht bekleidet über die Bühne hüpft. Und sie leben auch nicht in Mauretanien oder Marokko, wo »vollschlanke« Frauen wie Göttinnen verehrt und kleine Mädchen deshalb gezielt auf einen möglichst eindrucksvollen Leibesumfang gemästet werden.

Über Schönheitsideale lässt sich streiten – für mich als Ärztin steht bei der Gewichtsfrage aber vor allem der Gesundheitsaspekt im Vordergrund: Übergewicht birgt unstrittig diverse Gefahren – von Gelenkproblemen über Diabetes bis zu erhöhtem Blutdruck und Herz-Kreislauf-Erkrankungen. Genauso wichtig für die Gesundheit ist eine gute Ernährung, die den Körper mit allen Mineralien und Vitaminen versorgt, die er braucht – und dadurch den Stoffwechsel optimiert.

Seit drei Jahren biete ich in meiner Hamburger Praxis deshalb eine Diät der besonderen Art an, die beide Ansätze meiner Ansicht nach perfekt kombiniert: Die HCG-Diät! Schnell und effektiv abnehmen ohne Hungergefühl, das ist kein vollmundiges Marketingversprechen eines cleveren Pharmakonzerns, der ein neues Diät-Wundermittel auf den Markt bringen will, sondern eine reale Erfahrung, die sowohl ich im Selbstversuch als auch zahlreiche Patienten in meiner Praxis in den vergangenen Jahren mit der HCG-plus-Diät machen konnten.

Denn erstaunlicherweise scheint diese Diät tatsächlich zu halten, was andere Diäten nur versprechen: Hält man sich an den Ernährungsplan, macht sie in relativ kurzer Zeit deutlich schlanker und fitter – und das dauerhaft! Dabei ist die sogenannte Schwangerschaftshormon-Diät keineswegs eine gesundheitsschädliche Radikalkur, sondern initiiert im Gegenteil die Neuordnung des Stoffwechsels und damit die langfristige und dauerhafte Umstellung auf gesunde Ernährung.

Die HCG-Diät führt dabei weder zurück in die Steinzeit (Paleo-Diät), noch muss man fragwürdige chemische Mixturen oder Drinks einnehmen. Es müssen keine Mahlzeiten ausfallen und auch keine Punkte errechnet werden. Die HCG-Diät ist im Grunde vollkommen natürlich, da sie auf einem Hormon basiert, das sowohl im männlichen als auch im weiblichen Körper immer in geringen Mengen produziert wird.

Aus medizinischer Sicht ist der überzeugendste Faktor der HCG-Diät, dass sie den Ausstieg aus der »Zuckerfalle« ermöglicht. Ernährungswissenschaftler wissen schon längst: Der Verzicht auf Zucker ist für eine Gewichtsabnahme wirksamer als Sport! Weil das HCG-Hormon das Hungergefühl hemmt und für eine positive Grundstimmung sorgt, ermöglicht und erleichtert die Diät den Zuckerentzug, der sonst ungleich schwieriger zu bewältigen wäre. Die Befreiung von der Zuckersucht, einem hohen Insulinspiegel und dem dadurch stetig wiederkehrenden Hungergefühl ermöglicht wiederum eine dauerhaft gesunde Ernährung.

Über den Weg (die Gabe des HCG-Hormons) mag man sich streiten – das Ziel (eine nährstoffausgewogene und dem individuellen Kalorienbedarf angepasste Ernährung) ist dagegen meiner Ansicht nach über jeden Zweifel erhaben. Ich bin der Meinung, dass der positive Langzeiteffekt auf das Herz-Kreislauf-System, den Stoffwechsel und den gesamten Körper eventuelle (bislang noch unerforschte und unbekannte) Risiken aufwiegt.

Die HCG-Diät dient mir als Mittel zu dem Zweck, zu einer gesunden, ausgewogenen Ernährung zurückzufinden. Als der Goldmann-Verlag im Herbst 2014 mit diesem Buchprojekt an mich herantrat, war für mich vollkommen klar, dass ich – im Gegensatz zu anderen thematisch ähnlichen Veröffentlichungen – den Schwerpunkt auf die Begleit- und Folgediät der HCG-Kur legen möchte. Denn sie ist für die Neuausrichtung des Sättigungszentrums aufgrund eines erleichterten Ausstiegs aus der Zucker- bzw. Kohlenhydratsucht entscheidend.

Die von mir deshalb als »HCG-plus-Diät« betitelte Kur, die primär eine dauerhafte Ernährungsumstellung zum Ziel hat, setzt in Bezug auf Nahrungsmittel auf Qualität statt Quantität: hochwertige und naturbelassene Lebensmittel ohne Beimischungen wie Farbstoffe, Konservierungsstoffe, Antioxidantien, Emulgatoren, Stabilisatoren, Säuerungsmittel, Gelier- oder Verdickungsmittel (als E-Nummern deklariert). Zusätzlich werden Alkohol, Zucker und schnell in Zucker verwandelbare Kohlenhydrate (Kartoffeln, Brot, Pasta, Reis, Süßigkeiten) vom Speiseplan gestrichen. Die Kohlenhydratsucht – der Heißhunger auf Süßes – verschwindet, die Lebensenergie steigt spürbar, und die Leistungsfähigkeit wird maximiert.

Natürlich kann die Diät, die auf naturbelassener, proteinausgewogener und an schnell verwertbaren Kohlenhydraten armer Ernährung basiert und damit äußerst gesund ist, auch komplett ohne Hormongabe durchgeführt werden. Die Abnahme erfolgt dann allerdings langsamer, da der hormonell initiierte Sättigungseffekt entfällt und die tägliche Kalorienzufuhr dadurch höher sein muss.

Und nun: Lassen Sie uns gemeinsam Ihr neues, schlankes und fittes Leben beginnen! Ich wünsche Ihnen viel Spaß beim Lesen – und noch mehr beim Umsetzen und Abnehmen.

Ihre Dr. Susanna Meier

Kapitel 1

Das »Wunder-Hormon«

Der Entdecker der HCG-Diät, Dr. A.T.W. Simeons, bezeichnete das HCG-Hormon als »gute Fee« unter den Hormonen, da es nicht nur eine rasante Gewichtsabnahme an den richtigen Stellen forciert, sondern dabei auch noch für eine glatte Haut, frisches Aussehen und gute Laune sorgt. Ich verrate Ihnen in den folgenden Kapiteln, wie und warum …

Was ist es?

Als HCG bezeichnet man in Medizin und Forschung das Humane Chorion-Gonadotropin, ein Peptidhormon, das in der Plazenta der Gebärmutter gebildet wird und für den positiven Verlauf der Schwangerschaft sorgt. Aufgrund seiner zum Teil enorm hohen Konzentration im Blut einer Frau während der Schwangerschaft (bis zu 200 000 IE/l) dient sein Nachweis als Schwangerschaftstest. Dieser ist ab ca. 20 IE/l positiv. Das Erstaunliche ist jedoch: Das HCG-Hormon kommt sowohl im weiblichen als auch im männlichen Körper vor! Außerhalb einer Schwangerschaft wird es bei Frauen im Eileiter gebildet, bei Männern in den Hoden. Bei Männern und nicht schwangeren Frauen beträgt die HCG-Konzentration im Blut maximal 5 IE/l.

Wer hat es erfunden? (Historie der HCG-Diät)

Die ursprüngliche Form der HCG-Diät (auch bekannt unter dem Namen »Hollywood-Diät«) wurde in den 1960er-Jahren von dem britischen Endokrinologen Dr. Albert Theodore William Simeons entwickelt. Sie basiert auf einer niedrigen Zufuhr des Schwangerschaftshormons HCG – kombiniert mit einer sehr kalorienreduzierten Ernährung.

Über 40 Jahre forschte Dr. Simeons bei Tausenden von adipösen Patienten an den Problemen, Ursachen und Symptomen ihrer Fettsucht. Sein Ziel: Endlich ein wirksames Mittel gegen die gesellschaftlich immer stärker um sich greifende Adipositas zu finden. Denn im Gegensatz zu den meisten seiner Kollegen gab er sich nicht mit der oberflächlichen Erklärung zufrieden, die Tendenz, unnormal viel Fett anzusammeln, habe die simple Ursache, dass der jeweilige Patient schlicht und einfach zu viel essen würde.

Dr. Simeons vermutete vielmehr, dass der Adipositas eine metabolische Störung, also eine Krankheit zugrunde liege. Er ging davon aus, dass Menschen, die unter dieser Erkrankung litten, im Laufe ihres Lebens in jedem Fall fettleibig werden würden – unabhängig davon, ob sie übermäßig, normal oder wenig aßen. Je schwerer die Erkrankung, desto adipöser die betroffene Person. Logischerweise würden Sport und Diäten bei den erkrankten Menschen nicht dauerhaft wirksam sein. Oft nahmen die fettleibigen Patienten bei einer Diät sogar noch zu – ein weiterer Beweis, dass irgendeine Art von Stoffwechselstörung vorliegen musste.

Fieberhaft jede klinische Erfahrung und alle aufgelisteten Fakten wie Puzzlestücke zu einem Gesamtbild zusammenfügend, suchte Dr. Simeons nach der Ursache, die seine These beweisen und die Störung korrigieren würde. Er untersuchte den Einfluss der Geschlechtsdrüsen, der Schilddrüse, der Hypophyse, der Nebennieren und schließlich des Hypothalamus – einem hormonbildenden Teil des Zwischenhirns im Bereich der Sehnervenkreuzung, der die gesamten vegetativen Körperfunktionen (Atmen, Herzschlag, Verdauung, Schlaf, Sex, Harnsystem und – über die Hypophyse – das Wechselspiel der endokrinen bzw. Hormondrüsen) steuert und kontrolliert. Der Hypothalamus entpuppte sich für ihn als Volltreffer: Dr. Simeons fand heraus, dass eine Fehlfunktion desselben die Hauptursache der menschlichen Fettspeicherung ist. Fettleibigkeit wird – so die finale, revolutionäre Erkenntnis von Dr. Simeons – nicht durch exzessives Essen verursacht, sondern, wie er es schon ahnte, tatsächlich durch eine Stoffwechselstörung.

Dr. Simeons setzte nun alles daran, eine Substanz zu finden, die diese Störung korrigieren könnte, und stieß dabei auf das Schwangerschaftshormon HCG: Bei der Auswertung der Daten von Untersuchungen schwangerer Frauen in Indien fiel ihm auf, dass die werdenden Mütter, obwohl sie zum Teil schwere körperliche Arbeit verrichteten und sehr wenig aßen, gesunde und normalgewichtige Babys zur Welt brachten. Die schwangeren Inderinnen, die aufgrund von Armut und Nahrungsmittelmangel außerordentlich wenige Kalorien zu sich nahmen, verringerten stets nur ihr eigenes Gewicht und nicht das ihrer Embryos. Zudem verspürten sie kaum Hungergefühl und waren auffallend lebensfroh. Und noch etwas war merkwürdig: Gesichter und Brüste der Frauen blieben von den Gewichtsabnahmen stets verschont – offenbar weil sie für die Aufzucht der Babys von großer Wichtigkeit sind. Dr. Simeons zog aus diesen Tatsachen den Schluss, dass bestimmte Hormone und Veränderungen im Stoffwechsel der Schwangeren dafür sorgen müssten, deren allerletzte Fettdepots zu schmelzen, um dem werdenden Leben so viel Energie wie möglich zu schenken.

Ahnend, dass er vor einer wichtigen medizinischen Erkenntnis stand, begann Dr. Simeons nun, mit dem Schwangerschaftshormon HCG zu experimentieren, und machte dabei die erstaunliche

Entdeckung, dass nicht schwangere übergewichtige Frauen durch das Hormon, das er ihnen in geringer Dosierung spritzte, in den gleichen Zustand versetzt wurden wie ihre schwangeren Geschlechtsgenossinnen: Sie verspürten kaum Hungergefühl und berichteten von einer positiven Grundstimmung. Kein Hunger und gute Laune – Dr. Simeons nutzte diesen günstigen Zustand, um ihn mit einer extrem kalorienreduzierten Diät zu kombinieren. Das Ergebnis war umwerfend: Die verminderte Kalorienzufuhr führte dazu, dass resistente Fettdepots, die weder durch Sport noch durch übliche Diäten zu mobilisieren waren, abgebaut wurden. Und genau wie bei den schwangeren Frauen blieben Gesicht und Brüste der Probandinnen vom Gewichtsverlust verschont.

Auch bei männlichen Probanden war der Gewichtsverlust, begleitet von positiver Gemütsverfassung und ohne Hungergefühle, beeindruckend. Folgerichtig überlegte Dr. Simeons nun, ob das Fett der unästhetischen Ablagerungen an Hüften, Bauch, Beinen und Po für den Körper als Brennstoff verfügbar sein könnte, während es offensichtlich abgebaut wurde. Das war nur herauszufinden, indem er die Nahrungsmittelzufuhr von außen auf ein Minimum reduzierte und darauf spekulierte, dass dadurch die Eigenfettverbrennung angekurbelt würde. Er hatte recht: Unter Einfluss einer geringen Dosis HCG und einer Diät von nur 500 Kalorien täglich verloren die Probanden durchschnittlich ungefähr ein Pfund am Tag. Sie verbrauchten dabei tatsächlich nur ihr »abnormales« Fett, da es keine Zeichen irgendeines Schwundes von »Strukturfett« gab (siehe Seite 24).

»Ihre Haut blieb frisch und fest. Allmählich wurde ihre Figur völlig normal, die täglichen Gaben von HCG schienen keinerlei Nebenwirkungen zu haben, außer der Wirkung, vorteilhaft zu sein.«

Dr. Simeons

Keine Frage, dass Dr. Simeons spätestens an dieser Stelle klar wurde, dass er auf eine Goldader gestoßen war. In der Folge bot er sein revolutionäres Diätkonzept in seinen Privatkliniken in Rom und Hollywood mit großem Erfolg an. Da die »Kuren« relativ teuer waren, blieb die Diät lange den Reichen und Schönen der damaligen Zeit vorbehalten: Liz Taylor soll öfter bei Dr. Simeons eingecheckt haben – genau wie Marcello Mastroianni oder Sophia Loren. Schnell wurde Dr. Simeons' Entdeckung von anderen Medizinern aufgegriffen. Ärzte aus aller Welt reisten nach Italien, um seine Methode in Rom an seiner Klinik im Salvator Mundi Hospital zu studieren. Unter ihnen auch die Schweizer Chirurgin Trudy Vogt, die in den 1970er-Jahren in der Züricher Bellevue-Klinik mit ihren HCG-Diät-Erfolgen Furore machte und in 30 Jahren rund 18 000 Patienten mit der in ihrer Klinik angebotenen HCG-Kur behandelte.

Babybauch statt Bauch:
Warum eine Schwangerschaft für eine Frau im Prinzip die beste Diät ist

Laien schwärmen oft von den »körpereigenen Glücksdrogen«, die Mutter Natur Schwangeren verpasst, damit sie die unbequemen, körperlich belastenden und mühevollen Monate gut gelaunt überstehen. In der Tat sorgt eine enorm hohe HCG-Hormonausschüttung (in bestimmten Schwangerschaftsphasen bis zu 200 000 IE/l) dafür, dass werdende Mütter während der Schwangerschaft im Grunde vollkommen problemlos ihre überflüssigen Kilos loswerden könnten. Sie würden dabei weder Hunger noch Mangel verspüren – und das HCG-Hormon würde dafür sorgen, dass ihr Embryo stets gut versorgt bleibt.

Die Schwangerschaftsübelkeit, die nicht nur Kate Middleton, die Herzogin von Windsor, geplagt hat und während der Frauen oft wochenlang kaum Nahrung aufnehmen können, ist hierfür der beste Beweis. Schließlich ist Kronprinz George, obwohl Herzogin Kate wochenlang nicht richtig essen konnte, kein dürres Baby, sondern im Gegenteil ein praller Wonneproppen geworden. Sicherlich würde es einer schwangeren Frau kaum einfallen, während der »anderen Umstände« eine Diät zu machen. Dennoch wären die Stoffwechselvoraussetzungen theoretisch ideal.

Sicherlich auch aufgrund seiner immuntoleranten Eigenschaften sorgt HCG auf wundersame Weise dafür, dass der Körper einer schwangeren Frau meist so gesund wie möglich ist: rheumatische Erkrankungen, Autoimmunerkrankungen, Arterienverkalkung gehen zurück oder mildern sich zumindest. Dabei gibt es zwar Ausnahmen wie Schwangerschaftsdiabetes – die vorwiegend Frauen betrifft, die bereits mit Übergewicht in eine Schwangerschaft gehen – und andere Komplikationen wie Präeklampsie (hoher Blutdruck, starke Wassereinlagerungen durch vermehrte Proteinausscheidung über die Nieren) und ein etwas erhöhtes Thromboserisiko vor allem in den letzten Schwangerschaftsmonaten.

Wie funktioniert die HCG-plus-Diät?

Das Prinzip der HCG-plus-Diät ist eine Kombination aus der Verabreichung des Schwangerschaftshormons HCG und einer Nahrungsmitteldiät, die den Insulinspiegel sehr niedrig hält. Letztere ist sehr kalorienreduziert, führt dem Körper aber trotzdem eine ideale, ausgewogene Mischung von Nährstoffen (Eiweiß, langsam resorbierbare Kohlenhydrate, Vitamine, Mineralstoffe und Spurenelemente) zu und programmiert dadurch den Stoffwechsel optimiert und langfristig um. Die Kombination ist genial: Das Schwangerschaftshormon stoppt das Hungergefühl, was wiederum das »Durchhalten« der extrem kalorienreduzierten Begleitdiät erleichtert bzw. ermöglicht.

Das Beste: Im Gegensatz zu anderen Diäten wird der Stoffwechsel durch HCG dazu angeregt, die Energieversorgung auf jeden Fall aufrechtzuerhalten (sonst kann der vermeintlich existente Embryo ja nicht optimal versorgt werden) und dafür eine gewisse »zusätzliche« Kalorienzahl am Tag zur Verfügung zu stellen. Das kann der Körper nur leisten, wenn er seine eisern geschützten »Fett-Tresore« mit Abdominalfett aufschließt. Aus diesen Fett-Bunkern holt sich der Stoffwechsel jeden Tag 1000 bis 3000 Kalorien. Die Folge: Das ungeliebte Fett an Hüften, Beinen, Po, Oberarmen und Bauch beginnt endlich zu schmelzen. Diese Fettdepots waren in der Vergangenheit nur schlecht durch Sport oder die üblichen Diäten zu reduzieren (siehe Seite 25).

Aber das »Wunder-Hormon« kann noch mehr: Auch bei den Abnehmwilligen bewirkt die HCG-Diät das medizinische Faszinosum, welches Frauen während einer Schwangerschaft widerfährt: Gicht, rheumatische Erkrankungen, Arthritis, hoher Blutdruck, Arterienverkalkung, Herzkrankheiten und Schlaganfallrisiko gehen während der Diät zurück oder mildern sich zumindest deutlich. Dasselbe Hormon, die identische Wirkung – nur eben nicht zum Austragen eines Kindes, sondern zum problemlosen, gesunden Verlust ungesunder und überflüssiger Kilos.

Warum werden wir satt

Nach bzw. während der Nahrungsaufnahme entwickelt sich ein Sättigungsgefühl, das nach ca. 30 Minuten sein Maximum erreicht. Das Sättigungszentrum liegt in einer Hirnregion etwas oberhalb des Hirnstamms, des Hypothalamus (Zwischenhirn), der für die Vernetzung von Hormon- und Nervensystem zuständig ist. Dort werden die Signale, dass genug Nahrung aufgenommen wurde, verarbeitet. Verschiedene Hormone wie Insulin und Leptin sowie Substrate wie Glukose sind an diesem äußerst komplexen Vorgang beteiligt und senden Signale über eine Informationskette ins Gehirn. Sobald der Hypothalamus genug dieser Sig-

nale aufgenommen hat, wird Serotonin ausgeschüttet, und es
stellt sich ein zufriedenes, sattes Glücksgefühl ein.

Das HCG-Hormon stimuliert die Ausschüttung von Leptin
(und reduziert dadurch das Hungergefühl) sowie von Progesteron
(und erhöht infolgedessen die Testosteron- und Östradiol-Spiegel,
welche die Stimmung stabilisieren). Es wird durch HCG auch
die Ausschüttung von Adrenalin und Noradrenalin gesteigert, die
als »Fettschmelzer« gelten und die abdominalen Fettdepots an
Bauch, Hüften, Po und Oberschenkeln reduzieren. Androgene
(männliche Geschlechtshormone, die auch im weiblichen Körper
vorkommen) greifen ebenfalls die Fettdepots an, sorgen aber zusätzlich auch noch für eine Zunahme des Muskelanteils im Körper. Die Folge: Die Körperform verändert sich, der »Diätler« sieht
athletischer und fitter aus. Auch Cellulite vermindert sich durch
Androgenerhöhung. Und das alles mit guter Laune: HCG hebt
nachweislich die Stimmung und wirkt antidepressiv. Auch die di-
ättypischen Symptome wie Frieren, Schwindel und Kraftlosigkeit
treten bei der HCG-Diät so gut wie nie auf.

Weniger ist mehr: Die Begleitdiät

Das Ernährungsprogramm der HCG-Diät basiert auf speziell
abgestimmten, ausgesuchten und getesteten Nahrungsmitteln,
die für die Neuausrichtung des Sättigungszentrums mit Entwöhnung von der Zuckersucht im Gehirn und für den Stoffwechsel
entscheidend sind. Sie setzen sich überwiegend aus essenziellen
Bestandteilen zusammen, die der Körper nicht selbst herstellen
kann: aus essenziellen Aminosäuren (Eiweißbausteine), lebens-
notwendigen Vitaminen und Spurenelementen.

Dabei gilt: Je naturbelassener die Nahrungsmittel sind, desto
besser. Auf Geschmacksverstärker wie Glutamat, die die Esslust
fördern und die Sinne verwirren, wird vollkommen verzichtet.
Zusätzlich sind Alkohol (hemmt den Fettabbau), Zucker und

schnell in Zucker verwandelbare Kohlenhydrate (z.B. in Kartoffeln, Brot, Pasta, Reis, allem Süßen) vom Speiseplan gestrichen. Weil die Nahrung ursprünglich ist, wird die Aufnahme der üblichen giftigen Lebensmittelbeimischungen wie Farbstoffe, Konservierungsstoffe, Antioxidantien, Emulgatoren, Stabilisatoren, Säuerungsmittel, Gelier- und Verdickungsmittel (als E-Nummern deklariert) minimiert. Der Verzicht auf diese schädlichen Substanzen führt zu ungewöhnlicher, neu gefühlter Lebensenergie und maximaler Leistungsfähigkeit.

Wo und wie nimmt man ab?

Genau an den richtigen Stellen! Die »Rettungsringe« am Bauch, die »Reiterhosen« an den Oberschenkeln, das »Winkfleisch« an den Oberarmen und der »Kardashian«-Po schmelzen, denn die HCG-plus-Diät bewirkt eine Gewichtsabnahme vor allem im Abdominal-, Hüft- und Oberschenkelbereich, also den klassischen »Problemzonen«, die durch andere Diäten oder Sport selten so effizient zu erreichen waren. Aber genau wie bei den schwangeren Frauen bleiben Gesicht und Brüste der Probandinnen vom Gewichtsverlust verschont. Ideal, denn was nützt eine Diät, wenn man an den falschen Stellen abnimmt?

Wie und in welcher Dosierung wird das HCG-Hormon zugeführt?

Für die Diät ist nur eine minimale Dosis des HCG-Hormons nötig. Während einer Schwangerschaft erzeugt eine Frau in den ersten Monaten bis zu 200 000 IE/Liter.

Das HCG-Hormon ist eine körpereigene Substanz, die aus dem Urin schwangerer Frauen isoliert wird. Sie kann dem Körper nur per Injektion zugeführt werden. In Tablettenform würde das darin enthaltene Hormon im Magen inaktiviert werden – Globuli und Tropfen enthalten nur noch die Hormoninformation:

1 In der ersten Variante wird das Hormon in bestimmter homöopathischer Potenz täglich in Form von Globuli oder Tropfen verabreicht, wobei die Wirkstoffe über die Mundschleimhaut ins Blut gelangen. Die homöopathische Variante enthält kein nachweisbares Hormon mehr, sondern nach den Grundsätzen der Homöopathie nur noch die Information desselben.

2 Die zweite Variante bilden bioenergetisierte Tropfen, Sprays oder Globuli, die ebenfalls nur noch die HCG-Information enthalten, aber keine HCG-Hormon-Bestandteile mehr. Diese Tropfen, Sprays oder Globuli werden ebenfalls über die Mundschleimhaut aufgenommen.

3 In der dritten (von mir deutlich favorisierten) Variante wird das bioidentische HCG-Hormon während der 30 Tage dauernden Diät täglich mittels feiner Injektionen unter die Haut gespritzt. Die Injektionen sind nach kurzer ärztlicher Einweisung problemlos selbstständig durchzuführen und erfolgen an Stellen, die nicht zu viel subkutanes Fettgewebe haben, damit das Hormon besser aufgenommen werden kann.

Wie effektiv ist die Gewichtsabnahme?

1987 veröffentlichte die genannte Schweizer Medizinerin Trudy Vogt, die als ehemalige Leiterin der Bellevue-Klinik in Zürich erfolgreich Übergewichtige mit HCG behandelt hat, ihre Erkenntnisse im Branchenblatt »Aesthetic Plastic Surgery«: Übergewichtige verloren demnach in ihrer Klinik dank HCG täglich zwischen 250 und 600 Gramm Körpergewicht. Innerhalb von 40 Tagen nahmen Männer im Schnitt 13 Kilogramm und Frauen 11 Kilogramm ab.

In meiner eigenen Praxis habe ich in den vergangenen drei Jahren die Erfahrung gemacht, dass die tägliche Gewichtsabnahme während der 30-tägigen Diät schwankt und im Mittel etwa 300 Gramm beträgt. Die totale Gewichtsabnahme liegt bei 6 bis

10 Prozent des Ausgangsgewichts, also bei 7 bis 10 Kilogramm. Wenn eine Frau beispielsweise 90 Kilogramm am Beginn der Diät gewogen hat, dann wiegt sie nach 30 Tagen im besten Fall 9 Kilogramm weniger. Bei Männern sind meist noch bessere Ergebnisse zu erzielen, ein 90 Kilogramm schwerer Mann kann nach 30 Tagen durchaus 13 Kilogramm weniger wiegen.

Da HCG in geringen Mengen auch im männlichen Organismus gebildet wird bzw. auch bei Männern dazu führt, dass die Spiegel von Progesteron und auch Testosteron ansteigen, funktioniert die Diät bei Männern ebenso gut wie bei Frauen – wobei Männer typischerweise schneller und effizienter abnehmen. Die Wirkung kommt nach den ersten drei Tagen zur vollen Entfaltung. Wichtig ist, dass die begleitende Diät, die sich vorwiegend aus Eiweiß in Form von Fleisch, Fisch, Soja und Gemüse zusammensetzt, exakt eingehalten wird.

Die Lieblingsdiät der internationalen Promis

Schlank und schön werden ohne Hungergefühle – kein Wunder, dass die »Wunderkur« auch heute noch bei den internationalen Stars hoch im Kurs steht:

- Renée Zellweger soll 2003 nach ihrer Gewichtszunahme für den Kino-Hit »Bridget Jones« dank der Diät 13 Kilogramm wieder abgenommen haben.
- Britney Spears spritzte sich vor ihrer Comeback-Konzert-Tournee 2011 angeblich mit dem Baby-Hormon dünn und fit.
- Anne Hathaway nutzte die »Wunder-Diät«, um für die Neuverfilmung von »Les Miserables« in Form zu kommen.
- Die deutsche Schauspielerin Jessica Schwarz gab öffentlich in der BILD-Zeitung zu: »Ich habe 8 Kilogramm in 6 Wochen

abgenommen – mit Schwangerschaftshormonen, die ich mir selbst gespritzt habe. Jeden Tag eine Spritze.«

Ob Heidi Klum oder Catherine Zeta-Jones – die Liste der Stars, die ihre Figur mithilfe des HCG-Hormons in Form bringen, ist lang. Aber auch Männer machen sich die Vorteile der gesunden Gewichtsabnahme durch HCG zunutze: Jüngstes Beispiel ist der österreichische Ex-BZÖ-Chef Peter Westenthaler, der die Diät – wie er auf seinem Facebook-Account mitteilte – am 8. April 2015 begann und nur 5 Tage später bereits 3 Kilogramm abgenommen hatte.

Zurück zum Glück!

Das Beste kommt wie immer zum Schluss: Bei dieser Diät gibt es auffällig weniger häufig einen Jo-Jo-Effekt, weil der Körper nicht in einen Nährstoffmangel gerät und auch nicht auf Sparflamme läuft, da er sich die zusätzlich benötigte Energie aus den Fettreserven holt. Nach dem »Reset« des Stoffwechsels (also nach der 30-tägigen Diät), der im Grunde genommen nichts anderes ist als ein Entkommen aus der Zucker- bzw. Kohlenhydratsucht – den man sich wie das Zurücksetzen eines iPhone auf Werkseinstellung vorstellen mag –, kann die täglich aufgenommene Kalorienzahl wieder langsam auf die individuell benötigte Tagesmenge erhöht werden, wodurch das Gewicht dauerhaft stabil bleibt. Solange man so viele Kalorien zuführt, wie man auch verbraucht, wird das Gewicht stabil gehalten – nur 100 Kalorien mehr als benötigt pro Tag führt allerdings zu einer Gewichtszunahme von ca. 3 Kilogramm Fett im Jahr.

Kapitel 2

Sinn und Unsinn von Diäten

Warum wir dick werden

Warum werden wir dick? Kurz und eingängig zusammengefasst lautet die Antwort: Weil wir nicht mehr in der Steinzeit leben! Wir essen zu oft und zu viel und bewegen uns dagegen zu wenig – und das schlägt sich auf unseren Hüften nieder: Unser Körper speichert das »Zuviel an Nahrung bzw. Energie« in Fett – und wir werden dick.

Soweit die Forschung weiß, gab es in der Steinzeit praktisch keine übergewichtigen oder adipösen Menschen. Bei frei lebenden Tieren oder Naturvölkern ist dies bis heute so. Die Zivilisierung der Menschheit hatte unstrittig die Verfettung derselben zur Folge. Ob dies an einer genetisch vererbten Stoffwechselstörung liegt oder daran, dass Fettleibigkeit zeitweise als Schönheitsideal galt und sich übergewichtige Menschen deshalb besonders stark vermehrten, sei zunächst dahingestellt. Fakt ist: Je zivilisierter die Gesellschaft wurde, desto regelmäßiger und reichhaltiger wurde auch die Nahrungsmittelaufnahme.

Aßen die Neandertaler vorwiegend roh, vitamin- und mineralstoffreich sowie kohlenhydratarm – sprich: Fleisch, Gemüse, Bee-

ren und Kräuter –, so ernährten sich die Neuzeit-Erdbewohner
mehr und mehr von Getreide- und Milchprodukten sowie gekochtem Essen. Und während die Neandertaler sich viel beweg-
ten – sie jagten, suchten Pflanzen, liefen lange Strecken auf der
Suche nach neuen Nahrungsfeldern oder Behausungen und fro-
ren teilweise stark, was ebenfalls viel Energie verbrennt –, wurde
das Leben der Neuzeitlinge immer bequemer. Sie mussten nicht
mehr vor Raubtieren oder Gewitter flüchten, bauten Nahrungsmittel an, statt sie zu suchen, und genossen zur Erntezeit dement-
sprechenden Überfluss – und sie begannen, ihre Häuser zu behei-
zen und ihre Kleidung zu perfektionieren. Vor allem aber aßen sie
meist mehr, als ihr Körper benötigte, nahmen also mehr Energie
auf, als sie verbrennen konnten. Die Folge: Ihre Körper lagerten
die zusätzliche Energie wie ein Akku für schlechte Zeiten in einer
Art zellulärer »Speisekammer« ein und speicherten sie in Form
von deutlich sichtbaren Fettzellen an Hüfte, Bauch, Oberschenkeln und Po. Energiedepots, die nicht erst Anfang unseres Jahrhunderts als immer unästhetischer und lästiger empfunden wurden.

Warum Fett nicht gleich Fett ist

In seiner Studie über Adipositas unterscheidet Dr. Simeons drei
verschiedene Arten von Körperfett:

- **Strukurfett**: Als »Strukturfett« bezeichnete Dr. Simeons die
  Fettzellen, in denen die Organe eingebettet sind. Sie füllen die
  Lücken zwischen den Organen aus und geben ihnen dadurch
  Halt. Diese Art von Fett ist lebenswichtig, denn es schützt Organe und Herzkranzgefäße und hält zudem die Haut glatt und
  gespannt. Dazu Dr. Simeons: *»Es stellt auch das federnde Kis-
  sen von hartem Fett unter den Knochen der Füße zur Verfügung,
  ohne das wir außerstande wären, zu laufen.«* Dieses Fett wird

erst im äußersten Notfall, wenn alle übrigen Fettspeicher aufgebraucht sind, angegriffen.

- **Normale Brennstoff-Reserve**: Fett, also Energie, auf die der Körper zugreift, wenn die Nährstoffversorgung für den Energiebedarf nicht ausreicht. Es findet sich beispielsweise in Form von gespeichertem Fett in der Leber, aber auch sichtbar an den Hüften, am Bauch, an den Oberschenkeln etc. Hierauf kann der Körper schnell zugreifen, wenn er in einen Nahrungsmangel gerät.

- **Abnormales Fett**: Damit meint Simeons das hartnäckige Fett unter (!) dem normalen Fett an Bauch, Gesäß, Hüften und Oberschenkeln etc. sowie das Fett, welches einer krankhaften Fettverteilungsstörung entspricht, wie im Nacken oder an den Unterschenkeln, und welches sich bei normalen Diäten kaum verändert. Theoretisch ist auch dieses Fett als Energiereserve geeignet, in der Praxis ist es für den Körper im Notfall aber nicht so schnell erreich- oder nutzbar. Ähnlich einem Reservekanister mit Benzin, der durch einen nicht zu knackenden Sicherheitscode verschlossen ist.

Warum konservative Diäten oft nicht funktionieren

Bislang baute man in der Wirksamkeit von Diäten auf eine Kombination aus (wie auch immer gearteter) verminderter Kalorienzufuhr und Sport. Dies führte im Idealfall zur Reduktion der normalen, also für den Stoffwechsel zugänglichen, körpereigenen Fettreserven. Waren diese Fettreserven erschöpft und die Diät wurde weitergeführt, begann der Körper zunächst, seine »abnormalen« Fettreserven anzugehen. Die Crux ist nur, dass kein normaler Mensch eine Diät so lange durchhält. Schon lange vorher hat der »Diätler«, von Hunger und Schwäche gebeutelt, die Diät in der Regel aufgegeben. Genau diesen frustrierenden Prozess durchlaufen übrigens besonders stark adipöse Patienten: Ihr Magen kneift vor Hungerattacken, sie sind müde und schlapp, das Gesicht ist hager und ausgezehrt, doch das abnormale Fett an Bauch, Hüften, Schenkeln und Oberarmen zeigt kaum Reduktion.

»Das Fett, das sie loswerden wollen, bleibt, und das Fett, das gebraucht wird, um die Knochen zu bedecken, wird immer weniger. Ihre Haut ist runzlig und sie sehen alt und jämmerlich aus. Und das ist eine der enttäuschendsten und deprimierendsten Erfahrungen, die ein Mensch machen kann.«

Dr. Simeons

Und nun setzt der berühmte Jo-Jo-Effekt ein: Deprimiert und frustriert, dass die Diät trotz harter Selbstkasteiung nicht funktioniert, isst der Adipösler noch mehr als zuvor, legt dementsprechend wieder an Gewicht zu und resigniert immer weiter. Ein Teufelskreis, aus dem es einen Ausweg zu geben scheint: HCG!

Warum die HCG-plus-Diät anders ist

Im Gegensatz zu herkömmlichen Diäten bekämpft die HCG-plus-Diät nicht das Symptom (das äußere Erscheinungsbild bzw. die Fettablagerungen), sondern auch noch die Ursache: Sie greift direkt in den Stoffwechsel ein, korrigiert die Fettverbrennungsabläufe und ermöglicht und befeuert so das Verbrennen des richtigen, nämlich des »abnormalen« Fettes. Ohne dass der Patient von Hungergefühlen geplagt ist, stellt sich durch die Diät der Stoffwechsel nachhaltig um, sodass es in der Folge keinen Jo-Jo-Effekt gibt. Das Erfolgserlebnis, tatsächlich abzunehmen, beflügelt zum weiteren Abnehmen und führt dazu, dass der Patient sich täglich besser, fitter und selbstbewusster fühlt. Die Kur beinhaltet außerdem eine äußerst gesunde Ernährung, die dem Körper alles gibt, was er braucht, und hat somit eine langfristig positive Wirkung auf Gesundheit und Befindlichkeit.

Warum wir schlank sein wollen

Obwohl ein BMI von 25 bis 29, also leichtes Übergewicht (siehe unten), angeblich am gesündesten ist, gilt ein schlanker, trainierter Körper unbestritten als das gesellschaftliche Schönheitsideal. Und das ist letztlich auch gut so, denn selbst wenn Dicksein kein psychisches Problem wäre – ein physisches ist es auf jeden Fall: Übergewicht kann Diabetes, Gicht, Rheuma und Arthritis, hohen Blutdruck, Arterienverkalkung, Herzkrankheiten und Schlaganfall auslösen bzw. zur Folge haben. Je mehr Gewicht ein Mensch zudem auf die Waage bringt, desto weniger gern wird er sich bewegen. Je weniger er sich bewegt, desto dicker wird er. Je dicker er wird, desto frustrierter wird er. Je frustrierter er wird, desto mehr isst er. Und so weiter und so fort.

Wie wir vermessen werden: Der Body-Mass-Index BMI

Der BMI ist ein Maß für das Körpergewicht im Verhältnis zur Körpergröße. Er errechnet sich, indem man das Körpergewicht (in kg) durch das Quadrat der Körpergröße (in m) dividiert, und ist altersabhängig. Folgende Einteilung wird dabei vorgenommen:

- Übergewicht oder »Präadipositas«: BMI zwischen 25 und 29,9
- Adipositas: BMI ab 30, weiter unterschieden in drei Schweregrade:
- Grad 1: BMI zwischen 30 und 34,9
- Grad 2: BMI zwischen 35 und 39,9
- Grad 3: BMI ab 40
- Seit Neuestem gibt es auch noch einen vierten Grad: Die sogenannten Superadipösen mit einem BMI ab 50.

Um diese Zahlen bildlich zu machen, hier ein Beispiel: Wiegt eine 1,70 m große, 30-jährige Frau 80 Kilogramm, gilt sie aus medizinischer Sicht als übergewichtig (ihr BMI = 80 : (1,7)^2 = 27,68). Wiegt sie 10 Kilogramm mehr, wird sie als adipös Grad 1 eingestuft. Um als adipös Grad 2 eingestuft zu werden, müsste sie 110 Kilogramm wiegen – mit 120 Kilogramm bei 170 cm Körpergröße litte sie unter Adipositas Grad 3. Super-adipös wäre sie, wenn Sie über 150 Kilogramm wiegen würde.

»Hara Hachi Bu«: Weniger essen – länger leben!

Würde sich die Menschheit nach dem »Hara-Hachi-Bu«-Prinzip ernähren, wären wir alle gesünder – und würden wesentlich länger leben. »Hara Hachi Bu« nennt sich eine spezielle Ernährungs-regel, nach der die Einwohner der südjapanischen Insel Okinawa schon seit Jahrhunderten leben: Ihr täglicher Speiseplan besteht im Wesentlichen aus Reis, Fisch und Gemüse – das ist zwar sehr gesund, aber noch nichts sensationell Besonderes.

Der Clou ist, dass sich die Okinawaner höchstens zu 80 Prozent satt essen. Kurz vor dem finalen Sättigungs- oder Völlegefühl hö-ren sie auf, legen ihr Essbesteck also stets mit ein bisschen Rest-hunger beiseite. Diese Disziplin, die dem Rest der Welt ziemlich fremd ist, scheint eine Zauberformel für Gesundheit zu sein: Nir-gendwo sonst auf der Erde ist die Lebenserwartung höher, in kei-ner anderen Region gibt es so viele Hundertjährige. Dank der kalorienbewussten, gesunden Ernährung, welche die Insulaner vorbildlicherweise auch noch mit viel Sport kombinieren, liegt die durchschnittliche Lebenserwartung auf Okinawa für Männer bei 78 Jahren und für Frauen bei 86 Jahren. Jeder 2200te Bewoh-ner ist sogar 100 Jahre oder älter. Leider hat sich das »Hara-

Hachi-Bu«-Prinzip noch nicht überall herumgesprochen: Zumindest in den Industrienationen essen wir zu oft und zu viel – das steht unumstößlich fest. Weniger wäre mehr – in jeder Hinsicht.

Verschiedene Studien, in denen die Tiere verschiedene (teilweise bis zur doppelten) Mengen an Nahrung erhielten, unterstützen die Wirksamkeit der okanawaischen Ernährungsphilosophie, denn die Ergebnisse der kalorienbewussten Ernährung waren stets die gleichen: Immer war das auf »Diät« gesetzte Tier in jeder Hinsicht gesünder als das andere – und wirkte auch äußerlich wesentlich jünger. Egal ob Würmer, Fruchtfliegen, Mäuse, Hunde oder Primaten – alle lebten deutlich länger, wenn sie weniger zu fressen erhielten. Die Fotos des Rhesusaffen Canto, der schlank, fit und mit glänzendem Fell in die Kamera strahlt, während sein gleichaltriger Experiment-Gefährte Owen, der deutlich mehr zu fressen bekam, zerzaust, übergewichtig, faltig und mit stumpfem Fell neben ihm dahinvegetiert, gingen um die Welt und dokumentierten bzw. bewiesen die positive Wirkung der kalorienreduzierten Ernährung.

Eine weitere Langzeitstudie bestätigte den Canto-Owen-Effekt: 1989 ließ der Medizinprofessor Richard Weindruch von der Universität Wisconsin in Madison 38 Rhesusaffen über mehrere Jahre mit Niedrigkaloriendiät (30 Prozent weniger Kalorien) füttern und 38 Tiere mit Normalkost. In der Normalkost-Gruppe segneten doppelt so viele Tiere das Zeitliche wie in der Diätgruppe. Die schlanken Affen dagegen litten kaum unter Krebs, Herz-Kreislauf-Krankheiten und Diabetes, auch neurologische Altersschäden traten viel später auf als bei der Vergleichsgruppe.

Menschen und Affen liegen genetisch bekanntlich dicht beieinander, deshalb ist es nicht verwunderlich, dass auch Menschen die Erkenntnisse des »länger leben durch weniger essen« für sich adaptiert haben. CRONies (Calorie Restriction with Optimal Nutrion) nennen sich diese gesundheitsbewussten Asketen, die pro Tag höchstens 1800 Kalorien zu sich nehmen – über 40 Prozent weniger als der durchschnittliche Tagesbedarf eines erwachsenen Mannes. Mittlerweile gibt es zahlreiche Websites und Bücher zu dieser Ideologie – internationale Kongresse und Seminare komplettieren die Bewegung, die es sich zum Ziel gesetzt hat, mit diesem »Trick« über 100 Jahre alt zu werden.

Unrealistisch ist ihre Zielsetzung nicht, wie der Ernährungswissenschaftler Luigi Fontana von der Washington University in St. Louis kürzlich festgestellt hat: In einer Studie verglich er eine Gruppe von 25 CRONies mit Normalessern. Die CRONies waren zwischen 41 und 65 Jahre alt und praktizierten seit durchschnittlich sieben Jahren diese »Diät«. Ergebnis: Die CRONies waren biologisch bis zu 15 Jahre jünger als die Vergleichspersonen. Ihre Gefäße waren elastischer, und sowohl ihr Blutdruck als auch die Konzentrationen eines Entzündungsfaktors (des C-reaktiven Proteins, verantwortlich für gefährliche Entzündungsprozesse im Körper) waren niedriger als bei der Vergleichsgruppe.

Es ist also zweifelsfrei erwiesen: Weniger essen ist gesund! Aber warum ist weniger für den Körper – egal ob bei Mensch oder Tier – offenbar so viel mehr? Nach den gängigsten Theorien produziert der menschliche Organismus unter Diät weniger freie Radikale, die ihrerseits als »Altmacher« ausgemacht wurden. Freie Radikale greifen Zellen und Organe an, woraufhin der Körper Entzündungsreaktionen initiiert, die wiederum Verursacher von Diabetes, Arthritis, Herz- und Gefäßleiden sind. Wer noch einen weiteren Beweis für die positiven Gesundheitseffekte von verringerter Kalorienzufuhr sucht, dem sei ein Blick auf diejenigen Menschen angeraten, die über 100 Jahre alt geworden sind: Fast nie sind diese übergewichtig, sondern in der Regel stets sehr schlank. In Deutschland wird vielleicht Johannes Heesters noch gut im Gedächtnis sein, der – groß gewachsen, sportlich und durchtrainiert – stolze 107 Jahre alt wurde.

Warum werden wir nicht satt?

In Deutschland sind laut Robert-Koch-Institut aktuell 67 Prozent der Männer und 53 Prozent der Frauen zu dick. 23 Prozent der Erwachsenen sind adipös. Die stetig steigende Zahl von Übergewichtigen – und auf der anderen Seite die ständige Zunahme von Diätangeboten – beweisen: Wir essen viel zu viel und bewegen uns viel zu wenig! Doch warum essen wir mehr als unser Körper braucht?

Die Nahrungsmittelmenge, die wir bei einer Mahlzeit aufnehmen, hängt von folgenden Faktoren ab:

● **Psychische Gründe:** Wir essen aus Frust (Essen als Droge und/oder Belohnung) oder aus Langeweile. Auch Futterneid oder Gruppendynamik (mehr Spaß am Essen und gegenseitige Absolution, weil die anderen auch viel essen) lassen uns mehr auf den Teller füllen, als uns guttut. Oftmals haben wir das Erbe unserer Erziehung verinnerlicht: 92 Prozent aller Deutschen essen ihren Teller artig leer! Kommen ungewöhnlich große Portionen hinzu (z.B. im Restaurant), ist die Gewichtszunahme unvermeidbar. Ein weiterer Faktor ist Stress: Bei Stress steigt der Energiebedarf des Gehirns stark an, deshalb gilt Dauerstress (über Wochen, Monate oder Jahre) als mögliche Hauptursache für die wachsende Zahl adipöser Menschen.

● **Körperliche Gründe:** Sport macht hungrig – ein Hunger, der gesund ist, denn wer sich viel bewegt, verbrennt auch viel. Wer zudem Muskeln aufbaut, verbrennt durch diese noch mehr. Ungesund dagegen ist das Hungergefühl nach Alkoholgenuss: Bier oder andere alkoholhaltige Getränke erhöhen den Blutzuckerspiegel und lösen dadurch ein Hungergefühl aus. Rein körperlich ist dieser Hunger aber nicht gerechtfertigt, da Alkohol keine Kalorien verbrennt, sondern im Gegenteil sehr viele enthält. Wer also Alkohol trinkt und aufgrund des dadurch entstehenden Hungergefühls noch sehr viel isst, wird sozusagen doppelt dick.

Fazit: Nur wenn wir besonders glücklich oder verliebt sind, haben wir weniger bis kaum Hunger. Aber auch Angst, Depression oder Trauer nimmt uns den Appetit. Das HCG-Hormon sorgt für eine glückliche, zufriedene Grundstimmung und verhindert auch dadurch fatale Heißhunger-Attacken.

Kapitel 3

Zucker – das neue Fett

Volle Erde – pralle Bewohner

Die Erde wird immer voller – und ihre Bewohner vor allem in den Industrienationen immer praller bzw. übergewichtiger. Nicht nur die Bevölkerungszahl nimmt zu – auch die Menschen sind zu dick: Aktuell sind weltweit rund 2,3 Milliarden Menschen übergewichtig und 700 Millionen adipös. Allein in den USA gelten inzwischen mehr Menschen krankhaft adipös als lediglich übergewichtig – Tendenz stark steigend. In Australien sind eine halbe Million Menschen superadipös – fünfmal so viel wie noch vor 20 Jahren. Eine erschreckende Tatsache mit noch erschreckenderer Zukunftsperspektive: Laut Expertenschätzung wird sich diese Zahl in den nächsten zehn Jahren verdoppelt haben.

Übergewichtige und adipöse Männer, Frauen und Kinder stellen in den meisten Industrieländern mittlerweile die Bevölkerungsmehrheit, global gesehen gibt es 30 Prozent mehr übergewichtige als unterernährte Menschen. Spitzenreiter im »Fat Ranking« ist Amerika mit 74,1 Prozent Übergewichtigen in der Bevölkerung, gefolgt von Neuseeland (68 Prozent), Australien (67 Prozent) und Großbritannien (61 Prozent). Laut Expertenschätzungen wird es im Jahr 2030 164 Millionen Fettleibige in den USA geben – und auch in Europa werden die Zahlen besorgniserregend explodieren.

Angesichts dieser verheerenden Prognosen ist es verständlich, dass die Weltgesundheitsorganisation (WHO) Alarm schlägt und die immer weiter um sich greifende Volksverfettung als »Pandemie« bezeichnet. Im Juni 2015 warnte die WHO für die europäische Region vor einer »Übergewichtskrise enormen Ausmaßes«. Auch in Deutschland machen sich die Politiker Sorgen angesichts der Tatsache, dass es immer mehr übergewichtige Kinder gibt, und überlegen, von Regierungsseite einzugreifen und besonders zucker- oder fetthaltige Nahrungsmittel gesetzlich zu verbieten oder zu beschränken. Sogar eine Zuckersteuer wird mittlerweile erwogen. »*Regierungen müssen mehr tun, um das Marketing für ungesundes Essen zu begrenzen und gesundes Essen erschwinglicher zu machen*«, weiß auch Laura Webber vom britischen Gesundheitsforum, die die Untersuchungen für die WHO in Europa durchgeführt hat.

Warum Zucker süchtig macht

Aber warum und wie ist die Weltbevölkerung plötzlich so dick geworden? Vor 50 Jahren war die Adipositasproblematik noch fast unbekannt. Ursache ist die ungute Kombination von zu viel, zu falscher und zu ungesunder Ernährung mit zu wenig körperlicher Bewegung. Das Industriezeitalter hat uns in vielen Ländern das Leben immer bequemer gemacht: Autos, Waschmaschinen, Computer, Aufzüge, Rolltreppen – wir müssen kaum mehr laufen und brauchen uns zur Alltagsbewältigung körperlich nur noch minimal anzustrengen. Das ist auf der einen Seite angenehm und erleichternd – für unsere Körper jedoch, die auf Laufen und Bewegung ausgerichtet sind, ist es fatal. Hinzu kommt, dass ein Großteil unserer Jobs hauptsächlich im Sitzen stattfindet.

Um das Desaster zu komplettieren, nehmen wir zudem immer ungesündere Nahrung zu uns: industriell gefertigte Nahrungsmittel, vollgepumpt mit chemischen Konservierungs-, Farb- und

Aromastoffen, Regulatoren, Backtrieb-, Verdickungs- und Anti-oxidationsmitteln sowie ungesunden Fetten, die uns aufgrund ihrer Geschmacksverstärker und»leeren«Kalorien sofort wieder hungrig machen. Dadurch treiben sie uns dazu, täglich viel mehr zu essen, als wir mit unserer immer geringer werdenden Energie-verbrennung (aufgrund von Bewegungsmangel) eigentlich benö-tigen. Ein Teufelskreis!

Und doch wurde erst in den letzten Jahrzehnten die Wurzel allen Übels, der wahre Dickmacher, ausgemacht: Es ist industri-eller Zucker! Zucker, der sich in fast allen Nahrungsmitteln ver-birgt, die wir täglich zu uns nehmen, und von dem wir deshalb um ein Vielfaches mehr zu uns nehmen, als wir brauchen und als gut für uns ist. Weltweit hat sich der Zuckerkonsum in den ver-gangenen 50 Jahren mehr als verdreifacht. Übermäßiger Zucker-konsum ist die entscheidende Ursache für die weltweit drohende Adipositas-Epidemie, so die einschlägige Expertenmeinung.

Obwohl man um die selbstschädigende Auswirkung weiß, ist Zuckerabhängigkeit eine Sucht, die nicht einfach so abgelegt wer-den kann. Sie führt zu massiven gesundheitlichen Problemen, die zwar die Betroffenen nicht aus der Gesellschaft ausgrenzen wie bei der Heroinsucht – und auch nicht zu Beschaffungskriminali-tät führt –, aber nichtsdestotrotz den Menschen durch nicht zu übersehende Leibesfülle stigmatisiert und krank macht. Der Ver-gleich mit Drogenabhängigkeit mag vielleicht hart sein, aber die Auswirkungen, die Zucker auf die Gesellschaft hat, sind inzwi-schen folgenschwer für die Betroffenen und sehr teuer für das Ge-sundheitswesen – also für jeden Einzelnen von uns, die wir im Solidarsystem der Krankenkassen mitzahlen. Der Ausstieg aus der Zuckersucht ist für manche Menschen extrem schwierig und mit starken körperlichen Beschwerden wie Kopfschmerzen, Schwindel, Schwäche verbunden, ist aber mit konsequenter Ess-verhaltensänderung in 2 bis 3 Wochen ohne schlimmere Entzugssymptome erledigt. Eine der Hauptaufgaben der HCG-plus-Diät ist das Entkommen aus der Zuckersucht, da sie das Hungergefühl bremst, die Stimmung hebt und ein Durchhalten ermöglicht. Die Anfälligkeit für einen Rückfall wird deutlich reduziert.

Warum Zucker dick macht

Zu viel Zucker lässt den Glukosegehalt im Blut ansteigen, woraufhin die Bauchspeicheldrüse Insulin ausschüttet. Insulin wiederum beeinflusst das Leptin, ein Hormon, das als natürliche Essbremse wirkt. Bei einem unausgewogenen Insulin-Haushalt erhält der Körper dieses Signal nicht mehr – und meldet Hunger! Zucker gelangt – im Kontrast zu Proteinen, Fetten oder komplexen Kohlenhydraten, die im Darm aufgespalten werden müssen – auf direktem Weg ins Blut. Der Blutzuckerspiegel schießt nach dem Verzehr von zuckerhaltigen Lebensmitteln in die Höhe, der Insulinspiegel steigt und stagniert auf hohem Niveau, auch wenn der Zucker schon wieder abgebaut ist. Die Folge: Hunger entsteht. Wer Zucker isst, isst deshalb viel mehr, als er müsste oder sollte. Bei Tierversuchen fraßen und tranken die »Probanden«, bis sie vor Fettleibigkeit fast platzten.

Zuckerprodukte werden oft als »leere Kalorien« bezeichnet, weil sie zwar schnell in Energie umgewandelt werden, aber weder Vitamine noch Mineralstoffe enthalten. Zucker wird im Körper bis zu fünfmal schneller zu Fett umgebaut als Stärke – und dieses Fett wird als Fettreserve an Hüften, Bauch, Oberschenkeln und Po gut sichtbar gespeichert. Hinzu kommt die Tatsache, dass Süßigkeiten oft viel Fett enthalten. Fett und Zucker sind die stärksten und verführerischsten Geschmacksträger, die die Nahrungsmittelpalette zu bieten hat. Schokolade, Kuchen und Co. wirken dadurch doppelt fatal. Zucker macht nachweislich dick – und dabei geht es nicht nur um die offensichtlichen Süßigkeiten wie Kuchen, Eis oder Schokolade, sondern vor allem um den versteckten Zucker in Weißmehl, Wurst, Salatsoße, Pizza – oder sogar in Salzstangen. Übersäuerung des Organismus, Veränderung der Darmflora und der Immunabwehr mit Auftreten von Krebserkrankungen, Autoimmunkrankheiten wie Rheuma, Fettleibigkeit mit allen Folgeschäden, Leberschäden durch Leberverfettung, Diabetes und dadurch bedingte Nierenschäden bzw. Gefäßschäden bis hin zu Herzinfarkt, Schlaganfall und Demenz sind nur einige der verheerenden gesundheitlichen Folgen dauerhaft zu hohen Zuckerkonsums.

Ahnungslos in die Zuckerfalle – in welchen Produkten Zucker steckt

Ein Glas koffeinhaltige Limonade enthält ca. 9 Stück Würfelzucker – das ist mittlerweile bekannt und nichts Neues. Wussten Sie jedoch, dass auch fettarmer Naturjoghurt (100 ml) ca. 6 Gramm Zucker – also 2 Stück Würfelzucker enthält? Eine Tiefkühlpizza enthält im Schnitt 8 Stück Würfelzucker, eine Flasche Ketchup sage und schreibe 61 (!) Stück, ein Glas Nutella 78 Stück und sogar 100 Gramm Salami bringen es im Schnitt auf 1/2 bis 1 Würfel.

Die von der WHO empfohlene maximale Aufnahmemenge für Zucker am Tag liegt für Frauen bei 25 Gramm (ca. 10 Stück Würfelzucker) und bei Männern bei 30 Gramm (ca. 12 Stück). Diese Menge hat man bereits mit 1/2 Liter Orangensaft überschritten. Es ist also vollkommen klar und fast unvermeidbar, dass wir täglich ein Vielfaches von der oben genannten Maximalempfehlung an Zucker zu uns nehmen. Laut neuesten Untersuchungen nimmt jeder Deutsche täglich durchschnittlich 55 Gramm Zucker, also ca. 20 Würfel, zu sich. Im Jahr macht das 35 Kilogramm Haushaltszucker pro Kopf – in Amerika ist es fast doppelt so viel.

74 Prozent unserer Lebensmittel wird Zucker beigefügt, deklariert unter mittlerweile 70 verschiedenen, weitgehend unbekannten und zunächst harmlos klingenden Tarnnamen wie zum

Beispiel Maltodextrin, Laevulose oder Polydextrose. Zucker versteckt sich überall, wir können ihm kaum entkommen. Das ist gefährlich, denn Zucker ist ein Suchtmittel: Genau wie Alkohol, Nikotin, Kokain oder sogar Heroin macht Zucker abhängig und schafft das nie endende Bedürfnis nach mehr, weil er im Gehirn dieselben Aktivitätsmuster erzeugt. Mediziner und Gesundheitsforscher auf der ganzen Welt halten den viel zu hohen Zuckerkonsum mittlerweile für mindestens so gesundheitsschädlich wie Alkohol.

Warum Zucker die Gesundheit gefährdet

»So tödlich sind zuckerhaltige Getränke« titelte die BILD-Zeitung am 5. Juli 2015 und berichtete, dass »im Jahr 2010 184 000 Menschen durch zu süße Drinks starben«. In dem Artikel, der sich auf eine aktuelle Studie der American Heart Association bezieht, wurde das »süße Gift« für rund 133 000 Diabetes-, 45 000 Herzkrankheits- und 6450 Krebs-Tote verantwortlich gemacht. Bestandteil der Studie waren gesüßte Sodas, Fruchtsäfte, Sport- und Energy-Drinks und gezuckerte Eistees. Als »zuckerhaltig« wurden dabei Getränke definiert, die sowohl mit Rohr- oder Rübenzucker als auch mit High Fruktose Corn Syrup (HFCS, Maissirup, siehe Seite 39) gesüßt werden. Säfte mit 100 Prozent Fruchtanteil wurden aus der Untersuchung ausgeschlossen.

Der Hintergrund: Bauchspeicheldrüse und Leber können nur eine bestimmte Menge Zucker pro Tag verarbeiten. Wird diese Menge über einen längeren Zeitraum regelmäßig überschritten, kann dies zu einer Fettleber führen. Mit einer verfetteten, angegriffenen Leber, die nicht mehr richtig funktioniert, wiederum kann der Körper nicht mehr genügend entgiften, das heißt Stoffe, die der Körper loswerden muss, abbauen – die Blutfettwerte (Triglyceride) steigen an und in weiterer Folge werden wir dick. US-Forscher von der University of California haben jüngst in einer Analyse von mehr als 8000 wissenschaftlichen Untersuchungen herausgearbeitet, dass ein unleugbarer Zusammenhang zwischen Zuckerzusätzen und chronischen Krankheiten besteht. Laut den amerikanischen Wissenschaftlern sind sowohl der deutliche Anstieg von Fettlebererkrankungen als auch die dramatische Zunahme von Stoffwechselerkrankungen sowie von Typ-2-Diabetes bei Kindern direkt auf den erhöhten Zuckerkonsum zurückzuführen. Als besonders gesundheitsgefährdend, da stärker in den Insulin-Stoffwechsel eingreifend, wurde der sogenannte Haushalts- oder Industriezucker ausgemacht, eine Fruktose-Glukose-Verbindung namens Saccharose.

Bei 6 Millionen Deutschen wurde Diabetes Typ 2 diagnostiziert, und in den nächsten zehn Jahren, so fürchten Experten, wird sich diese Zahl verdoppeln.

Lukrativer Süchtigmacher – Wirtschaftsfaktor Zucker

Es gibt viele Theorien zum wirtschaftlichen Goldesel Zucker – ich persönlich halte folgende für plausibel: Ende der 1960er- bzw. Anfang der 1970er-Jahre verzeichneten die USA dank besserer Agrartechnik und -maschinen immer reichlichere Maisernten. Aus kleinen Farmen wurden industrielle Großbetriebe, die immer größere Felder bewirtschaften konnten. Der Mais, eine billige, unempfindliche und vielseitig verwendbare Pflanze, wuchs schnell, und irgendwann war die Gesamternte etwa doppelt so hoch, wie die amerikanische Bevölkerung brauchte. Um die Ernte »an den Mann« zu bringen, erfand die Food-Industrie neue Nahrungsmittel wie zum Beispiel Cornflakes, Popcorn und Maisöl.

Doch so richtig profitabel wurde das riesige Mehr an Ernte erst, als die Japaner 1972 den Maissirup erfanden, ein Fruktose-Glukose-Sirup aus Maisstärke namens HFCS (High Fruktose Corn Sirup). HFCS ist chemisch und geschmacklich nicht von

Rohr- oder Rübenzucker zu unterscheiden – aber sehr viel billiger. Hier kommen skrupellose Wirtschaftsstrategen ins Spiel: Die Antwort, wie man die Bevölkerung dazu bringen konnte, mehr zu essen, als sie brauchte, war gefunden: Zucker ist ein fantastischer Geschmacksträger und -verstärker. Mit Zucker schmeckt alles besser – und man hat schneller wieder Hunger, isst und kauft also mehr. Man mischte nun einfach allen Nahrungsmitteln HFCS bei und erfand zudem noch XXL-Portionen und hochsüße Softdrinks. Dabei machte man sich auch die Tatsache zunutze, dass der Mensch – vermutlich noch aus der Urzeit – einen süßen Geschmack mit gesunder Nahrung verbindet: Obst, Beeren, Honig – all dies waren in der Steinzeit lebenswichtige Nahrungsmittel, da sie Vitamine lieferten.

Zucker aktiviert zudem das Belohnungszentrum im Gehirn, das dem Konsumenten einen kurzen Glücksrausch beschert. Glück macht süchtig – die Folge ist das Bedürfnis nach mehr, mehr, mehr! Die Rechnung ging auf: Durch den Zuckergehalt der Nahrung und vor allem der Getränke schnell wieder hungrig geworden, verzehrte fortan jeder Amerikaner pro Tag etwa dreimal so viel Kalorien, wie ihm guttat. Die Werbung für Softdrinks, Snack-Riegel oder Fast Food trug das Konzept um die Welt – und der Hüft- und Bauchumfang der (amerikanischen) Menschheit explodierte.

Was ich damit sagen will: Zucker war und ist ein exorbitant lukrativer Wirtschaftsfaktor. Die Lebensmittelkonzerne haben den Profit, der aus dem sich selbst immer höher schaukelnden Konsum hervorgeht, natürlich längst erfasst: Je dicker wir werden, umso reicher werden sie. Millionen Kilogramm mehr auf unseren Waagen bedeutet Millionen Euro mehr auf deren Konten. Im Grunde müsste man Fast-Food-Ketten und Softdrink-Hersteller als Drogendealer ansehen, die ihre Profite mithilfe eines Suchtmittels steigern und damit die Gesundheit ganzer Völker ruinieren. Denn die Skrupellosigkeit, mit der die Zucker-Lobby die Gesundheit der Weltbevölkerung riskiert, ist so empörend wie skandalös:

»Unser täglich Gift gib uns heute«: An jeder Supermarktkasse locken süße Schokoriegel und Naschereien für die »Pause zwischendurch«, Schokolade macht angeblich glücklich, in der Werbung genießen einsame Frauen sinnliche Stunden mit einer Packung Eiscreme vor dem Fernseher, und Hausfrauen profilieren sich durch Fertigbackmischungen und Tiefkühltorten. Süßes steht weitaus höher im Kurs als Herzhaftes oder Salziges. Die Foodindustrie setzt alles daran, dass das auch so bleibt, obwohl Studien ohne finanziellen Interessenskonflikt immer wieder zeigen, dass ein deutlicher Zusammenhang zwischen dem regelmäßigen und hohen Konsum zuckerhaltiger Getränke und Übergewicht besteht.

WHO, Forscher und Mediziner auf der ganzen Welt warnen schon seit Langem vor den verheerenden Folgen des Zuckerkonsums. Die WHO wollte bereits 2003 eine international gültige Empfehlung abgeben, nicht mehr als 10 Prozent der täglichen Kalorienzufuhr durch Zucker zu decken. Sie gab sie nicht heraus, weil die Zucker-Magnaten dazwischengrätschten. Doch durch die stetig zunehmende Leibesfülle der Bevölkerung und den dadurch drohenden Zusammenbruch des Gesundheitssystems alarmiert, wachen Politiker und Konsumenten inzwischen immer mehr auf: Öffentlich wird mittlerweile verlangt, Werbung für Softdrinks und andere hochgradig zuckerhaltige und ungesunde Lebensmittel einzuschränken oder ganz zu verbieten. Ernährungswissenschaftler wissen schon längst: Der Verzicht auf Zucker ist für eine Gewichtsabnahme wirksamer als Sport! Genau hier setzt die HCG-Diät an.

Was Kohlenhydrate mit Zucker zu tun haben

Zugegeben: Pizza, Pasta, Brötchen und Baguette sind lecker – das Problem ist nur, dass die in ihnen enthaltenen Kohlenhydrate letzten Endes aus Glukose, Fruktose und Galaktose bestehen. Mit anderen Worten: Kohlenhydrate dieser Art SIND quasi Zucker! Kohlenhydrate bilden einen wichtigen Bestandteil unserer Nahrung, da sie schnelle Energie liefern. Doch egal, ob im Coffee-Shop, in der Burger-Braterei oder der Pizzeria – nicht nur, wenn es mal schnell gehen soll, konsumieren wir überwiegend »schlechte« Kohlenhydrate (z.B. in Hamburgern, Tiefkühlpizza, Pasta oder Pommes frites). Diese werden im Blut schnell zu Zucker umgewandelt und lassen dadurch den Blutzuckerspiegel rasant ansteigen. Das führt zu einem Reflex der Bauchspeicheldrüse, die – meistens zu viel – Insulin ausschüttet. In der Folge sinkt der Blutzucker ebenso schnell wieder ab. Das wiederum hat eine Unterzuckerung zur Folge, die erneuten Heißhunger nach sich zieht. Dem Esser gelüstet erneut nach Kohlenhydraten, und das Spiel beginnt von vorne.

Obwohl sie nicht immer süß schmecken, bestehen Kohlenhydrate aus Zuckermolekülen. Diese werden in drei Zuckerarten unterschieden:

- Einfachzucker (Monosaccharide): Traubenzucker (Glukose) und Fruchtzucker (Fruktose).
- Zweifachzucker (Disaccharide): Haushaltszucker (= Saccharose, aus je 1 Molekühl Glukose und Fruktose), Malzzucker (= Maltose, aus 2 Molekülen Glukose) und Milchzucker (= Laktose, aus je 1 Molekül Glukose und Galaktose). Einfach- und Zweifachzucker kommen vor allem in Süßigkeiten

und Schokolade vor. Sie gelangen sehr schnell in die Blutbahn und lassen den Insulinspiegel in die Höhe schnellen. Sie bieten schnell verwertbare Energie, aber keinen lang anhaltenden Sättigungseffekt, da der Blutzuckerspiegel nach kurzer Zeit ebenso rasant wieder sinkt. Hinzu kommt, dass Süßes viele Kalorien enthält.

● Mehrfachzucker (Polysaccharide): vor allem in Stärke, also Mehl, Getreide, Vollkornprodukten, Kartoffeln und Hülsenfrüchten enthalten. Sie lassen den Blutzuckerspiegel langsamer ansteigen, weil sie vor der Aufnahme ins Blut zuerst wieder in Einfachzucker, also Glukose, zerlegt werden müssen. Aus diesem Grund haben sie einen länger und nachhaltiger sättigenden Effekt.

Ballaststoffe – willkommene Kohlenhydrate

Des Weiteren zählen zu den Kohlenhydraten auch die Ballaststoffe – unverdauliche, faserige Bestandteile, die der menschliche Körper nicht verwerten kann und deshalb wieder ausscheidet. Im Gegensatz zu pflanzlichen Nahrungsmitteln enthalten tierische Produkte keine Ballaststoffe. Ballaststoffe bilden in Gemüse- und Getreidepflanzen ein Netzwerk aus festen Fasern und Verstrebungen und sorgen dadurch für Halt und Stabilität von Halmen, Wurzeln, Blättern und Früchten. Oft werden sie deshalb auch als Faserstoffe oder Pflanzenfasern bezeichnet. Man unterscheidet Ballaststoffe in lösliche und feste.

● **Lösliche Ballaststoffe** können Wasser binden und quellen dabei stark auf und sind als Pektin, Inulin oder bestimmte Stärkeformen in Gemüse, Obst oder Nüssen enthalten. Lösliche Ballaststoffe senken die Blutfettwerte, optimieren die Cholesterinausscheidung und beugen dadurch Herz-Kreislauf-Erkrankungen vor. Sie wirken blutzuckersenkend und normalisieren dadurch den Zuckerstoffwechsel.

- **Unlösliche Ballaststoffe** wie Zellulose oder Lignin, die hauptsächlich in den Schalen von Getreidekörnern vorkommen, sind für eine gesunde Darmtätigkeit unverzichtbar. Sie optimieren und initiieren regelmäßigen Stuhlgang und beugen Darmträgheit oder Verstopfung vor.

Die Summe der unlöslichen und löslichen Ballaststoffanteile eines Lebensmittels wird als Gesamtballaststoffe bezeichnet. Ballaststoffe sind, wie der Name vermuten ließe, kein »Ballast« für Körper und Stoffwechsel, sondern ganz im Gegenteil gesund und wichtig: Körner und Pflanzenfasern müssen im Mund wesentlich länger gekaut werden als zum Beispiel Milchprodukte wie Joghurt oder Nicht-Vollkorn-Produkte wie Toastbrot. Das lange, gründliche Kauen aber erhöht die Speichelproduktion – und Speichelflüssigkeit schützt vor Karies und Parodontose. Ballaststoffe quellen im Magen auf, lassen den Nahrungsbrei langsamer in den Darm übergehen und machen dadurch länger satt. Nach einer Portion Vollkornnudeln steigt der Blutzuckerspiegel langsamer als nach zwei Scheiben Toast mit Butter.

Die DGE (Deutsche Gesellschaft für Ernährung) empfiehlt die Einnahme von 25 bis 30 Gramm Ballaststoffen pro Tag. Und zwar am besten aus Hülsenfrüchten wie Bohnen, Erbsen, Linsen oder Kichererbsen und Getreide wie Hirse, Buchweizen, Amaranth, Bulgur (Weizenschrot) oder Graupen. Auch festes, faserreiches Gemüse wie Sellerie, Möhren, Schwarzwurzel, Fenchel, Paprika, Salate, Spinat oder Kohl liefert viele gesunde, gut verwertbare Ballaststoffe. Auf der Ballaststoff-Hitliste außerdem noch ganz oben: Johannis- oder Heidelbeeren. Ölsaaten (Leinsaat, Sesam, Mohn, Sonnenblumenkerne, Kürbiskerne), Nüsse,

Kokosnuss und Sprossen aus Getreide und Linsen. Als ungünstig gelten dagegen ungekeimtes Getreide und daraus hergestellte Produkte, ungekeimte Hülsenfrüchte (Kernbohnen) und Kleieprodukte.

Der glykämische Index

In den 1980er-Jahren haben Mediziner und Wissenschaftler beobachtet, dass verschiedene Kohlenhydratquellen den Blutzucker unterschiedlich stark ansteigen lassen. Daraufhin wurde der glykämische Index (abgekürzt Glyx) entwickelt, eine Maßeinheit, die die Auswirkung verschiedener Kohlenhydrate auf den Blutzuckerspiegel angibt. Die Höhe des Glyx verhält sich äquivalent zur Höhe des Blutzuckerspiegels. Will sagen: Ein hoher Glyx bewirkt einen starken Blutzuckeranstieg.

● **Kohlenhydrate mit sehr hohem Glyx** (über 70) sind: Baguette (Glyx 95), Cornflakes (Glyx 81), weißer Reis (Glyx 87), Pommes frites (Glyx 75), Toast- oder Weißbrot (Glyx 73).
● **Kohlenhydrate mit sehr niedrigem Glyx** (unter 50) bieten: Kidney-Bohnen (Glyx 30), Linsen (Glyx 30), Wildreis (Glyx 35) oder Vollkornnudeln (Glyx 37).

Als »Slow Carbs« bezeichnet man die sogenannten komplexen Kohlenhydrate aus Mehrfachzucker, die vom Körper langsamer (also »slower«) als die »einfachen« Kohlenhydrate aus Einfach- und Zweifachzucker verdaut werden. Der Clou ist, dass diejenigen Nahrungsmittel, die reich an Ballaststoffen und komplexen Kohlenhydraten mit niedrigem Glyx sind, in der Regel auch jede Menge wichtiger Vitamine und Mineralstoffe enthalten – und wenig Fett. Aus diesen Nahrungsmitteln sind die Rezepte meiner HCG-Begleitdiät konzipiert. Somit führt die HCG-Diät aus der Kohlenhydrat- bzw. Zuckersucht heraus, weil die optimale, proteinreiche Nährstoffversorgung die Schwankungen des Blutzuckers und des Insulins auf ein Minimum reduziert.

(K)eine Alternative: Stevia, Xylitol, Erythritol und Co.

In der Urzeit stand die Geschmacksrichtung süß für »ungiftig« und damit »gesund«. Süßes war zur Zeit unserer Vorfahren selten zu bekommen (Beeren und Früchte gab es nur im Sommer, Honig war schwer zu finden), deshalb aßen die Neandertaler auf Vorrat alles, was ihnen an Süßem in die Finger kam. Dieser Urinstinkt, das »Geeichtsein« auf Süßes, hat sich offenbar bis heute gehalten. Will man dem gesundheitsschädlichen Industriezucker entgehen, aber dennoch nicht auf die Geschmacksrichtung »süß« verzichten, bleiben einem, neben Obst und Früchten, die sogenannten Zuckerersatzstoffe.

Die kleinen weißen Süßstoff-Dragees, die Omis in den Cafés so gerne in ihren Mocca schnippen, kennen wir schon lange. Diese Produkte (Acesulfam, Aspartam, Cyclamat, Neohesperidin, Neotam, Saccharin, Sucralose etc.) sind chemisch hergestellt, von zweifelhaftem gesundheitlichem Nutzen und damit nicht empfehlenswert. Es gibt aber seit einiger Zeit auch viel Neues auf dem Markt der »natürlichen« Zuckerersatzstoffe. Die Suche nach einem Ersatz für Zucker, der zwar genauso süß, aber gesund ist, wird weltweit fieberhaft betrieben. Ganz oben in der Hitliste kursiert zurzeit vor allem ein Name: Stevia!

- **Stevia**: Stevia ist ein aus den Blättern des subtropischen Stevia-Krauts gewonnener Süßstoff. Die ähnlich wie Pfefferminze aussehende Pflanze wurde Ende des letzten Jahrhunderts vom Schweizer Botaniker Moises Giacomo Bertoni auf einer Südamerikareise entdeckt und auf den Namen »Stevia rebaudiana

Bertoni« getauft. In Paraguay und Brasilien geben die Einwohner schon immer einige Blätter der Pflanze zum Süßen in ihren Kaffee oder Tee. Anfang bis Mitte des letzten Jahrhunderts wurden Stevia-Stauden nach Amerika, Europa und Japan importiert und kultiviert.

Die Süße, die aus den Stevia-Blättern gewonnen wird, heißt Steviosid und ist etwa 300-mal süßer als Industriezucker. Stevia-Süße enthält weder Kalorien noch Zucker, soll angeblich den Blutzuckerspiegel regulieren, die Zähne vor Kariesbefall schützen und den Blutdruck senken: Eine kleine grüne Pflanze als Alleskönner! Mittlerweile gibt es zahlreiche aus Stevia hergestellte Süßstoffe aus aller Herren Länder. Diese Industriezucker-Stevia-Mixturen, die meist auch noch etliche Zusatzstoffe enthalten und zum Teil aufwändige chemische Prozesse durchlaufen, bezeichnet man als Steviasucrose-Produkte. Sie sind zwar etwas weniger kalorienlastig als reiner Industriezucker – aber eben meist noch nicht gänzlich frei von Industriezucker. Es ist schon fast absurd, dass ein Naturprodukt erst mittels komplizierter chemischer Verfahren, in denen es gebleicht und von seinem lakritzartigen, leicht bitteren Aroma gelöst wird, zu einem dem Industriezucker in Farbe und Geschmack ähnlichem Ergebnis geformt werden muss.

Wer chemiefrei auf Nummer sicher gehen will, greift deshalb am besten zur natürlichen Variante, nämlich den getrockneten oder pulverisierten Original-Stevia-Blättern. Der Unterschied zu Industriezucker ist ein leicht bitterer, lakritzartiger Geschmack – und die grüne Farbe! Als natürlicher Zuckerersatzstoff ist Stevia seit Dezember 2011 in der EU zugelassen und seitdem als Pulver oder Süßstofftabletten in gut sortierten Supermärkten, Drogerien und Bio-Läden relativ günstig erhältlich. Die WHO empfiehlt eine Höchsteinnahmemenge von 4 Milligramm/Kilogramm Körpergewicht pro Tag.

Die stets findigen Softdrink-Hersteller sind bereits auf den Zuckerersatzstoff-Zug aufgesprungen und bieten zum Beispiel eine »grüne«, also mit Stevia gesüßte, koffeinhaltige Limonade an. Dabei ist die nichts weiter als Augenwischerei bzw. ein weiterer Betrug am Konsumenten: Das grüne Erfrischungsgetränk enthält immer noch 11 Stück Zucker (statt 18 wie der normal gesüßte Klassiker) pro 1/2 Liter!

● **Erythritol bzw. Sukrin**: Interessant für Diabetiker und Diätler ist Erythritol, ein in der Natur in geringen Mengen vorkommender Zuckeralkohol (z.B. in Birnen, Honig, Weintrauben oder Melonen), der durch mikrobielle Umwandlung mithilfe von Mikroorganismen, Hefen oder osmophilen Pilzen gewonnen wird. Erythritol hat einen niedrigen Glykämischen Index (Glyx, siehe Seite 45), erhöht deshalb den Insulinspiegel nicht und steht sogar im Ruf – erstaunlich für ein süßes Produkt – gut für die Zähne zu sein und Karies entgegenzuwirken. Der Wunderstoff hat eine Süßkraft von etwa 80 Prozent von Industriezucker, ist aber wesentlich besser verträglich: Da Eryhtritol keine Kalorien enthält und vom Körper nicht aufgenommen und dadurch in Energie umgewandelt, sondern über die Nieren wieder ausgeschieden wird, ist der Stoff für eine kohlenhydratarme und kalorienbewusste Ernährung gut geeignet. Erythritol sieht aus wie Zucker, schmeckt wie Zucker, kann bedenkenlos und in beliebiger Menge wie Zucker verwendet werden und ist besonders bei Fruktose- oder Laktoseintoleranz zu empfehlen.

● **Birkenzucker (Xylit oder Xylitol)**: Xylit ist wie Erythritol ein natürlicher Zuckeralkohol, der sich in Blumenkohl, Mais, Pflaumen, Erdbeeren, Himbeeren oder auch der Rinde von Buchen und Birken findet – daher der Name Birkenzucker. Die

Gewinnung des Zuckers aus der Rinde ist jedoch ziemlich aufwändig: Heißer Wasserdampf lässt die Rinde aufquellen, sodass das Xylan mit Wasser herausgepresst werden kann. Die Lösung wird gereinigt und so lange eingekocht, bis sich zuckerähnliche Kristalle bilden: Xylit. Eine durchschnittlich große Birke ergibt etwa 25 Kilogramm Xylit. Xylit enthält mit 2,4 Kalorien/Gramm 40 Prozent weniger Kalorien als Industriezucker und hat ebenfalls einen niedrigen Glyx. Da Xylit – im Gegensatz zu Industriezucker – von den Bakterien im Mund nicht zu Säure ungewandelt wird, die den Zahnschmelz angreift, gilt es als aktiver Kariesschutz. Angeblich kann Xylit sogar Mittelohrentzündungen und Osteoporose entgegenwirken.

Beim Kauf sollte man darauf achten, auch wirklich Birken-Xylit zu erwerben, oft werden billigere, in China aus Maiskolben hergestellte Varianten angeboten. Xylit besitzt einen Brennwert von ca. 226 Kalorien/100 Gramm und einen Kohlenhydratgehalt von 99 Gramm/100 Gramm. Da Xylit unter Umständen abführend wirken kann, empfiehlt die WHO eine Höchsteinnahmemenge von 20 Gramm (ca. 5 TL) pro Tag.

- **Isomaltulose:** Isomaltulose ist auch unter der Bezeichnung »Palatinose« auf dem Markt und wird aus Honig, Zuckerrüben oder Zuckerrohr gewonnen. Wie Industriezucker ist Isomaltulose ein Disaccharid, besteht aus Glukose und Fruktose und besitzt den gleichen physikalischen Brennwert von 4 Kalorien/Gramm. Der Unterschied zu Industriezucker ist jedoch, dass die beiden Zuckermoleküle Glukose und Fruktose bei Isomaltulose stabiler verknüpft sind und Isomaltulose dadurch langsamer aufgespalten bzw. verstoffwechselt wird. Der Vorteil von Isomaltulose ist sein fast halb so hoher Glyx wie Industriezucker, er ruft also eine geringere Insulinausschüttung hervor, und der Blutzuckerspiegel wird deshalb nur halb so stark beeinflusst wie durch Industriezucker. Auch Isomaltulose gilt als zahnfreundlich, da sie von den Bakterien im Mund nicht verwertet bzw. in Säuren umgewandelt wird. Isomaltulose ist weiß, sieht aus wie Industriezucker, ist streufähig, feinkörnig und gut löslich und kann deshalb für alle Gerichte wie Industriezucker verwendet werden.

● **Galaktose:** Galaktose ist natürlicher Bestandteil des Milchzuckers und kommt unter anderem in der Muttermilch vor. Die Süßkraft entspricht etwa 63 Prozent der von Industriezucker. Der Glyx ist nur ein Drittel so hoch wie der des Industriezuckers, deshalb wird auch Galaktose ohne Blutzuckeranstieg verstoffwechselt. Galaktose gelangt zudem ohne Insulinausschüttung in die Zellen. Und: Wie fast alle Ersatzzucker-Varianten greift Galaktose den Zahnschmelz nicht an. Die enzymatische Gewinnung von Galaktose ist allerdings sehr aufwändig und der Zucker daher extrem teuer. Galaktose enthält genauso viele Kalorien wie Industriezucker – nämlich 4 Kalorien/Gramm. Vorsicht: Bei Galaktosämie, einer erblichen Stoffwechselstörung, bei der Galaktose nicht verwertet werden kann, sollte logischerweise keine Galaktose als Zuckerersatz verwendet werden!

Satt und glücklich – wie und warum die HCG-plus-Diät die Sucht nach Süßem stoppt

HCG ist die Brücke – weg von der Zuckersucht, hin zu dauerhafter gesunder und vitalisierender Ernährung. Da die Begleitdiät nicht auf leeren Kohlenhydraten, sondern schwerpunktmäßig auf protein- und vitaminreicher Ernährung basiert, ist sie nachhaltiger und dauerhafter sättigend. Simpel ausgedrückt: Der Körper bekommt alles, was er braucht – und verlangt deshalb nicht ständig Nachschub. Und wer langfristig weniger Hunger hat, der wird (und bleibt) dauerhaft schlank. Doch Proteine können noch mehr – sie machen nicht nur satt, sondern auch glücklich: Sämtliche körpereigenen Glückshormone sind Proteinstrukturen – und diese werden, logischerweise, aus Proteinen gebildet. Eine proteinreiche Ernährung ermöglicht somit die vermehrte Ausschüttung von Glückshormonen.

Kapitel 4

Keine Angst!

Warum die HCG-plus-Diät gesund und unbedenklich ist

Vorurteile und falsche Fakten – was an der Kritik dran ist

Es gibt immer wieder kritische Aussagen zur HCG-Diät. Aufgrund einer fatalen Fehlentscheidung der US-Gesundheitsbehörde FDA, deren Gutachter die Diät nicht kannten, ist die HCG-Diät 1974 in Verruf geraten. Die Fehlentscheidung zwang HCG-Hersteller, im Beipackzettel der Medikamente den Vermerk anzubringen:»HCG hilft nicht beim Abnehmen«. Laut Trudy Vogt hat sich die Behörde damals auf Studien verlassen, die wissenschaftlich»völlig unhaltbar« waren. So seien die Einhaltung der Diät und das Gewicht»nur ungenügend« kontrolliert worden. Die FDA hält jedoch bis heute an ihrer Entscheidung fest.

Meiner Meinung nach steht die HCG-Diät zu einem nicht unerheblichen Teil deshalb in der Kritik, weil sie eine der wenigen Diäten ist, hinter der kein profitgieriger Pharmakonzern steht. Umgekehrt haben die Pharmakonzerne, die mit ihren Diätpulvern, -pillen und -drinks Milliarden verdienen, Angst, dass ihnen das Wasser abgegraben wird. Die HCG-Diät folgt keinen wirtschaftlichen oder industriellen Interessen – und genau das macht die Diät aus meiner Sicht so glaubwürdig und wahrhaftig. HCG-Diät-Erfinder Dr. Simeons bot die Diät in seiner Klinik in Rom jahrzehntelang erfolgreich und ohne bedenkliche Zwischenfälle an.

Auch die Schweizer Medizinerin Trudy Vogt hat mit dem »Wunder-Hormon« nur beste Erfahrungen gemacht: Die ehemalige Leiterin der Bellevue-Klinik in Zürich behandelte in 30 Jahren erfolgreich rund 18 000 Übergewichtige und hatte in dieser Zeit kaum Beschwerden zu verzeichnen. In Interviews hat die 83-jährig verstorbene Medizinerin immer wieder betont, dass Ärzte HCG seit Jahrzehnten in wesentlich höheren Dosierungen gegen Unfruchtbarkeit spritzen würden: Um einen Eisprung künstlich auszulösen, werden Frauen im Schnitt 10 000 IE des Hormons injiziert – also das 80-fache einer Dosis bei der HCG-Diät. Auch Trudy Vogt gibt den Interessen der Pharmaindustrie die Hauptschuld daran, dass sich die HCG-Diät nicht durchgesetzt hat. Bitter, aber wahr: Gewichtregulierende Medikamente, Tabletten und Tropfen, die man lebenslänglich einnehmen muss, versprechen weitaus größere Gewinne als die zwölfwöchige, für Ärzte verhältnismäßig arbeitsaufwändige und dadurch unattraktive HCG-Diät.

Um die hervorragende Wirkung der HCG-Diät zu unterstreichen, seien an dieser Stelle die Studien zweier renommierter Wiener Medizinprofessoren angeführt, die die Unbedenklichkeit der Diät beweisen. Da die HCG-Diät anfangs vor allem in Rom praktiziert wurde, ist sie europaweit schon länger unter dem Namen »Cura romana« bekannt.

1 Stellungnahme zur HCG-Diät (auch »Cura romana« genannt) des allgemeinbeeideten und gerichtlich zertifizierten Sachverständigen Univ.-Prof. Dr. Peter Frigo, Leiter der Hormonambulanz der Universitätsklinik für Frauenheilkunde an der Medizinischen Universität Wien, vom 12. Juni 2012:

Erfahrungen und Anwendungen der HCG-Kur (Cura romana):

In Wien wird die Cura romana von vielen Gynäkologen, Dermatologen, plastischen Chirurgen und praktischen Ärzten seit ihrer Erfindung durch Simeons in den 1950er-Jahren angewandt, ich schätze von derzeit 300 bis 400 Kollegen. Nachdem ich auch als gerichtlich beeideter Sachverständiger arbeite, sind mir keine Klagen über schwere Nebenwirkungen der Kur oder Klagen über ein »Nichtwirken« bekannt. Auch als Leiter der Hormonambulanz der Frauenklinik der MedUniWien habe ich eine gewisse Übersicht über die Kollegen, die Hormontherapien durchführen. Viele Hormontherapien sind derzeit wissenschaftlich umstritten, wie z.B. die Hormonersatztherapie der Menopause oder auch aktuell Drosperinon in der Pille; bei verantwortungsbewusster Anwendung kann man jedoch nicht von unwissenschaftlichen Therapien reden.

Gerade die Wiener Schule der Endokrinologie hat eine lange Tradition und Lehre: Individuelle Hormontherapien sind auch die hohe Schule der Hormontherapie im Gegensatz zu – wie man aus dem Internet ersehen kann – HCG aus dem Internet, frei für jeden käuflich; hier wäre es sinnvoll anzusetzen und diesen »Laienmarkt«, weil nicht nicht ärztlich, zu unterbinden. Besonders der Hormonstatus zu Beginn jeder Hormontherapie, sowie auch während der Therapie, unterscheidet die Wiener Schule deutlich von der angloamerikanischen, bei der keine Hormonanalytik im Vorfeld durchgeführt wird.

Physiologische Wirkung von HCG – Wirkung der HCG-Kur

Unten sehen Sie einen Hormonstatus zu Beginn und nach sechs Wochen Anwendung einer klassischen HCG-Kur bei einer ca. 60-jährigen Frau. Die Androgene Androstendion, Testosteron und DHEAS sind nach der Kur deutlich angestiegen und stellen den Wirkungsfaktor der Kur dar.

Cura romana – hormonelle Stimulation

Blutwerte	Zu Beginn	Nach 6 Wochen
TSH	1,79 µU/ml	1,79 µU/ml
LH	28,9 mU/ml	30,3 mU/ml
FSH	51,6 mU/ml	47,3 mU/ml
Prolaktin	4,5 ng/ml	6,1 ng/ml
Östradiol	< 10 pg/ml	21 pg/ml
bioverfügbares Östradiol	0 pg/ml	12 pg/ml
Testosteron	0,21 ng/ml	1,09 ng/ml
bioverfügbares Testosteron	0,05 ng/ml	0,30 ng/ml
Androstendion	0,79 ng/ml	2,26 ng/ml
DHEAS	0,21 µg/dl	2,47 µg/dl
SHBG	50,3 nmol/l	41,4 nmol/l

Androgenmangel äußert sich in Libidoverlust, Müdigkeit, Gewichtszunahme, Depressionen, Selbstzweifel, verminderte Lebensfreude, Osteoporose, Herz-Kreislauf-Erkrankungen, Verlust an Muskelmasse, Verringerung der Muskelfestigkeit, Muskel- und Gelenkschmerzen u.a.. Durch Steigerung der Androgensynthese sind daher eine Verbesserung der Libido, Leistungssteigerung und eine Gewichtsabnahme vor allem im Abdominalbereich erklärbar. Durch kohlenhydratreiche Ernährung kommt es aber in einigen Fällen auch zu einer Hyperandrogenämie, bei jungen Frauen spricht man von einem PCO (Polycystisches Ovar), dadurch kommt es zu einer praediabetischen Stoffwechsellage (me-

tabolisches Syndrom) und Gewichtszunahme (PPAR-Rezeptor). Eine Cura romana mit HCG wäre hier falsch und würde kaum ein Ergebnis im Sinne einer Gewichtsabnahme bringen. Die Therapie der Wahl ist derzeit Metformin – ebenfalls ein »Off-label«-Use. Allerdings wird durch HCG auch der Schilddrüsenmetabolismus stimuliert (siehe Literatur unten) und daher bei entsprechender Stoffwechsellage ein positiver Effekt zur Gewichtsreduktion erreicht.

Beipacktext

Die HCG-Kur sei zu Unrecht in Verruf geraten, »wegen eines Fehlentscheids der US-Gesundheitsbehörde FDA, deren Gutachter die Kur nicht kannten«. Diese zwang 1974 HCG-Hersteller, im Beipackzettel ihrer Medikamente den Vermerk anzubringen: »HCG hilft nicht beim Abnehmen.« Laut Vogt hat sich die Behörde damals auf Studien verlassen, die wissenschaftlich »völlig unhaltbar« seien. So seien die Einhaltung der Diät und das Gewicht »nur ungenügend« kontrolliert worden. Die FDA jedoch hält bis heute an ihrem Entscheid fest (Zitat Trudy Vogt, Schweiz).

Dies macht die »Cura romana« zu einem »Off-label«-Use und trifft das Kernproblem: Aufgrund der jahrzehntelangen positiven Erfahrungen fehlt es an großen, Placebo-kontrollierten Studien, kleine Fallzahlen mit ungenügender Beobachtung der Nahrungsaufnahme sind immer zum Scheitern verurteilt und daher wertlos. Die Wiener Schule empfiehlt vor jeder Hormontherapie sowie auch während der Therapie einen Hormonstatus. So wurde in den Studien über die HCG-Kur kein Androgenspiegel bestimmt; Patienten mit hohen Androgenspiegeln profitieren aber kaum von HCG – aus oben ausgeführten Gründen.

Selbst wenn diese Studien in Metaanalysen zusammengefasst werden, kommen keine sinnvollen Daten zustande. Studien, die älter als zehn Jahre sind, werden ebenfalls kaum ernst genommen und sind daher für eine Urteilsfindung nur schlecht heranzuziehen. Jede aktuelle Studie wird – bei vergleichbaren Studienbedingungen – eine ältere Studie um Längen schlagen. Ein Beispiel ist Vitamin C: Der Verkauf müsste sofort verboten werden, da ein Nutzen von Vitamin C z. B. gegen Grippe evidenced-based nicht nachweisbar ist. Doch es gibt jahrzehntelange positive Erfahrungen mit Vitamin C und daher gilt es als wissenschaftlich anerkannt.

Zusammenfassung:

Als Universitätsprofessor und Leiter der Hormonambulanz beschäftige ich mich seit über 20 Jahren mit unterschiedlichen Hormontherapien, natürlich auch mit der Cura romana. Zusammenfassend widerspricht das positive Echo der Kollegen und Patienten sowie der jahrzehntelangen und weltweiten Anwendung ohne bekannte schwere Nebenwirkungen oder Klagen deutlich der bescheidenen und zumeist schlechten Literatur.

Wie jede Hormontherapie gibt es auch bei dieser Methode Befürworter und Gegner, doch kann man diese weltweit standardisierte Methode nicht als unwissenschaftlich ansehen, wenn sie nach den Kriterien der Wiener Schule (Hormonstatus vor Beginn und während der Therapie) sowie einer Anamnese und entsprechender Aufklärung durchgeführt wird.

Daher entspricht die Cura romana meiner Lehrmeinung nach durchaus einer wissenschaftlich anerkannten und durch jahrzehntelange Erfahrung überprüften Methode, mit den Einschränkungen der Kriterien der Wiener Schule und der Voraussetzung, dass ein entsprechend ausgebildeter Arzt/Ärztin diese Therapie durchführt.«

2 Stellungnahme zu Unbedenklichkeit und Sicherheit der Anwendung von Choriongonadotropin (hCG) 175 IE, subkutan injiziert, an jedem zweiten Tag für einen Zeitraum von maximal drei Wochen, von Prof. Dr. Christian Nanoff, Zentrum für biomolekulare Medizin und Pharmakologie der Medizinischen Universität Wien, vom 24. Oktober 2011:

»Humanes Choriongonadotropin (hCG) ist ein Schwangerschaftshormon mit der chemischen Struktur eines Glykoproteins, das während der Schwangerschaft von Trophoplastzellen der Placenta in hohen Konzentrationen freigesetzt wird. Bei der nicht schwangeren Frau und auch beim Mann wird hCG von der Hirnanhangdrüse in niedrigen Konzentrationen produziert und freigesetzt. hCG stimuliert die Geschlechtshormonproduktion in den hormonproduzierenden Zellen der Keimdrüsen.

In Untersuchungen, durchgeführt während der Behandlung der Unfruchtbarkeit mit hCG, wurde bestimmt, dass hCG mit einer Halbwertszeit von ein bis eineinhalb Tagen aus dem Organismus eliminiert wird. Nach subkutaner Injektion von 10 000 IE (zur Auslösung des Eisprungs) erreicht hCG im Blutplasma Spitzenspiegel von etwa 600–800 pmol/Liter. Aus den veröffentlichten Daten geht klar hervor, dass die verabreichte Menge und die Plasmakonzentration von hCG in einer linearen Beziehung zueinander stehen. Die Verabreichung von 175 IE gibt daher Anlass zu etwa einem Fünfzigstel jener Plasmakonzentration, die mit 10 000 IE erreicht wird. Mit 175 IE s.c. injiziert, sind daher Konzentrationswerte von nicht mehr als 20 pmol/Liter zu erwarten.

Während der allerersten Tage einer Schwangerschaft (bevor noch der Schwangerschaftstest, der auf hCG-Nachweis beruht, positiv wird), sind die physiologischen hCG-Werte im Blutplas-

ma vorübergehend ähnlich hoch. Das physiologische Aufkommen von hCG bei Frauen nach den Wechseljahren führt zu ähnlichen Werten, im Schnitt beträgt die Plasmakonzentration 15 pmol/ Liter. Die subkutane Verabreichung von 175 IE erzeugt selbst nach wiederholter Gabe Plasmakonzentrationen, die den physiologischen Gleichgewichtsspiegel im nicht schwangeren Organismus nicht oder nur unwesentlich überschreitet. Die hCG-Spiegel während der Schwangerschaft und während der Behandlung der Unfruchtbarkeit mit hCG-Präparaten ist ungleich viel höher (U-H. Stenman/K. Hotakainen/H. Alfthan, British Journal of Pharmacology 154 (2008), 569–583).

Die erhältlichen hCG-(Mono-)Präparate (z.B. Pregnyl, Ovitrelle) wurden in Dosen wie zur Behandlung der Unfruchtbarkeit bei beiden Geschlechtern vorgesehen geprüft. Prüfung von Unbedenklichkeit und Sicherheit der Anwendung wurden mit Dosen von 1000 bis 10 000 IE vorgenommen. Die Prüfung ergab laut Austria Codex Fachinformation folgende Nebenwirkungen nach Anwendung von 10 000 IE: Hautausschläge, Akne, Müdigkeit, depressive Verstimmung, Kopfschmerzen, Übelkeit. Entsprechend der Wirkungseigenschaft von hCG sind diese Symptome hauptsächlich auf Stimulation, bzw. anschließendem Nachlassen der Geschlechtshormonproduktion (Androgen – Hautausschlag und Akne; Oestrogen – Kopfschmerzen, Übelkeit, depressive Verstimmung und Müdigkeit) zurückzuführen. Ihre Ausprägung ist daher abhängig von der verabreichten Dosis hCG.

Bei geringeren als den geprüften Dosen von 1000 bis 10 000 IE sind die genannten Nebenwirkungen daher als entsprechend unwahrscheinlich einzustufen. Dementsprechend finden sich in der Fachliteratur keine Beobachtungen über diese und andere Effekte im Zusammenhang mit der Gabe von geringen Dosen wie 175 IE (J.C. Lovejoy/M. Sasagawa, International Journal of Obesity advance online publication, 4 October 2011).

Hautreaktionen an der Injektionsstelle sind als Nebenwirkung bei den meisten subkutan zu verabreichenden Präparaten verzeichnet und entweder durch spurenhafte Verunreinigung bzw. lokale Wirkstoffeffekte bedingt, deshalb ebenfalls dosisabhängig und bei kleinen Dosierungen unwahrscheinlich.

Ein offensichtlicher Grund für die Unbedenklichkeit der Anwendung besteht in dem homöostatischen Regulationsmechanismus, der die körpereigene Produktion von hCG (bei nicht schwangeren Individuen) drosselt, wenn hCG von außen durch Injektion zugeführt wird.

Entsprechend der hohen wissenschaftlichen Beweislage ist die Anwendung von hCG 175 IE – subkutan injiziert an jedem zweiten Tag für einen Zeitraum von maximal drei Wochen – als unbedenklich und sicher einzuschätzen.«

Diese beiden Stellungnahmen, von Herrn Professor Dr. Nanoff, der aus pharmakologischer Sicht eine Zusammenfassung der Evidenz gegeben hat, und von Herrn Professor Dr. Frigo, der die hormonelle gynäkologische Seite aufzeigt, unterstreichen für mich die Effizienz und Unbedenklichkeit einer HCG-Anwendung zur Gewichtsreduktion.

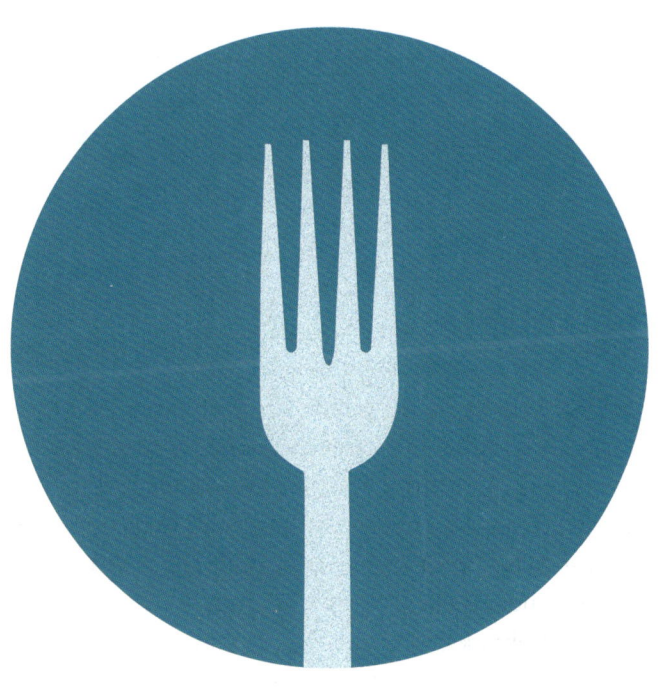

Kapitel 5

Perfekte Mischung – die HCG-Begleitdiät

Du bist, was du isst:
Das Geheimnis gesunder Nahrungsmittel
Eine gesunde Ernährung setzt sich für mich aus dem ausgewogenen Verhältnis von Aminosäuren, gesunden Fetten (z.B. Omega-3-Fettsäuren), Mineralstoffen, Spurenelementen, Vitaminen, Antioxidantien, Enzymen und unraffinierten Kohlenhydraten zusammen. Diese Stoffe braucht der Körper, um aus ihrer Kombination täglich neue Zellen, Hormone und Botenstoffe zu bauen, die Immunabwehr aktiv zu halten und dadurch leistungs-, konzentrationsfähig und gesund zu bleiben.

Unvorstellbar, aber wahr: Der menschliche Körper besteht aus etwa 100 Billionen Zellen! Und die werden ständig optimiert: Jede Sekunde sterben 50 Millionen Zellen ab und werden durch neue ersetzt. Jede einzelne dieser Zellen wird aus der Nahrung gebaut, die wir aufnehmen – woraus auch sonst? Insofern ist es nur logisch, dass unsere Zellen umso widerstandsfähiger und vitaler sind, je hochwertiger die Stoffe sind, aus denen sie gebaut werden. Und – ebenfalls logisch: Je gesünder die Zellen sind, desto gesünder ist das Gesamtkonstrukt, sprich: unser Körper. Je gesünder also die Nahrung, desto gesünder der Mensch. Frische, ursprüngliche Nahrungsmittel führen zu einem optimalen Stoffwechsel und zu besserer Verbrennung – wie besseres Benzin und Öl für den Motor beim Auto.

Was aber sind »gute« Nahrungsmittel?

Faustregel: Sie sind möglichst ökologisch angebaut bzw. aufgezogen – und möglichst frisch! Bei den verschiedenen Lebensmittelgruppen gibt es noch jeweils spezielle Qualitätsmerkmale zu berücksichtigen:

● Untersuchungen zeigen immer wieder, dass Bio-Fleisch und -Gemüse deutlich weniger pestizidbelastet sind als konventionelle Ware. Sie sind außerdem nicht genmanipuliert, die Tiere werden artgerecht gehalten, und die Umwelt wird bei Anbau und Aufzucht weniger durch Düngemittel oder Schädlingsbekämpfungsmittel belastet.

● Weiterer Pluspunkt: Im Gegensatz zu konventionell angebauten Produkten kann man beim Bio-Gemüse (z.B. bei Kartoffeln oder Salatgurken) die zum Teil sehr gesunde Schale mitessen, da sie nicht mit Pflanzenschutzmitteln gespritzt wurde.

● Und: In Bio-Produkten sind die Nährstoffe oft konzentrierter, da sie nicht mit Wasser oder Stickstoff »aufgepumpt« werden, um praller auszusehen oder ein höheres Gewicht zu bekommen.

● Bio-Hühner leben beispielsweise sehr viel länger als ihre in der Regel schon nach einem Monat geschlachteten, in industriellen Massenbetrieben aufgezogenen Artgenossen. Dadurch können sie mehr und auch schmackhafteres Muskelfleisch (Eiweißträger!) entwickeln.

● Bio-Produkte enthalten generell weniger Schadstoffe und sind dadurch gesünder und auch schmackhafter. Die Nährstoffdichte ist in Bio-Produkten tendenziell höher, da auf nähr-stoffreicheren, nicht belasteten Böden angebaut wird – dies ist bei konventionellen Produkten häufig nicht der Fall.

● Ein gesunder Lebensmitteleinkauf ist ein bisschen aufwendi-ger als das schnelle Food-Shopping im Discounter: Um hoch-wertiges Gemüse, Fisch und Fleisch zu kaufen, muss man den beschwerlichen Weg auf den Wochenmarkt auf sich neh-men oder verschiedene Einzelhändler frequentieren. Doch be-kanntlich macht ja jeder Gang schlank, spazieren gehen ist sowieso gesund, und der Einsatz lohnt sich!

● Obst und Gemüse verlieren mit jeder Stunde nach der Ernte 1 Prozent ihrer hochwertigen Vitamine und Inhaltsstoffe. Bei Zimmertemperatur gelagert, können das bis zu 50 Prozent sein. Sinnvoll ist es deshalb, Obst und Gemüse knackfrisch auf dem Wochenmarkt zu kaufen – im Idealfall erst morgens ge-erntet. Saisonale und regionale Lebensmittel werden zudem nicht lange gelagert und müssen nur kurze Transportwege überstehen.

● Fleisch kauft man am besten beim Bio-Schlachter oder direkt auf dem Bio-Hof – möglichst frisch geschlachtet, vakuumiert oder tiefgekühlt.

● Gleiches gilt für Fisch beim Fischhändler, obwohl es mittler-weile auch in Supermärkten hochwertigen tiefgekühlten Fisch aus nachhaltiger, MSC-zertifizierter Fischerei gibt (z.B. von Follow Fish).

● Egal, ob im Bio-Laden oder im Supermarkt: Es empfiehlt sich, Käse, Aufschnitt und Fleisch an der Frischetheke zu kaufen, statt zu den industriell in Plastik verpackten Alternativen zu greifen. Zwar enthalten die Nahrungsmittel offiziell keine Konservierungsstoffe, die Verpackungen und Folien dagegen oftmals schon. Ein weiterer perfider Trick der Lebensmittelin-dustrie.

● Ist es, aus welchen Gründen auch immer, nicht möglich, markt-
oder tagesfrisches Gemüse zu kaufen, stellt tiefgekühltes Gemüse eine Alternative dar. Da es meist sofort nach der Ernte
schockgefroren wird, enthält es noch fast alle Nährstoffe und
Vitamine. Nachteil: Es ist zum Teil aufwendig verpackt (Um-
weltaspekt, Gefahr des Übergangs von Stoffen aus der Verpa-
ckung auf den Inhalt). Und es kann meist nicht als Rohkost
verzehrt werden, sondern muss durch Erhitzen aufgetaut werden, wodurch es wieder an Vitaminen verliert.

Fleisch gegen Fett: Kilo-Killer Protein

Der menschliche Körper besteht zu 15 bis 20 Prozent aus Eiweiß
bzw. Proteinen. Als Eiweiße bezeichnet man aus Kohlenstoff, Was-
serstoff, Sauerstoff, Stickstoff und Schwefel bestehende Verbin-
dungen, die existenziell wichtige Bausteine für die Zellbildung und
-erneuerung, für Hormone, Nerven, Organe, Hirnzellen, Muskeln,
Blut- und Immunzellen, Haut, Knochen, Zähne, Finger- und Fuß-
nägel und Haare darstellen. Man kann sie sich als winzige Le-
go-Steine vorstellen, aus denen etwa die Hälfte unserer festen Kör-
permasse konstruiert ist. 70 Prozent unserer Körperzellen erneuern
sich jedes Jahr – eine Zahl, an der sich ermessen lässt, wie wichtig
Proteine für den menschlichen Organismus sind.

Alle Proteine setzen sich aus Aminosäuren zusammen, je nach
Zusammensetzung unterscheidet man dabei verschiedene Arten
von Aminosäuren. Aktuell sind 21 Aminosäuren bekannt. Acht
davon sind die sogenannten »essenziellen« Aminosäuren, die der
Körper nicht selbst herstellen kann und daher regelmäßig über
die Nahrung aufnehmen muss: Isoleucin, Leucin, Lysin, Methio-
nin, Phenylalanin, Threonin, Tryptophan und Valin. Essenziell
sind sie auch deshalb, weil der menschliche Organismus aus ihnen zwölf weitere Aminosäuren herstellen kann: Alanin, Argi-
nin, Asparagin, Aspariginsäure, Cystein, Glutamin, Glutamin-

säure, Glyzin, Histidin, Prolin, Serin, Selenocystein und Tyrosin. Den einzelnen Aminosäuren werden unterschiedliche Eigenschaften und Fähigkeiten zugeordnet. Auf einige Aminosäuren gehe ich daher im folgenden Kapitel näher ein, da sie im Körper herausragende Funktionen übernehmen.

Aminosäuren machen schlank

Da essenzielle Aminosäuren vom Körper nicht selbst produziert werden, müssen sie täglich neu »eingekauft«, sprich: über die Nahrung aufgenommen werden. Eine optimale Eiweißversorgung erleichtert und forciert die Gewichtsabnahme und optimiert sämtliche Stoffwechselabläufe: Um die aufgenommenen Eiweißmoleküle verwerten zu können, muss der Körper allerdings etwa viermal so viel Energie aufwenden wie zur Verwertung von Kohlenhydraten. Um beispielsweise 50 Eiweißkalorien zur Zellerneuerung nutzen zu können, muss der Körper 15 Kalorien verbrennen. Für die Verbrennung von 50 Kohlenhydrat-Kalorien dagegen werden nur 3,5 Kalorien benötigt. Je mehr Energie der Körper für die Verwertung aufgenommener Nährstoffe aufwenden muss, desto weniger davon kann er als Fettreserven speichern. Eine eiweißreiche Ernährung macht also schlanker als eine kohlenhydratreiche.

Auch die reine Verbrennung von Eiweiß kostet den Körper sehr viel mehr Energie als die Verbrennung von Kohlenhydraten oder Fetten. Weil der Organismus durch die Verbrennung von Eiweiß zudem quasi sein eigenes Baumaterial verheizen würde, verbrennt er es nur dann, wenn keine Kohlenhydrate oder Fette mehr zur Verfügung stehen. Bildlich gesprochen: Wäre der Körper ein Haus, würde man in diesem Fall Fensterrahmen und Bodendielen ins Feuer werfen, um das Haus warm zu halten. Nimmt ein Mensch keinen Zucker, keine Fette und keine Kohlenhydrate mehr auf (z.b. beim Fasten, bei Extremdiäten oder auch bei Magersucht), startet der Körper diesen sogenannten »Hungerstoffwechsel«: Um den Nährstoffmangel auszugleichen, greift der Körper dabei auf die Muskelproteine zurück und baut diese ab, indem er sie verbrennt. Dieser kontraproduktive Ablauf passiert bei der HCG-Diät nicht! Obwohl die Kalorienmenge der HCG-Begleitdiät sehr niedrig ist, verhindert das HCG-Hormon, dass der Körper Protein aus den Muskeln verbrennt, indem es die Türen zu den bislang gut gesicherten Fettreserven aufschließt und deren Verbrennung ermöglicht. Durch die spezielle Rezeptur der Begleitdiät werden nach meiner Erfahrung bis zu 3000 Kalorien der körpereigenen Fettreserven am Tag verheizt. Eine geniale Körperfettverbrennung, die nicht nur schlank, sondern auch satt macht! Eiweiß hat aber noch einen weiteren »schlank machenden« Effekt: Aus Eiweiß können bei entsprechender Beanspruchung Muskeln aufgebaut werden. Und Muskeln verbrennen Kalorien wie Hochöfen – auch nachts, wenn wir schlafen. Je mehr Muskelmasse ein Mensch hat, desto höher seine Verbrennung.

Ernährungswissenschaftler unterscheiden zwischen pflanzlichem und tierischem Eiweiß. Pflanzliche Eiweißträger sind u.a. Nüsse, Pilze, Getreide, Hülsenfrüchte, Sojaerzeugnisse und Kartoffeln. Zu den tierischen Eiweißträgern zählen u.a. Fisch, mageres Fleisch, Milchprodukte und Eier. Grundsätzlich sind die hochwertigen Aminosäuren aus tierischem Eiweiß für den menschlichen Organismus besser und schneller verwertbar als pflanzliche Eiweiße. Letztere sind dafür meist in Begleitung wichtiger Vitamine, Spurenelemente und Mineralstoffe, durch die die tierischen Aminosäuren zum Teil erst aufgespalten und verwertet werden können. Es ist deshalb ratsam und notwendig, sich während der Diät mittels einer exakt abgestimmten Kombination aus frischem Fleisch, Fisch und Gemüse zu ernähren. Meine Rezepte (siehe Seite 169ff.) sind speziell unter diesem Gesichtspunkt konzipiert und somit ideal für die HCG-Begleitdiät.

Glück essen – warum proteinreiche Ernährung ausgeglichen, entspannt und glücklich macht

Wie bereits erwähnt, verfügen einige Aminosäuren über ein besonderes Potenzial – beispielsweise hinsichtlich des Wohlbefindens. Diese sollten daher in der Nahrung vermehrt vorkommen und sind bei meinen Rezepten besonders berücksichtigt.

● **Tryptophan**: Je höher der Spiegel des Hormons Serotonin im menschlichen Körper ist, desto angstfreier, entspannter und glücklicher sind wir. Aus diesem Grund werden Serotoninabbau-Hemmer schon seit Jahrzehnten als Psychopharmaka bei Angststörungen oder Depressionen verschrieben. Dabei kann der menschliche Körper seinen Serotoninspiegel auch selbst anheben! Glücksbringer ist hierbei die Aminosäure Trytophan. Sie ist in der Lage, die Produktion des Hormons Serotonin zu steigern.

Tryptophanreiche Lebensmittel, die während der HCG-Kur zu sich genommen werden können, sind Thunfisch, Huhn, Eier und Magerquark. Auch Nüsse (Cashew- oder Erdnüsse) enthalten viel Tryptophan, sind aber zu fetthaltig und dürfen daher erst wieder in der Stabilisierungsphase nach der Diät konsumiert werden.

Zur Produktion von Serotonin braucht der Körper – außer Trytophan – allerdings noch zwei Vitamine aus dem B-Komplex, nämlich die Vitamine B_3 und B_6. Vitamin B_6 ist in Schnittlauch (0,42 mg/5 g), Feldsalat (0,5 mg/100 g), Rosenkohl 0,34 mg/200 g), Brokkoli (0,25 mg/200 g), Paprika (0,25 mg/200 g), Rinderfilet (0,5 mg/125 g), Putenbrust (0,5 mg/125 g) und Thunfisch (0,46 mg/150 g) enthalten. Die Krönung ist allerdings Hummerfleisch mit 1,18 Milligramm Vitamin B_6 pro 100 Gramm. Auch Pistazien, Leinsamen, Avocados und Bananen enthalten viel B_6, diese Quellen eignen sich allerdings für die Diät nicht, da sie zu fett- oder zuckerhaltig sind. Vitamin B_3 kommt in ausreichender Konzentration in den in der Begleitdiät verwendeten Pilz-, Fisch- und Fleischsorten vor.

- **Phenylalanin und Tyrosin**: Als ähnliche Stimmungs-Pusher wie Serotonin gelten die Aminosäuren Phenylalanin und Tyrosin, denen man Tatkraft, Konzentrationsfähigkeit, Optimismus und Durchsetzungsfähigkeit zuschreibt. Auch sie kommen in den in der HCG-Begleitdiät verwendeten Nahrungsmitteln in ausreichender Potenz vor.

- **Dopamin**: Und dann gibt es noch einen vierten, wunderbaren, aminosäure-initiierten Glücklichmacher: Dopamin! Dopamin ist ein Zwischenprodukt der Adrenalin-Biosynthese, ausgehend von der Aminosäure Tyrosin. Wenn wir verliebt sind oder gerade einen Glücksfall erlebt haben, schüttet der Körper verstärkt Dopamin aus und sorgt für rauschartige Glücksgefühle. Auch das Berühmte »Runners High« ist nichts anderes als ein Dopaminrausch. Dopaminmangel aufgrund von Eiweißmangel dagegen macht niedergeschlagen und depressiv.

Merke: Weder Schokolade (die eigentlich viel Serotonin enthält) noch Pommes oder Eiscreme machen so nachhaltig glücklich wie gesunde Eiweiße!

Qualität statt Quantität: Warum echte Nahrungsmittel besser sind als leere Kalorien

Zucker und Weißmehl sättigen kurzzeitig und machen glücklich. Sie werden sofort verbrannt und dienen dadurch der schnellen Energiegewinnung, der Überschuss jedoch wird zu Fett umgebaut und gespeichert. Als »leer« werden sie deshalb bezeichnet, weil sie kaum Vitalstoffe wie Vitamine, Mineralstoffe, Spurenelemente oder Aminosäuren enthalten. Übergewichtige Menschen, die sich überwiegend von Weißmehlprodukten (z.B. Pizza, Pasta, Burger, Brot) und Zucker (z.b. in Softdrinks, Eiscreme, Schokolade, Kuchen, Süßigkeiten und auch in Alkohol) ernähren, haben deshalb oftmals ein Zuviel an Fett – und ein Zuwenig an für einen funktionierenden Stoffwechsel essenziellen Vitalstoffen. Fehlen diese Stoffe aufgrund minderwertiger Nahrung über einen längeren Zeitraum, zeigt der Körper Mangelerscheinungen: Er wird anfälliger für Krankheiten, die Haut wird fahl und talgig, die Haare stumpf und spröde, die Konzentrationsfähigkeit lässt nach, man fühlt sich nervös, depressiv, müde, ausgelaugt, schlapp und niedergeschlagen.

Wie schon im Kapitel »Was Kohlenhydrate mit Zucker zu tun haben« (siehe Seite 42) beschrieben, erhöhen kohlenhydrat- und zuckerreiche Nahrungsmittel den Blutzuckerspiegel und damit den Insulinspiegel, der rasch ansteigt und noch erhöht bleibt, wenn die Nahrung bereits verdaut ist – das führt dazu, dass der »Esser« sehr schnell wieder Hunger bekommt. Ein Teufelskreis, der sich als Fettspeicherung in der Leber, als inneres Bauchfett auf Hüften und Po, an Bauch und Oberschenkeln widerspiegelt. Eiweiße dagegen sättigen nachhaltiger und dauerhafter als Kohlenhydrate, da sie den Blutzuckerspiegel kaum beeinflussen bzw. erhöhen und ihre gesamte Verdauung länger dauert.

Acrylamid und Transfettsäuren

Hinzu kommt, dass viele Fast-Food-Produkte in altem, minderwertigem Öl frittiert werden – und/oder aus minderwertigen Fetten hergestellt worden sind. Die Acrylamid-Problematik von Pommes frites und anderen frittierten Nahrungsmitteln ging jahrelang durch die Presse: Acrylamid bildet sich durch starke Hitzeeinwirkung aus Glukose, Fruktose und Asparagin, zum

Beispiel wenn kohlenhydratreiche Lebensmittel über 150 Grad Celsius erhitzt werden. Besonders viel Acrylamid findet sich deshalb in Pommes frites, Chips, Kroketten, der frittierten Panade von Fisch oder Schnitzeln, aber auch in Keksen und Toastbrot. Laut einem aktuellen Gutachten der Europäischen Behörde für Lebensmittelsicherheit (EFSA) erhöht Acrylamid das Krebsrisiko. Durch das starke Erhitzen von Fetten und Ölen entstehen außerdem die für den menschlichen Organismus äußerst ungesunden Transfettsäuren. Sie sind besonders oft und in hohen Anteilen in industriell produzierter Nahrung enthalten. Transfettsäuren erhöhen den LDL-Cholesterin-Gehalt im Blut und verursachen Arteriosklerose mit dadurch entstehenden Erkrankungen wie koronare Herzkrankheit/Herzinfarkt und Schlaganfall.

Fast Food macht also nicht nur dick – sondern auf Dauer auch krank. Höchste Zeit also, einen gesünderen Ernährungsweg einzuschlagen: Eine eiweiß- bzw. aminosäurereiche Ernährung versorgt den Körper unter anderem mit den Aminosäuren Glycin und Leucin, die als »Sattmacher« gelten. Fazit: Eine eiweiß- und vitalstoffreiche Ernährung liefert dem Körper die Bausteine, die er für Zellbildung und Immunsystem braucht, optimiert den Stoffwechsel, senkt dadurch das Hungergefühl, sättigt nachhaltig und dauerhaft – und hemmt dadurch eine überhöhte Kalorienaufnahme.

Die Bausteine des Lebens: Eiweiße, Kohlenhydrate, Fette, Vitamine, Mineralstoffe und Spurenelemente

Ohne zu detailliert in die Ernährungswissenschaft einzusteigen, möchte ich an dieser Stelle kurz die wichtigsten Pfeiler einer ausgewogenen Ernährung beschreiben – und ihr natürliches Vorkommen. Eine ausgewogene Ernährung deckt den täglichen Bedarf an Aminosäuren, Kohlenhydraten und Fettsäuren, Vitaminen, Mineralstoffen und Spurenelementen. Die Aminosäuren bzw. Proteine wurden bereits oben im Detail besprochen (siehe Seite 69.)

Unraffinierte bzw. komplexe Kohlenhydrate: Gut und empfehlenswert für den Stoffwechsel ist der Konsum von unraffinierten bzw. komplexen, also industriell unbehandelten Kohlenhydraten – allerdings erst in der Stabilisierungsphase nach der HCG-Diät: Dazu zählen Kartoffeln, Kichererbsen, Vollkorngetreideprodukte, Natur- oder Wildreis. Schlecht sind die sogenannten »leeren« oder raffinierten Kohlenhydrate in weißem Mehl, Pfannkuchen, Brötchen, Toast, gebleichtem Reis, Kartoffelpulver, Cornflakes, Popcorn oder Chips. Raffinierte Kohlenhydrate bestehen aus langen Ketten reiner Glukose und treiben dadurch den Insulinspiegel hoch. Oftmals haben sie sogar einen höheren Glyx als Haushaltszucker.

Fette und Fettsäuren: 1 Gramm Fett enthält etwa 9,3 Kalorien und ist damit der energie- bzw. kalorienreichste Nährstoff. Eiweiß hat dagegen nur einen Brennwert von 4,1 Kalorien/Gramm und Kohlenhydrate von 4 Kalorien/Gramm. Jedes Fett – egal, ob tierisch oder pflanzlich – besteht aus einem Molekül Glyzerin und ein bis drei unterschiedlich langen Fettsäuren. Die Ernährungswissenschaft unterscheidet dabei drei verschiedene Fettsäuregruppen:

- **Gesättigte Fettsäuren**, die zum Beispiel in Wurstwaren, Käse, Margarine, fetten Dressings, Remoulade, Maisöl, vollfetten Milchprodukten wie Sahne und Butter oder Kokosfett vorkommen. Diese Fette gelten gemeinhin als »schlechte« Fette, da sie den Cholesterinspiegel im Blut erhöhen und Herz-Kreis-lauf-Erkrankungen begünstigen sollen. In Deutschland bezieht jeder Einwohner leider (!) im Schnitt etwa 40 Prozent seiner täglichen Kalorien aus »schlechten« Fetten.

● **Einfach ungesättigte Fettsäuren**, die zum Beispiel in magerem tierischem Fleisch, Fisch, Oliven oder kalt gepresstem Olivenöl vorkommen. Sie sind in Maßen empfehlenswert.

● **Mehrfach ungesättigte Fettsäuren**, die zum Beispiel in Nüssen, Maiskeim-, Nuss-, Lein-, Distel- und Sojaöl oder Avocados vorkommen. Die bekannteste, prominenteste mehrfach ungesättigte Fettsäure ist die »Omega-3-Fettsäure«, die in fetteren Fischsorten wie Makrele, Hering, Lachs oder Thunfisch enthalten ist. Auch Walnuss- oder Leinöl liefert jede Menge Omega-3-Fettsäuren. Mehrfach ungesättigte Fettsäuren gelten als essenziell, da sie nicht vom Körper selbst produziert werden können. Sie dienen uns unter anderem als Helfer bei der Produktion von Hormonen (siehe Seite 78).

Am besten greift man bei der täglichen Fettaufnahme zu Omega-3-Fettsäure-haltigen Ölen. Denn obwohl die Omega-3-Fettsäure mittlerweile als »Alleskönner«, Fitmacher, Freie-Radikale-Killer und Krebs-Verhinderer gut bekannt ist, leiden in Deutschland die meisten Menschen immer noch unter einem Omega-3-Fettsäure-Mangel. Würden sie mehr fettreiche Fischsorten essen oder die genannten Öle verwenden, könnten sie von der Heilkraft des Wunderstoffes profitieren. Um dem Körper all diese Vitalstoffe möglichst hochwertig zuzuführen, sollte Fleisch, Fisch und Gemüse stets roh oder nur kurz blanchiert bzw. gedämpft, angebraten oder angegrillt verzehrt werden. Dank solcher schonender Zubereitungsarten bleiben am meisten Vitamine, Mineralstoffe und Spurenelemente erhalten. Auf dieser Erkenntnis gründet sich letztlich auch der Smoothie-Trend.

Fette allgemein erfüllen noch mehr wichtige Aufgaben in unserem Körper. Zum einen dienen sie als Baustein für Membranen und Zellstoffwechsel. Fett beeinflusst in diesem Zusammenhang übrigens auch den Insulinspiegel: Isst man zu Kohlenhydraten Öl oder Fett, steigt der Insulinspiegel langsamer. Gleichzeitig sättigt Fett und verhindert dadurch ebenfalls erneute Hungerattacken nach dem Essen. Zum anderen ist Fett Träger und Transporter der fettlöslichen Vitamine A, D, E und K.»Fettlöslich« bedeutet, dass diese Vitaminkomplexe aus der Nahrung nur durch Fett aufgespalten werden können. Deshalb ist es sinnvoll, Salat oder Gemüse immer mit einer kleinen Fettzugabe zu sich zu nehmen. Schließlich ist Fett ein starker Geschmacks- und Aromaträger!

Vitamine: Vitamine sind essenziell für Stoffwechsel und Immunsystem, da sie nicht vom Körper selbst produziert werden können. Nimmt ein Mensch zum Beispiel längere Zeit kein Vitamin C zu sich, droht Skorbut, wie man es zum Beispiel von früheren Seefahrern und den Arktisforschern kennt: Monatelang nur aus Dosen und von getrocknetem Getreide ernährt, fielen ihnen die Zähne aus, sie bekamen heftige Hautentzündungen, Durchfall und Fieber.

Es gibt 13 Vitamine, die sich in die Kategorien A, B, C, D, E und K unterteilen. Man unterscheidet dabei zwischen fettlöslichen und wasserlöslichen Vitaminen.

Als fettlöslich gelten:
- Vitamin A (Retinol)
- Vitamin D (Calciferol)
- Vitamin E (Tocopherol)
- Vitamin K (Phyllochinon)

Als wasserlöslich gelten:

- Thiamin (B_1)
- Riboflavin (B_2)
- Niacin (B_3)
- Patothensäure (B_5)
- Pyridoxin (B_6)
- Biotin (B_7)
- Folsäure (B_9)
- Cobalamin (B_{12})
- Ascorbinsäure (C)

Die Vitamine des B-Komplexes stärken Nerven und Psyche, Vitamin C und D mobilisieren das Abwehr- und Immunsystem. Vitamin D ist das einzige Vitamin, das der Körper – mithilfe von Sonneneinstrahlung – selbst bilden kann: Es wird zu 90 Prozent unter der Haut aus Cholesterin mithilfe von UV- bzw. Sonneneinstrahlung produziert und schützt laut neuesten Erkenntnissen wirksam vor Krebs. In den nordischen Ländern leiden viele Menschen unter Vitamin-D-Mangel, weil sie während des Winterhalbjahres zu wenig Sonne bekommen. Die Vitamine E und B_9 schützen vor Herz-Kreislauf-Erkrankungen und Herzinfarkt. Dies nur als kurzer Anriss der Wichtigkeit von Vitaminen. Sämtliche Vitamine und ihre Wirkung aufzulisten, würde ein weiteres Buch benötigen.

Mineralstoffe: Hierbei handelt es sich um anorganische Substanzen, die der Körper ebenfalls regelmäßig mit der Nahrung aufnehmen muss. Die wichtigsten Mineralstoffe im Überblick:

- Kalzium: zum Knochenaufbau, für gesunde Zähne, Haare und Nerven.
- Kalium: senkt hohen Blutdruck und reguliert den Flüssigkeitshaushalt. Ist wichtig für Nerven, Herz und Muskeln.

- Magnesium: hebt die Stimmung, fördert die Fettverbrennung und verhindert Muskelkrämpfe.
- Natrium: reguliert und optimiert den Flüssigkeitshaushalt.

Spurenelemente: Als Spurenelemente bezeichnet man kleinste Mengen von Mineralstoffen, eben nur eine »Spur«, die aber dennoch für Gesundheit und Stoffwechsel von extremer Wichtigkeit sind. Einige Beispiele:

- **Eisen** – ist unter anderem elementar wichtig für das zentrale Nervensystem, die Sauerstoffaufnahme, Haare, Haut und Nägel, zur Stärkung des Immunsystems, zur Bildung roter Blutkörperchen und Erneuerung der Schleimhautzellen. Eisenmangel macht schlapp, müde und depressiv. Auch das »Restless legs«- und das ADHS-Syndrom schreibt man mutmaßlich einem Eisenmangel zu. Eisen ist in besonders hoher Konzentration in Fleisch enthalten, deshalb nehmen Vegetarier und Veganer Eisen oft als Nahrungsergänzungsmittel zu sich. Eisen wird besonders gut in Kombination mit Vitamin C resorbiert.
- **Jod** – wichtig für Funktion und Gesundheit der Schilddrüse.
- **Selen** – unterstützt die Entgiftung des Körpers. Besonders wichtig während der Diät zur Ausleitung von gespeicherten Schwermetallen und Schadstoffen, denn in den »schmelzenden« Fettzellen sind über Jahre mit der Nahrung aufgenommene Schadstoffe und Schwermetalle eingelagert.
- **Zink** – ist ein wichtiges Coenzym bei vielen Stoffwechselvorgängen, es stärkt das Immunsystem und »macht die Haare schön«.

Nahrungsergänzungsmittel
Ich halte nicht besonders viel von extrahierten Substanzen in Kombination mit einer Diät. Ich bin überzeugt, dass man Nahrungsmittel und Vitalstoffe genau in der Form konsumieren sollte, in der sie in der Natur vorkommen: Statt zu Omega-3-Fettsäure-Kapseln (z.B. Fischöl-Kapseln) zu greifen, ist es effektiver und gesünder, echten, frischen Fisch zu essen. Statt zu Vitaminpräparaten sollte man lieber zu frischen biologisch angebauten Nahrungsmitteln bzw. Rohkost greifen, statt zu Mineralstoffpulvern zu Fleisch und Fisch und statt zu Spurenelementetabletten zu frischem Gemüse. Bei den Rezepten meiner HCG-Begleitdiät sind keine zusätzlichen Nährstoffe nötig. Alle genannten Substanzen kommen in ausreichender, aufeinander abgestimmter und ausgewogener Menge vor.

Hormone – die Expresskuriere des Körpers

Das Thema Hormone ist ein so weites Feld, dass man, will man zusammenfassend darüber schreiben, im Prinzip nicht weiß, wo man anfangen und aufhören soll. Fakt ist: Hormone sind für einen funktionierenden Stoffwechsel unabdingbar! Ohne sie ist ein Überleben des menschlichen Organismus nicht möglich. Wie wichtig und beeinflussend für das körperliche und seelische Wohlbefinden Hormone sind, merken manche Frauen an ihren monatlichen Stimmungsschwankungen. Und leidet ein Mann beispielsweise unter Testosteronmangel, wird er schlapp, antriebslos, depressiv und müde. Früher waren Kinder mit einer Schilddrüsen-Unterfunktion (Kretinismus) übergewichtig, klein gewachsen sowie minderintelligent und hatten eine geringe Lebenserwartung. Das Krankheitsbild war vor allem in Jodmangelgebieten nicht selten anzutreffen. Heutzutage findet sich es sich aufgrund des Neugebore-

nen-Screenings so gut wie nicht mehr. Schilddrüsenfunktions-
störungen im Erwachsenenalter jedoch sind ein häufiges Problem
und sollten unbedingt vor Beginn einer Diät (also auch der
HCG-Diät) ausgeschlossen werden.

Hormone sind Botenstoffe, die wie Kuriere im Körper von A
nach B sausen und den Zellen wichtige Informationen übermit-
teln. Sie docken mit speziellen Molekülen an den Rezeptoren der
Zielzelle an. Ohne sie wäre eine Kommunikation zwischen den
Zellen nicht möglich. Hormone sorgen also dafür, dass die Organe, die Psyche und der gesamte Stoffwechsel richtig funktionieren. Sie regeln Wachstum, Fortpflanzung und Gefühle. Es gibt
keine Körperfunktion, die ohne Hormonbeteiligung abläuft. Die
Wissenschaft ist sich noch unklar, wie viele verschiedene Hormone es gibt. Die Zahl wird mittlerweile auf über 1000 geschätzt,
von denen erst etwa 100 bekannt und entschlüsselt sind.

Hormone werden mithilfe der Bausteine, die man mit der Nahrung aufnimmt, im Organismus körpereigen produziert. Meist
bestehen sie aus einer Peptid(Eiweiß)-Struktur. Gewebehormone,
die für Blutgerinnung und Abwehr sehr wichtig sind, entstehen
beispielsweise aus der mehrfach ungesättigten Omega-6-Fett-
säure Arachidonsäure, enthalten in Leber oder Thunfisch. Ein
weiterer Grund, warum eine gesunde, ausgewogene Ernährung
so essenziell wichtig ist. Hypophyse, Schilddrüse, Nebennieren,
Bauchspeicheldrüse und Geschlechtsorgane – das sind die sogenannten endokrinen Organe, die Hormone produzieren. Dann
gibt es noch Hormone, die im Herzen und im gesamten Magen-
Darm-Trakt gebildet werden. Hormone entstehen weiterhin auch
direkt in den Zellen oder Geweben, in denen sie wirken sollen.

Hormone stimulieren oder regulieren sich gegenseitig und folgen dabei einem individuellen Plan. Der Hormonspiegel eines
Menschen ist deshalb sowohl abhängig von seinem Alter als auch
von der Tageszeit, seiner Ernährung, seinem Stresslevel, mögli-

chen Organerkrankungen und seinem Geschlecht. Hormone haben eine beeindruckend starke Wirkung auf den Körper – im Folgenden sind einige Vertreter prominent vorgestellt:

- Das **HCG-Hormon** (siehe Seite 11).
- Die **Schilddrüsenhormone** sind, wie erwähnt, unentbehrlich für Wachstum, Entwicklung und den Gesamtstoffwechsel. Störungen wirken sich auf den Grundumsatz aus (siehe Seite 98).
- Und ohne **Calcitonin**, das teilweise in der Schilddrüse und in den Nebenschilddrüsen gebildet wird, sowie ohne **Parathormon**, das die Knochenstruktur aufbaut, hätte man keine funktionierenden, stabilen Knochen.
- Hormone in Form von biogenen Aminen wie **Adrenalin oder Noradrenalin** fahren den Kreislauf hoch und sorgen für flexible Reaktionen auf alle möglichen Situationen, denen ein Organismus ausgesetzt ist – zum Beispiel bei Stress oder früher auf der Flucht. Sie sind außerdem an der Fettverbrennung beteiligt, indem sie bei Stress den Fettabbau forcieren.
- **Insulin** wird in der Bauchspeicheldrüse gebildet und ausgeschüttet, sobald der Zuckerspiegel im Blut nach Nahrungsaufnahme ansteigt. Es ist lebensnotwendig, um das Zuckermolekül Glukose in die Zellen zu schleusen und den Blutzuckerspiegel im normalen Bereich zu halten. Ein niedriger Insulinspiegel fördert die Fettverbrennung und ist bei einer Diät anzustreben. Viele adipöse Diabetiker Typ 2 leiden an einer Insulinresistenz, bei der die Zellen nicht mehr auf Insulin reagieren und die ebenfalls nur mit einer Diät unter 1000 Kalorien/Tag bekämpft werden kann. Bei der HCG-Diät gibt es keine Blutzuckerspitzen und auch keine Gefahr der Unterzuckerung, da der Insulinspiegel auf konstant niedrigem Niveau gehalten wird.
- Ein besonders interessantes Hormon in Zusammenhang mit Adipositas und der HCG-Diät ist das **Leptin**. Es wird vorwie-

gend im Fettgewebe, aber auch in geringen Mengen in Hypothalamus, Hypophyse, Knochenmark, Skelettmuskulatur, Magenschleimhaut, Brustepithel und Plazenta gebildet und steigt an, wenn der Körper ausreichend mit Nahrung versorgt ist. Das Gehirn erhält auf diese Weise die Information, dass die Nahrungszufuhr eingestellt werden kann. HCG erhöht die Leptinspiegel und vermindert so das Hungergefühl.

Es gibt seltene Gendefekte mit absolutem Leptinmangel – diese Menschen erleben kein Sättigungsgefühl, haben also ständig Hunger und werden durch die permanente Nahrungszufuhr massiv adipös. Studienversuche, durch Leptinzufuhr bei »gesunden« Dicken eine Gewichtsabnahme hervorzurufen, waren leider nicht erfolgreich. Man vermutet deshalb bei vielen Adipösen eine Leptinresistenz – eine mögliche Ursache dafür, dass extern zugeführtes Leptin bei ihnen nicht wirkt. Ein absolutes Leptindefizit ist ein sehr seltenes Problem, die Leptinresistenz kein so seltenes – sie steht wahrscheinlich im Zusammenhang mit dem Konsum von zu viel Fruktose (sehr hohen Zuckerkonsum, vor allem durch Softgetränke initiiert). Das Sättigungssignal des Leptins kann dann vom Gehirn nicht mehr verstanden werden und lässt die Betroffenen immer weiter essen. Eine drastische Ernährungsumstellung mit Zuckerentzug, die gut mit der HCG-Diät gelingt, ist in diesem Fall eine Maßnahme, die greifen kann.

Leptin hat außerdem noch Wirkungen auf andere Gewebe oder Zellsysteme, an denen es allerdings zu keiner Resistenzentwicklung kommt – es stimuliert beispielsweise das symphatische Nervensystem und erhöht über diesen Mechanismus den Blutdruck und die Herzfrequenz. Das erklärt zusätzlich, weshalb hoher Blutdruck und Übergewicht bei Leptinresistenz häufig gemeinsam mit hohen Leptinspiegeln auftreten und das Risiko an einer Gefäßverkalkung noch weiter ansteigt.

- Die Hormonforschung erstreckt sich mittlerweile auch nicht mehr nur auf die Physis: Da Hormone erwiesenermaßen auch die Psyche beeinflussen können, wird beflissen nach hormonellen Mitteln gegen Depressionen oder Angststörungen gesucht. **Oxytocin**, das für die Wehen und die soziale Interaktion zwischen Mutter und Kind verantwortlich ist, ging vor Kurzem als interessantes Antidot bei der Behandlung fehlerhafter Stressregulierung durch die Medien.

- **Progesteron** aus der Nebennierenrinde und den Geschlechtsorganen ist der Vorläufer von Testosteron und Östradiol, Cortisol und Aldosteron. Es wird aus Cholesterin synthetisiert. Progesteron sorgt für Stimmungsstabilität, Ausgeglichenheit, Normalisierung des Blutzuckerspiegels, Unterstützung der Schilddrüsenhormonwirkung, Schutz vor Osteoporose und fördert die Fettverbrennung, um Energie zu gewinnen.

- **Östradiol** wird aus Progesteron über die Zwischenstufe Testosteron synthetisiert. Es wirkt stimmungsaufhellend, erhält die Haut jung und glatt, wirkt Haarausfall entgegen, verhindert Osteoporose und vorzeitige Gefäßalterung.

- **Testosteron** hält die Muskelmasse aufrecht, hat anabole Wirkung, wirkt stimmungsaufhellend, antidepressiv und fördert den Geschlechtstrieb.
  Zu viel Testosteron kann bei Frauen zu starker Akne und männlichem Behaarungsmuster führen.

- **Cortisol** ist entzündungshemmend und fördert die Gluconeogenese (Zuckerneubildung) in der Leber sowie die Lipolyse (Fettabbau) – und damit die Fettverbrennung.

- **Aldosteron** sorgt für die Aufrechterhaltung des richtigen Salzgehalts in Blut und Zellen, ohne den keine Zelle lange überleben kann.

- Das **luteinisierende Hormon LH** ist wie das FSH und auch das HCG ein Gonadotropin, das in der Hirnanhangsdrüse gebil-

det wird und sowohl bei der Frau als auch beim Mann die Ausschüttung bzw. Bildung der Geschlechtshormone regelt.

- Das **follikelstimulierende Hormon FSH** ist ebenso bei beiden
Geschlechtern für die Ausschüttung bzw. Bildung der Geschlechtshormone zuständig.

Aktuell lassen sich die meisten hormonellen Defizite oder Über-
schüsse zum Glück medikamentös behandeln. Leider sind sie aber
nicht immer so exakt und stimmig zu dosieren, wie das etwa beim
Insulin für Diabetiker oder beim Schilddrüsenhormon möglich
ist. Auch die »Antibabypille« führt gerade in den Präparaten der
neuesten Generationen zu einem Anstieg der Thrombosegefahr
bei jungen Frauen, besonders in Kombination mit Zigarettenkon-
sum. Diesbezüglich ist es besser, auf ältere und bewährtere Präparate zurückzugreifen, bzw. am allerbesten, andere Verhütungsme-
thoden zu wählen. Die Hormonsubstitution der Frau in den
Wechseljahren ist in den vergangenen Jahrzehnten sehr in Verruf
geraten, da in deren Anfängen Mitte des letzten Jahrhunderts
statt humanidentischer Hormone Pferde-Östrogene verwendet
wurden. Diese Östrogene von Stuten haben in den 1980er-Jahren
in den Körpern der Frauen mehr Schaden als Nutzen bewirkt und
zu einem sprunghaften Anstieg gynäkologischer Krebserkrankungen geführt. Grund hierfür war, dass einerseits ausschließlich
Östrogene verabreicht wurden, die andererseits im Körper einer
Frau wenig zu suchen hatten, weil sie nicht humanidentisch waren. Die Hormonersatztherapie wurde umgestellt, damit sie nicht
mehr ausschließlich auf Östrogenen beruhte. Denn man hatte erkannt, dass eine Kombination mit Gestagenen essenziell ist, um
das erhöhte Zellwachstum durch Östrogene in Schach zu halten
und das Tumorwachstum zu verhindern. Hinzu kam, dass die
Menopausentherapien oft auch viel zu spät begonnen wurden, sodass bereits Gefäßverkalkungen vorlagen. Diese führten dann

»nur mehr« zu einem Anstieg der Herzerkrankungen und Schlaganfälle, was bei einem älteren und bereits kranken Studienklientel nicht verwunderlich ist – wie in einer großen Studie des WHI (Womens Health Initiative) aufgezeigt wurde. Die Nebenwirkungsrate der konventionellen HET (Hormonersatztherapie) erklärt sich auch daraus, dass noch immer keine bioidentischen Hormone im Studienkollektiv verabreicht wurden, sondern eine synthetisch hergestellte Hormonmischung, wie sie im weiblichen Körper so gar nicht vorkommt.

Es gibt inzwischen Präparate auf dem Markt, die die Hormone über die Haut (unter Umgehung der primären Verstoffwechslung durch die Leber) zuführen und so das Sicherheitsprofil erhöhen sollen. Die Schlussfolgerungen der WHI-Studie bestehen in einer Therapieindikation bei gefäßgesunden Frauen, die menopausale Beschwerden haben. Es gibt aber auch die – viel bessere – Möglichkeit der bioidentischen und individuell zugeschnittenen Hormonsubstitution. Diese zeigt einen großen Benefit bei kaum vorhandenen Risiken, da die Hormone ihrer Strukturformel genau so aussehen wie die im menschlichen Körper vorhandenen, und wird deshalb von immer mehr Ärzten, die sich mit diesem Problem beschäftigen, angeboten.

Lange Rede, kurzer Sinn: All diese Ausführungen sind ein kleiner Exkurs, der aufzeigen soll, wie hochwirksam Hormone sind. Es wird also auch die Effektivität des HCG-Hormons deutlich – und warum man sich die physischen und psychischen Effekte des HCG-Hormons deshalb hervorragend als effektive und meiner Meinung nach sichere Diäthilfe zunutze machen kann. Denn das HCG-Hormon, das im Rahmen der HCG-plus-Diät verwendet wird, ist humanidentisch und somit dem menschlichen Körper nicht fremd.

Enzyme – Helfer an entscheidenden Stellen

In der Urzeit, als auf der Erde erstes Leben entstand, musste auch bei der niedrigen Körpertemperatur von ein- und mehrzelligen Lebewesen (ca. 35°C) ein schneller Stoffwechsel garantiert sein. Dieser Anspruch war die evolutionäre Geburtsstunde der Enzyme – der Katalysatoren biochemischer Vorgänge, auch Cofaktoren genannt, die die biochemischen Reaktionen, die permanent in lebenden Organismen ablaufen, beschleunigen bzw. erst ermöglichen. Für den menschlichen Körper sind aktuell etwa 5000 verschiedene Enzyme bekannt. Ihre Bezeichnung setzt sich – ausgenommen die bereits seit längerer Zeit bekannten Enzyme Pepsin, Trypsin oder Renin – aus der Bezeichnung des jeweiligen Substrates und der Endung »-ase« zusammen. Das Enzym »Urease« beispielsweise setzt Harnstoff (= Urea) um.

Schon im alten Ägypten setzten Heilkundige Fischgalle zur Behandlung von Augenentzündungen ein. Heute wissen Mediziner, dass in der Galle mit der Hilfe von Enzymen Abwehrstoffe gebildet werden. Enzyme können also die Selbstheilungskräfte des Körpers aktivieren und mobilisieren, ohne ihn – im Kontrast zu chemisch hergestellten Medikamenten – zusätzlich zu belasten. Im Laufe unseres Lebens, etwa ab 40 Jahren, kommt es zu einer deutlich reduzierten Enzymkapazität bzw. -aktivität, die das Immunsystem dahingehend beeinflusst, dass Erkrankungen stark zunehmen. Ursache hierfür ist die einerseits verminderte Immunaktivität, die z.B. Krebs verursacht, andererseits die falsch gerichtete und überschießende Immunaktivität, die Allergien, Rheuma, Multiple Sklerose und Autoimmunerkrankungen zur Folge hat. Von außen (als Nahrungsergänzungsmittel oder Medikament) zusätzlich aufgenommene Enzyme bringen dieses Ungleichgewicht wieder ins Lot, reduzieren überschießende Vorgänge und stärken mangelnde Aktivität. Die wichtigsten Enzyme im Einzelnen:

- **Bromelain:** Ist ein pflanzliches Enzym und wird aus dem Strunk der Ananas gewonnen. Es wirkt entzündungshemmend und wird in Kombination mit Papain und Lysozym bei chronisch entzündlichen Erkrankungen wie Arthrose oder Arthritis eingesetzt. Des Weiteren besitzt Bromelain eine abschwellende Wirkung. Zudem kann es bei der Rückbildung von Ödemen helfen.
- **Papain:** Ist ein pflanzliches Enzym und wird aus dem Milchsaft (Latex) unreifer Früchte des tropischen Melonenbaumes »Carica papaya Linné« gewonnen. Genau wie das Bromelain wird Papain in Kombination mit anderen proteinabbauenden Enzymen zur Unterstützung der Heilung von Verletzungen sowie von chronischen und akuten Entzündungen eingesetzt.
- **Lysozym:** Wird aus dem Hühnereiweiß mittels Extraktion aufbereitet. Es kommt im menschlichen Körper u.a. im Speichel und in der Tränenflüssigkeit vor und erfüllt eine wichtige Funktion bei der Immunabwehr von Bakterien.
- **Rutin und Quercetin:** Weitere wichtige Enzyme sind Rutin, das aus dem japanischen Pagodenbaum gewonnen und im Darm in Quercetin umgewandelt wird. Dieses Antioxidans wirkt unterstützend für die Gefäßfunktion und gilt als Radikalfänger.
- **Chymotrypsin:** Das Verdauungsenzym wird aus der Bauchspeicheldrüse von Rindern gewonnen und verbessert zum Beispiel ganz allgemein die Eiweißverwertung.

Gerade bei stark übergewichtigen Menschen besteht nicht selten eine »silent inflammation« (»stille Entzündung«) im Fettgewebe, die eine Enzymzufuhr umso notwendiger macht. Doch die Gewinnung von Enzymen für Medikamente und Nahrungsergänzungsmittel ist nicht ganz einfach: Proteolytische Enzyme, wie sie in Papaya, Ananas oder Eiklar vorkommen, sind der Magensäure schonungslos ausgesetzt und werden bei »normaler« Aufnahme im Magen zerstört. Um ihre Aktivität entfalten zu können, müssen die Enzyme unter Umgehung des Magens den Darm unbeschadet erreichen, deshalb sind spezielle Transportvehikel wie magensaftresistente Schutzhüllen nötig. Eine mit der Nahrung kombinierte Aufnahme ist nicht sinnvoll, da es dadurch lediglich zu einer besseren Verdauung des mit der Nahrung aufgenommenen Eiweißes kommt und kein Benefit für das Immunsystem erreicht werden kann. Sehr wichtig ist bei der Produktion auch die Verarbeitung von möglichst reinen Stoffen, in denen der Enzymgehalt hoch ist und die hohe FIP-Einheiten aufweisen (von der Internationalen Pharmazeutischen Vereinigung definierte spezielle Einheiten für Enzyme). Leider gibt es momentan nur wenige Präparate auf dem Markt, die diesen Ansprüchen genügen. Sinnvoll sind lediglich Enzympräparate in Form von Tabletten oder Dragees, die einen magensaftresistenten Überzug besitzen. Eine Kombination verschiedener Enzyme kann den Therapieerfolg dabei entscheidend positiv beeinflussen.

Ab einem Alter von etwa 40 Jahren können zur Unterstützung des Immunsystems und zur Vorbeugung bestimmter Erkrankungen ebenfalls Enzyme supplementiert werden, da ab diesem Alter die proteolytische Serumaktivität (PSA) langsam abnimmt. Ideal ist auch hier ein Mix aus verschiedenen Enzymen, da der synergistische Effekt sehr hoch ist. Um die Stärkung des Immunsystems zu optimieren, empfehle ich außerdem, zusätzlich Zink, Selen und Kupfer (falls ein Kupfermangel vorliegt) substituierend zur Enzymgabe einzunehmen, da Enzyme Metallionen benötigen, um optimal zu funktionieren. Bei einer eventuell bestehenden Übersäuerung ist hierzu allerdings ein vorheriger Ausgleich nötig.

Der Weg aus der Zuckerfalle: Entzugssymptome wie Kopfschmerzen oder Schwindel, entgiftende und begleitende Maßnahmen

Das HCG-Hormon sorgt für eine aufgehellte Grundstimmung und ein vermindertes Hungergefühl. Die eiweißreiche Begleitdiät hält zudem den Insulinspiegel niedrig, was ein längeres Sättigungsgefühl nach sich zieht. Trotzdem kann man Zuckerentzugssymptome, die in den ersten drei bis sieben Tagen der Diät auftreten können, nicht gänzlich vermeiden. Durch den Zuckerentzug kann es bei empfindlichen Menschen in seltenen Fällen zu leichten Kopfschmerzen, mehr Hunger, einem starken Bedürfnis nach Zucker, Schwindel oder leichter Übelkeit kommen. Diese Symptome verschwinden meist sehr schnell und endgültig wieder. Ich rate in diesem Fall viel zu trinken (mindestens zwei Liter Kräutertee oder Wasser pro Tag), da so eventuelle Hungergefühle gelindert und die Nierenfunktion angeregt werden. Beim Bedürfnis nach Zucker oder Süßem empfiehlt sich zudem, einen halben bis ganzen Apfel zu essen. Für die Psyche ist es eventuell auch hilfreich, sich klar zu machen, dass der Zuckerentzug ohne HCG ungleich viel schwieriger bzw. härter wäre.

Säure-Basen-Balance: Aufklärung über Dysbalance durch industrielle Nahrung

Als »Übersäuerung« bezeichnet man einen Mineralstoffmangel, hervorgerufen durch zu fleischlastige, zuckerreiche und generell einseitige Ernährung. In einem gesunden Körper mit voll funktionsfähigen Nieren wird der pH-Wert (Messwert für den Säuregehalt einer Substanz) immer konstant gehalten. Bei einseitiger, vitalstoffarmer Fehlernährung muss der Körper mehr Energie aufwenden, um den Säure-Basen-Spiegel im Gleichgewicht zu halten. Um dies zu gewährleisten, verbraucht er dazu aufgenommene Mineralstoffe wie Magnesium, Kalzium oder Kalium, die dann an anderer Stelle, zum Beispiel für den Kochenaufbau, fehlen. Langjährige Fehlernährung kann somit zu Osteoperose führen, weil die Kochen entkalken. Durch die zuckerfreie HCG-Begleit-Diät, die den Körper mit allen benötigten Vitalstoffen versorgt, wird der Säure-Basen-Haushalt wieder ins Lot gebracht.

Clean Cuisine, Superfoods, vegane Ernährung – was an den aktuellen Ernährungstrends dran ist

Höher, weiter, schneller, besser – das Optimierungsbedürfnis der Industrienationen macht auch vor unseren Nahrungsmitteln nicht halt. Immer neue »Superfoods« und Ernährungsideen kommen auf den Markt. Kapseln, Öle und Pülverchen, die oft nur online zu bestellen sind – ein gigantischer Markt.

● **Superfoods:** Superman kann mehr als normale Menschen: Er kann fliegen und hat Superkräfte! Auch die als »Superfoods« titulierten Nahrungsmittel können angeblich mehr als ihre Artgenossen, da sie besonders hohe Konzentrationen an ungesättigten Fettsäuren, Vitaminen, wertvollen Aminosäuren, Mineral- und Ballaststoffen enthalten. Dazu liefern sie wenig Kalorien. Zum Beispiel: Chia-Samen, Goji-Beeren, Acai-Beeren, Maca-Wurzeln, Kokosöl, Weizengras, Spirulina- und Chlorophilla-Algen, Matcha-Pulver, Quinoa (eine sehr eiweißhaltige Kornart der alten Inkas), Moringa-Blätter, Cranberrys, Hanfsamen. Auch so manche Burger-Kette hofft, auf den Trend aufspringen zu können und mit einem auf Quinoa-Bratling basierenden Veggie-Burger den Umsatz wieder anzukurbeln. Aber statt zu teuren, exotischen und zum Teil aufwendig importierten Pflanzen, Samen, Beeren und Nüssen, kann man auch zu heimischen oder leicht erhältlichen »Superfoods« greifen: Spinat, Mangold, Avocados, Nüsse, Tomaten, Honig, Blaubeeren und Leinsamen können genauso viel wie ihre exotischen Kollegen – und sind aber in der Regel meist sehr viel preiswerter und frischer zu bekommen.

- **Clean Cuisine oder Clean Eating:** Das Rad lässt sich nicht neu erfinden – unsere gängigen Nahrungsmittel auch nicht:»Clean Cuisine« ist im Grunde nichts anderes als die noch sehr naturnahe Küche unserer Großeltern. Empfohlen sind hierbei natürliche Nahrungsmittel, unbehandelt und ohne industrielle Verarbeitung und Zusätze, saisonal und regional produziert. Eben so, wie vor 100 Jahren gekocht und gegessen wurde. Ich halte diese ernährungsökologischen Aspekte für sehr wichtig und habe sie daher in meinen Rezepten berücksichtigt.

- **Vegane Ernährung:** Gegen vegane Ernährung ist selbstverständlich nichts einzuwenden. Sie schützt vor den grausamen Tierfarmen. Einziges Problem: Wo soll man dann das Eiweiß herbekommen, zudem nur pflanzliches Eiweiß? Und letztlich weiß man ja auch noch gar nicht viel über das Seelenleben von Pflanzen. Neueste Forschungen zeigen zum Beispiel, dass Büsche sich erschrecken, sobald man mit einer Heckenschere auftaucht. Dennoch habe ich speziell für Veganer zwölf zusätzliche HCG-Diät-Rezepte kreiert, die die für die Diät optimalen Eiweiß- und Vitalstoffmengen enthalten (siehe Seite 141).

Kapitel 6

Viermal dünn – die vier Varianten der HCG-plus-Diät

Vorab: Anamnese und Untersuchung

Egal, auf welche Weise Sie die HCG-plus-Diät durchführen wollen, vor Beginn der Kur steht immer eine gründliche Anamnese. Dabei handelt es sich um ein Gespräch mit dem behandelnden Arzt, in dem Ihre individuellen Ernährungs-, Sport- und Lebensgewohnheiten und möglichen Vorerkrankungen besprochen werden, um ein umfassendes Bild von Ihrem körperlichen und psychischen Zustand zu erhalten. In diesem ausführlichen und eingehenden Gespräch, in dem die Patienten umgekehrt auch Auskunft zu allen Fragen bezüglich der Diät bekommen, sollte unter anderem geklärt werden, wann erstmals Anzeichen von Übergewicht festgestellt wurden, wann und was der Gewichtshöchststand war und welche Mittel bereits als Gegenmaßnahme ergriffen wurden. Wenn es erforderlich ist, wird diese erste Bestandsaufnahme durch weitere körperliche Untersuchungen, Blutabnahmen und Ultraschalluntersuchungen ergänzt. Danach werden die Patienten gemessen (Taillenumfang, Bauchumfang,

Hüftumfang sowie Körpergröße) und gewogen (Gesamtgewicht, Körperfettanteil, Anteil des viszeralen Fettes), um exakte Ausgangsdaten zu haben.

Begleitung empfohlen

Ich halte eine ärztliche Begleitung während der Diät für wichtig und unerlässlich. Ich stehe meinen Patienten während der Diät durchgehend für Fragen und Probleme zur Verfügung und rufe sie explizit dazu auf, jegliche »Adverse Drug Reactions«, also Nebenwirkungen oder Reaktionen, unbedingt und sofort an mich zu melden. Mindestens alle zehn Tage, also inklusive Erst- und Abschlussgespräch insgesamt viermal, bitte ich meine Patienten zur Kontrolle in die Praxis. Hier können dann Erfolge gewürdigt oder eventuelle Probleme geklärt werden. Es erfolgt ein Coaching mithilfe der BIA-Messung (Body-Impedance-Analyse), welche die genaue Aufschlüsselung der Körperzusammensetzung erlaubt.

Bei der HCG-plus-Diät kombiniert man über 30 Tage eine eiweiß- und vitalstoffausgewogene Diät mit der Gabe von HCG. Das HCG-Hormon lässt sich dabei auf verschiedene Möglichkeiten einnehmen: als homöopathische Globuli, in Form von Tropfen oder subkutan gespritzt.

Variante 1: HCG in homöopathischer Potenz (Kügelchen/Tropfen)

Homöopathische HCG-Tropfen oder -Globuli/-Kügelchen werden aus natürlichem (menschlichem) HCG hergestellt. Sie enthalten nach den Grundsätzen der Homöopathie praktisch kein Hormon mehr. Der Einnahmeturnus hängt dabei von der verabreichten Potenz der Globuli bzw. der Tropfen ab und reicht von fünfmal täglich bis einmal alle zwei Wochen. Die Höhe der Potenz wiederum ist abhängig von der vorher erfolgten Anamnese. Die Medikation mit Tropfen oder Globuli geschieht nach kurzer Einweisung selbstständig. Auch bei dieser Diätvariante sollten die Patienten alle zehn Tage zu Kontrollgespräch und BIA-Messung sowie für möglicherweise aufgetretene Fragen und Probleme den Arzt aufsuchen.

Variante 2: Hormonfreie, bioenergetisierte Tropfen, Sprays oder Globuli ebenfalls mit HCG-Information

Der Ablauf ist derselbe wie in Variante 1, mit dem Unterschied, dass bioenergetisierte Tropfen nur noch die HCG-Information, aber keine HCG-Bestandteile mehr enthalten, also hormonfrei sind.

Variante 3: Die Spritzenkur

In dieser klassischen Variante wird die tägliche HCG-Hormondosis von 150 IE 30 Tage lang täglich mithilfe von Injektionen unter die Haut gespritzt. Wahlweise können die Patienten zu den Injektionen in die Praxis kommen, die meisten entscheiden sich allerdings für die bequemere Variante der Selbstinjektion zu Hause. Die Handhabung der Spritzen wird vorab genau erklärt und demonstriert. Die täglichen Injektionen sind problemlos selbstständig durchzuführen und sollten möglichst jeweils zur selben Zeit morgens am Bauch oder an anderen Stellen, die nicht zu viel subkutanes Fettgewebe aufweisen, gesetzt werden, damit das Hormon besser aufgenommen werden kann.

Es ist für den Erfolg der Diät entscheidend, die 30 Tage (und 30 Injektionen) wirklich durchzuführen. Denn eine so geringe Dosierung, die vom Körper ja zudem täglich wieder abgebaut und über den Urin ausgespült wird, ist für eine Stoffwechselumstellung nicht ausreichend.

Variante 4: Es geht auch ohne – Abnehmen ohne Hormone

Natürlich lässt sich auch ohne HCG-Verabreichung von der gesunden Begleitdiät profitieren, und man kann die Rezepte quasi als »normale« Diät oder – im Idealfall – sogar als langfristige Ernährungsumstellung nutzen. Da es ohne das unterstützende, sättigende und stimmungsaufhellende HCG-Hormon aber kaum möglich ist, tatsächlich nur 500 Kalorien am Tag zu sich zu nehmen, halte ich es für nötig, die tägliche Kalorienzahl bei dieser Variante auf 800 bis 1000 Kalorien pro Tag anzuheben. Das heißt, dass zusätzlich zu den Mittags- und Abendmahlzeiten ein Frühstück eingenommen werden kann und die Mittags- und Abendmahlzeiten etwas größer ausfallen. Diese Zahl sollte möglichst nicht überschritten werden, denn logischerweise verläuft die Gewichtsabnahme umgekehrt proportional zur aufgenommenen Kalorienzahl. Je nachdem in welchem Zeitraum man wie viel abnehmen möchte, genügt auch, konsequent 100 Kalorien am Tag weniger zu sich zu nehmen, als man verbraucht – das führt zu einer Gewichtsabnahme von etwa 10 Gramm Fett pro Tag bzw. 300 Gramm Fett pro Monat und über 3 Kilogramm Fett im Jahr.

Vorschläge für Frühstücksrezepte enthält der Rezeptteil in Kapitel 12 (siehe Seite 172). Um diese Diätvariante ohne HCG-Hormon-Unterstützung gut durchzuhalten, empfehle ich, außerdem mindestens 3 Liter Wasser oder Kräutertee täglich zu trinken und gemäßigt Sport zu treiben, ohne sich zu verausgaben.

Egal, für welche der vier Varianten Sie sich entscheiden – mit den Rezepten meiner Begleitdiät habe ich versucht, Ihnen eine möglichst optimale Ernährung und Vitalstoffversorgung zu bieten.

Kapitel 7

Der Ablauf der HCG-plus-Diät

Der ideale Anfang

Erfolg und Gelingen einer Diät hängen maßgeblich von den äußeren und inneren Rahmenbedingen ab. Gut ist es, sich während der Diät voll und ganz auf sich selbst und seine Körperempfindungen konzentrieren zu können. Denn Stress erhöht den Cortisol-Spiegel, was wiederum zur verstärkten Fetteinlagerung führt und somit kontraproduktiv ist. Es ist daher ratsam, die vier Diätwochen in eine möglichst stressfreie Phase zu legen.

Zeit zur Entspannung, für Spaziergänge und zum Lesen zu haben, ist eindeutig förderlich. Sport ist während der Diät in jeder Form möglich und auch sinnvoll, aber ohne sich total zu verausgaben. Er tut gut, fördert Muskelaufbau und Körperstraffung – und aktiviert den Stoffwechsel. Saunagänge sind sehr gut zur Entschlackung, erst recht, wenn sie mit Wellnessmassagen kombiniert werden, die körperliches Wohlbefinden und Selbstwahrnehmung fördern. Wichtig ist auch, während der Diätphase keine Häufung von Essenseinladungen oder Veranstaltungen zu haben, die verhindern, dass die Diät so durchgeführt werden kann, wie sie durchgeführt werden soll.

Vorab zwei »fette« Tage

Die Diät beginnt untypisch mit einem »All-you-can-eat«-Freibrief. In den ersten beiden Diättagen, den sogenannten Loading Days, soll und darf alles gegessen werden, worauf man Appetit hat – auch und gerade fettreiche Nahrungsmittel, die ungesättigte Fettsäuren enthalten: Avocados, Sahnesoßen, Dressings, Nüsse und fette Fischsorten wie Lachs, Thunfisch oder Makrele. Auch Zucker und Kohlenhydrate sind ausdrücklich erlaubt. Sinn des Ganzen ist zum einen, den Stoffwechsel ordentlich anzukurbeln, zum anderen, auf diese Weise möglichst viel Energie zu »tanken«, um in den ersten Tagen der radikalen Kalorienreduktion Hungerattacken zu vermeiden. Ich persönlich empfehle meinen Patienten, auf die »Loading Days« zu verzichten und einfach an den ersten beiden Tagen der Diät normal und gut zu essen.

Vier abnehmintensive Wochen

Während der 30-tägigen Diätphase können Sie die vorgeschlagenen Gerichte aus dem Rezeptteil in Kapitel 12 (siehe Seite 169) zubereiten. In ihnen sind optimale Vitalstoffmischungen für alle 30 Tage konzeptioniert.

Grundsätzlich aber gilt bei der HCG-plus-Diät:
- Kein Frühstück
- Kein Zucker
- Nur minimale Gaben von hochwertigem pflanzlichen Fett (siehe Rezepte)
- Keine Kohlenhydrate
- Kein Alkohol

Sie sollten mindestens 2 Liter Flüssigkeit pro Tag trinken und die 500 Kalorien möglichst in zwei Mahlzeiten pro Tag aufteilen. Eine genaue Auflistung der »erlaubten« und »nicht erlaubten«

Fleisch-, Fisch-, Gemüse- und Getränkesorten findet sich in Kapitel 11 (siehe Seite 131).

Wissenschaftliche Untersuchungen haben immer wieder gezeigt, dass das menschliche Gehirn 21 Tage braucht, um Gewohnheiten abzulegen und sich neu zu programmieren. 21 Tage sind – egal ob Nikotin-, Alkohol- oder Zuckersucht – stets der Mindestzeitraum für Entgiftung, Entwöhnung und Neustart. Bei der HCG-plus-Diät habe ich extra noch eine Zusatzwoche »angehängt«, um sicherzugehen, dass das Gehirn die neuen Ernährungsgewohnheiten auch wirklich »abgespeichert« hat. Denn auf diese Weise »resetet« und neu auf gesunde Ernährung programmiert, startet man bestens in die nächste Phase: die Stabilisierung.

Danach: drei Wochen Stabilisation

Nun sind Stoffwechsel und Gehirn umprogrammiert – und das neue, schlanke Leben kann beginnen! Der Ernährungsplan ist ab jetzt nicht mehr so streng und kann individuell gestaltet und zusammengestellt werden. Weiterhin dominieren sollten Eiweiß und Gemüse. Aber man darf nun auch nach und nach wieder ungesättigte Fettsäuren, unraffinierte Kohlenhydrate, fettreiche Fischsorten und kleine Mengen an magerem Käse und Nüssen zu sich nehmen. Auch ein Glas Weißwein ist ab und an wieder erlaubt. Vorsichtig sollte man dagegen weiterhin mit raffinierten Kohlenhydraten in Pasta, Pizza oder Weißbrot sein. Tabu sind nach wie vor Zucker sowie die gesättigten Fettsäuren in Wurstwaren, vollfettem Käse, Margarine, fetten Dressings, Remoulade, Maisöl, vollfetten Milchprodukten wie Sahne und Butter, Kokosfett und so weiter (siehe Kapitel 5, Seite 63).

Es empfiehlt sich, nach Ende der HCG-Hormon-Gabe die Kalorienzufuhr um 100 Kalorien pro Tag zu erhöhen, bis man auf seinen normalen Grundumsatz von etwa 22 Kalorien pro Kilogramm Körpergewicht kommt. Der individuelle ideale Kalorienumsatz pro Tag errechnet sich aus Größe, Alter, aktuellem Gewicht und körperlicher Aktivität. Beispiel: Eine 35-jährige, 1,70 Meter große und 65 Kilogramm schwere Frau, die eine sitzende Tätigkeit ausübt und keinen Sport treibt, wird mit beispielsweise 1400 Kalorien pro Tag ihr Gewicht halten. Bei drei moderaten Sporteinheiten pro Woche oder einer körperlich anstrengenden beruflichen Tätigkeit erhöht sich der Grundumsatz. Hierzu finden sich im Internet zahlreiche Rechenprogramme. Um dauerhaft schlank zu bleiben, sollte man nicht mehr Kalorien aufnehmen als durch den errechneten Energieumsatz nötig ist.

Grundumsatz: Der Grundumsatz umfasst die gesamte Energie, die zur Aufrechterhaltung der physiologischen Homöostase erforderlich ist. Ein großer Teil der aufgenommenen Energie wird zur Aufrechterhaltung der Körpertemperatur sowie für Verlustwärme, der Rest für Stoffwechselvorgänge benötigt. Er kann genau gemessen oder einfacher berechnet werden. Dazu gibt es eine Formel nach Harris und Benedict, eine vereinfachte Faustregel für den Grundumsatz lautet: aktuelles Gewicht mal – je nach Alter und Geschlecht – zwischen 20 und 25 Kalorien. Wichtig ist dabei zu wissen, dass das Körpergewicht mit fortschreitendem Alter zunimmt.

Energieumsatz: Der Energieumsatz setzt sich aus Grundumsatz, körperlicher Aktivität, Wärmebildung nach dem Essen und optional aus Wärmeregulation und Stressenergie zusammen. Er variiert je nach Ausprägung der genannten Faktoren – so braucht ein Tour-de-France-Athlet pro Tag 5000 bis 7000 Kalorien, ein Büroangestellter sicher nicht wesentlich mehr als seinen Grundumsatz.

Kapitel 8

Tricks und Tipps während der Diät

Schwangere Kerle:
Warum die HCG-Diät auch (und gerade)
bei Männern gut funktioniert

Sicherlich sind manche Männer zunächst von dem Gedanken abgeschreckt, Hormone einer schwangeren Frau zu sich zu nehmen. Im Extremfall befürchten sie eine »Verweiblichung« ihres Körpers, haben Angst, dass ihnen ein Busen wächst oder ihre Stimme höher wird. Diese Befürchtungen sind allesamt unbegründet! Ganz im Gegenteil bewirkt das HCG-Hormon aufgrund seiner Progesteron erhöhenden Eigenschaft einen Anstieg des Testosteron-Levels. Wenn überhaupt, wird ein Mann durch das HCG-Hormon also eher männlicher!

Interessant zu wissen ist es in diesem Zusammenhang vielleicht auch, dass das HCG-Hormon auch (in sehr geringer Prozentzahl) im männlichen Körper vorkommt, also keineswegs ausschließlich »weiblich« ist. Ich konnte zudem beobachten, dass die Diät gerade bei Männern besonders gut anschlägt. Alle Männer, die die Diät bei mir gemacht haben, haben wesentlich schneller und effektiver abgenommen als die Frauen. Möglicherweise liegt dies auch an dem Mehr an Muskelmasse, die der männliche Körper gegenüber dem weiblichen besitzt.

Was tun, wenn der Hunger kommt?

Sollten während der HCG-Diät doch einmal Hungergefühle aufkommen, empfehle ich, viel zu trinken. Am besten warme Kräutertees, Aufgüsse mit frischer Minze, Thymian, klein gehackter Ingwerwurzel oder frischen Salbeiblättern. Auch heiße Zitrone, also heißes Wasser mit etwas frisch gepresstem Zitronensaft, ist wohltuend und erfrischend. Insgesamt sollten Sie täglich etwa 2 Liter Flüssigkeit trinken.

Eine andere Möglichkeit sind Zwischensnacks aus roher Zucchini, Tomate, Gurke, Kohlrabi oder Möhre. Sie lassen sich mit etwas Meersalz, Kräutern und Pfeffer wunderbar und schmackhaft würzen. Wichtig ist hierbei, das Gemüse möglichst lange zu kauen, da es so erstens besser verstoffwechselt werden kann – und sich zweitens auf diese Weise schneller bzw. auch bei kleinerer Menge ein Sättigungsgefühl einstellt. Auch ein geraspelter Salat aus Weißkohlblättern mit etwas Zitrone und Salz ist vitaminreich, kalorienarm und sättigend. Zum Ablenken und um den Stoffwechsel zu stimulieren, empfehle ich, moderat Sport zu treiben.

Brotersatz: Leckere und gesunde Alternativen

Von meinen Patienten habe ich oft gehört, dass es als schwierig empfunden wird, auf das gewohnte Frühstücksbrot oder -brötchen zu verzichten. Da besonders Weißbrot aus unraffinierten Kohlenhydraten besteht, ist Brot aber leider tabu. Alternativ kann man sich allerdings eine Art Brotersatz backen. Wichtig: Wer diese Art Frühstücksersatz zu sich nehmen möchte, muss die entsprechende Kalorienzahl dann vom Mittag- und Abendessen abziehen bzw. eine andere Mahlzeit dafür ausfallen lassen (siehe Kapitel 12, Seite 172,»Ideen fürs Frühstück«)!

Folgende Alternativen zu Brot bieten sich an:

- **Zucchini-Pflanzerl:** Dazu Zucchini waschen, abtrocknen und klein raspeln. In einer Schüssel mit 1 Ei vermengen, salzen und pfeffern. Zu Fladen formen, auf Backpapier setzen und im Ofen bei 200°C 20 Minuten backen.
- **Linsen-Pflanzerl:** 1 Handvoll Linsen kochen, abgießen, in einer Schüssel mit 1 Ei vermengen, pfeffern und salzen. Zu Fladen formen, auf Backpapier setzen und im Ofen bei 200°C 20 Minuten backen.
- **Kräuterseitling-Pflanzerl:** 3 mittelgroße Kräuterseitlinge waschen, trocken tupfen und klein hacken. In einer Schüssel mit 1 Ei verquirlen, salzen und pfeffern. Zu Fladen formen, auf Backpapier setzen und im Ofen bei 200°C 20 Minuten backen.

Die so entstandenen »Brote« können Sie nach Belieben mit magerem Kochschinken, Putenbrust, Bündner Fleisch, Magerquark, frischen Tomaten oder Gurkenscheiben belegen.

Die sechs besten Diät-Pusher

1 Viel trinken! Eine hohe Flüssigkeitsaufnahme (mindestens 2 Liter pro Tag)»reinigt« den Körper im besten Sinne.

2 Gemäßigter, nicht total auspowernder Sport. Spaziergänge, Massagen, alles, was das Gespür für den eigenen Körper und dessen Wohlbefinden hebt.

3 Ablenkung in Form von guten Büchern, Kinobesuchen, Gesprächen mit Freunden oder kulturellen Genüssen in Form von Ausstellungen, Konzerten, Theatervorstellungen etc.

4 Erfolgserlebnisse auf der Waage: Nichts ist motivierender und fördernder für das Selbstbewusstsein als die Erfahrung, dass

die Diät anschlägt. Besonders »pushend« ist es auch, sich zum Beispiel vorzustellen, welche Kleidungsstücke man mit der neuen Figur wieder tragen können wird, was man unternehmen wird etc.

5 Tee aus frischem Ingwer oder frisch gepresster Zitrone: Reinigt das Blut und kurbelt die Fettverbrennung an.

6 Die Gerichte des Rezeptteils mit frischem Knoblauch, klein geschnittenen Chilischoten oder Zwiebeln würzen. Diese natürlichen »Geschmacksverstärker« enthalten besonders viele ätherische Öle, die den Stoffwechsel und damit die Fettverbrennung anregen.

Acht Dos und Dont's

1 Kein Fett von außen! Laut Dr. Simeons ist es nicht ratsam, während der Diät fetthaltige Gesichts- oder Körpercremes zu verwenden, da diese über die Haut absorbiert werden und die Gewichtsreduzierung stören könnten. Seiner Beobachtung nach ist diese Art ungewollter Fettaufnahme genauso fatal, wie wenn man die enthaltenen Fettmengen essen würde. Dr. Simeons und sein Team haben die Erfahrung gemacht, dass Personen, die beruflich mit organischen Fetten umgehen müssen (Angestellte in Schönheitssalons, Kosmetikstudios, Masseure, Metzger etc.), einen auffällig geringeren Gewichtsverlust zeigten als andere Patienten. Da die wenigsten Menschen heutzutage stark fetthaltige Cremes verwenden, ist dieser Punkt relativ zu vernachlässigen. Die Verwendung von modernen Feuchtigkeit spendenden Lotionen halte ich nicht für diätrelevant.

2 Nicht weniger als 500 Kalorien pro Tag zu sich nehmen! Die Kaloriengrenze von 500 Kalorien am Tag aus Ehrgeizgründen zu unterschreiten in der Hoffnung, dadurch noch stärker abzunehmen, ist kontraproduktiv und gesundheitsgefährdend! Der Körper benötigt für einen gut funktionierenden Stoffwechsel

ein Mindestmaß an Kalorien – dieses zu unterschreiten würde nur zu Schwächung führen und die Gefahr einer katabolen, also muskelabbauenden Reaktion erhöhen, die wiederum einen Jo-Jo-Effekt nach sich ziehen kann.

3 Keinen Alkohol trinken! Alkohol enthält erstens viele Kohlenhydrate, die zweitens vom Körper in Zucker umgewandelt werden und dadurch den Insulinspiegel heben. Die Folge: Heißhungerattacken und eine gravierende Störung der diätischen Stoffwechsel-Umstellung.

4 Nur ein Stück Obst essen! Ein Stück mindersüßes Obst pro Tag wie Apfel oder Orange ist kein Problem. Sehr süßes, kalorienhaltiges Obst wie Bananen, Ananas oder Pfirsiche dagegen enthält viel Zucker. Zucker treibt den Insulinspiegel hoch – die Folge ist Heißhunger und eine Störung des diätischen Stoffwechsels.

5 Keine Sünden: So bitter es auch ist – es sind weder ein »winzig kleiner Keks« noch ein »Stückchen« Schokolade, noch ein »Bierchen« erlaubt! Denn: Wenn die Diät durch diese »kleinen Sünden« auf 800 Kalorien pro Tag erhöht wird, sinkt der Gewichtsverlust! Die Erhöhung der Kaloriengrenze in Richtung Normalniveau birgt zudem die Gefahr, dass die Wirkung des HCG-Hormons entgegengesetzt verläuft, weil größere Kalorienmengen zusätzlich zur HCG-Gabe eine vermehrte Fettspeicherung bewirken.

6 Übersteigerte Erwartungen vermeiden! Wer sich eine unrealistisch hohe Gewichtsabnahme erhofft, wird von der Diät zwangsläufig enttäuscht sein – und nichts ist demotivierender als enttäuschte Hoffnungen. Deshalb: Ein Gewichtsverlust von 6 bis 10 Prozent des Ausgangsgewichtes ist realistisch zu erreichen.

7 Möglichst wenig Stress! Es ist sehr ratsam, die Diät in eine beruflich und privat möglichst stressfreie Phase zu legen. Es gilt: je entspannter, desto dünner.

8 Mäßig Sport treiben und gelegentliche Saunagänge haben einen zusätzlich positiven Effekt während der Diät.

Wege aus der Lust nach Süßem

Vielen Patienten fällt es schwer, die Finger von der Gummibärchen-Tüte, der leckeren Eiscreme oder der geliebten Schokolade zu lassen. Der Trick, einen Süßigkeiten-Turkey zu umgehen, besteht darin, den Blutzuckerspiegel erst gar nicht ansteigen zu lassen. Auf diese Weise kann ein dadurch entstehendes Hungergefühl nicht mit der Lust auf Zucker verwechselt werden. Einen Anstieg des Blutzuckerspiegels vermeidet man am besten durch regelmäßige Mahlzeiten plus Gemüse-Zwischensnacks. Wird die Lust auf Süßes dennoch zu groß, empfehle ich einen halben Apfel oder eine rohe Karotte zu essen und viel zu trinken. In der Regel verschwindet der Süßigkeiten-Jieper während der Diät nach etwa drei bis vier Tagen.

HCG im Restaurant und im Urlaub

Innerhalb der einmonatigen Diät kann es natürlich vorkommen, dass eine Restauranteinladung unumgänglich ist. Um die Diät dadurch nicht zu gefährden, empfiehlt es sich auch hier, Salat ohne Dressing (Bitten Sie den Keller stattdessen um frisch gepressten Zitronensaft.), blanchiertes Gemüse, gegrillten Fisch oder mageres, gegrilltes oder gekochtes Fleisch mit Zitrone und Kräutern zu bestellen. Die Kalorienzahl der bestellten Gerichte lässt sich gut an vergleichbaren Gerichten aus dem Rezeptkapitel (Kapitel 12, siehe Seite 169) ermessen. Sollte man doch versehentlich in die Fett- oder Kalorienfalle gerutscht sein, ist es wichtig dabei zu wissen, dass nur ein »Fehltritt-Tag« den Diäterfolg insgesamt um zwei bis drei Tage zurückwirft.

Kapitel 9

Protokolle, Fallgeschichten und Erfahrungsberichte

aus der Praxis Dr. Meier

Der Selbstversuch

Bevor ich die HCG-Diät in meiner Praxis angeboten habe, habe ich sie zunächst im Selbstversuch getestet: Im Februar 2012 wog ich 74 Kilogramm bei 173 Zentimeter Körpergröße. Ich begann am 3. Februar morgens um 7 Uhr mit der ersten HCG-Gabe per Injektion, ließ die »Fressorgie« der zwei »Loading Days« zu Beginn der Diät aus und habe ganz normal gegessen. An Tag 3 startete ich mit der 500-Kalorien-Diät. In den folgenden 27 Tagen, in denen ich mir täglich morgens um 7 Uhr eine Injektion gab, und den darauffolgenden drei Stabilisierungswochen habe ich insgesamt 11 Kilogramm abgenommen. Am 25. März 2012 betrug mein Gewicht 63 Kilo. Ich hatte während der gesamten Diätzeit nicht die geringsten Beschwerden und war, obwohl es mir als Wienerin im dunklen, kalten norddeutschen Winterhalbjahr bislang immer etwas schwergefallen war, gut gelaunt zu bleiben, bester Stimmung. Ich war sehr aktiv und absolut leistungsfähig, ging viermal die Woche schwimmen – statt meiner üblichen 800 Meter allerdings vorsichtshalber nur 400 Meter.

Während der 30-HCG-plus-Diät-Tage betrieb ich akribische Selbstbeobachtung, konnte aber tatsächlich keine körperlichen oder negativen psychischen Beeinträchtigungen feststellen. Ich litt nicht unter Hungergefühlen und freute mich auf die Mahlzeiten, deren Portionierung für mich absolut ausreichend war. Durch die Diät stellte sich allerdings mein Essverhalten um: Ich aß deutlich langsamer, kaute öfter und gewöhnte mir an, nicht mehr weiterzuessen, sobald ich oder kurz bevor ich satt war. Auch mein Geschmackserleben veränderte sich: Ich war heißhungrig auf gesunde Nahrungsmittel und hatte deshalb ein großes Bedürfnis nach purem, naturbelassenem Essen wie Salat, frischem Gemüse oder gegrilltem Fisch, die ich als neue Geschmacksträger erlebt hatte. Um Burger, Döner und Pizza machte ich einen großen Bogen. Zucker kam mir ungeheuer, geradezu absurd süß vor. Seitdem halte ich mein Gewicht zwischen 63 und 65 Kilogramm.

Die Patienten, die ich in den nachfolgenden drei Jahren bis heute bei der Diät begleiten und betreuen durfte, berichteten und erlebten Folgendes:

Frau, 44 Jahre alt, Familienmanagerin, 178 Zentimeter groß, Ausgangsgewicht 128 Kilogramm

Die Patientin trieb kaum Sport, war Raucherin, beschrieb sich als Genießerin, ging oft und kalorienreich essen und trank dazu gerne mal ein Glas guten Wein. Sie absolvierte die HCG-Spritzenkur und hatte nach sechs Wochen 19 Kilogramm abgenommen. Ihr Gewicht lag nach der Diät bei 109 Kilogramm.

Weil sie sich während der Diät kaum sportlich betätigt hat, wurde ihre Haut aufgrund des starken Gewichtsverlustes an manchen Stellen etwas schlapper. Durch Sport hätte sie diese Begleiterscheinung, die sich bei ihr nach ein paar weiteren Wochen sportlicher Aktivität verbessert hatte, vermeiden können. Während der gesamten Diät war die Patientin voll leistungsfähig und gut gelaunt. Sie hatte keine Hungergefühle, und es fiel ihr nicht schwer, mit der in ihrem Fall auf 600 Kalorien/Tag erhöhten Diät auszukommen.

Mann, 38 Jahre alt, Angestellter, 180 Zentimeter groß, Ausgangsgewicht 97 Kilogramm

Der Patient trieb regelmäßig Sport (Jogging und Gerätetraining im Fitnessstudio), war Nichtraucher und trank kaum Alkohol. Er absolvierte die HCG-Spritzenkur ohne die beiden vorausgehenden »Loading Days« und nahm innerhalb von vier Wochen 16 Kilogramm ab, dabei behielt er sein Sportpensum beinahe so bei wie vorher. Nach der Diät lag sein Gewicht bei 81 Kilogramm.

Die ersten beiden Tage waren nach seiner Aussage vom Hungergefühl her »hart«, aber dann hatte er keine weiteren Probleme mit der Diät. In der Stabilisierungsphase nach der Diät erhöhte er seine aufgenommene Kalorienanzahl täglich um 100 Kalorien, bis er bei 2200 Kalorien pro Tag stoppte – seiner künftigen täglichen Kaloriengrenze. Schon während der Stabilisierungsphase nahm er wieder hochwertige Öle mit ungesättigten Fettsäuren, Kartoffeln und Vollkornbrot zu sich. Er hatte keine Hungerattacken und konnte sein neues Gewicht dauerhaft halten. Wenn er an einem Tag mal etwas zu viel gegessen hatte, aß er am Tag darauf einfach weniger.

Frau, 25 Jahre alt, Studentin, 174 Zentimeter groß, Ausgangsgewicht 121 Kilogramm

Die Patientin hatte schon diverse Diäten hinter sich und trieb keinen Sport. Sie hatte sich selbst seit längerer Zeit eine Dauerkalorienreduktion verordnet, dabei aber kaum abgenommen. Sie begann die HCG-Spritzenkur, litt wegen des Zuckerentzuges anfangs unter Kopfschmerzen, nahm aber innerhalb von zehn Tagen 4 Kilogramm ab.

Da sich bei ihr (vermutlich weil sie die Antibabypille einnahm) weder eine Stimmungsaufhellung eingestellt hatte noch das Hungergefühl geschwunden war, aß sie im Urlaub nicht diätkonform, sprich zu reichhaltig. Ihre Gewichtsabnahme stagnierte und sie brach die Diät ab. Durch die fetthaltige Nahrung wurde die sättigende Eigenfettverbrennung verhindert und der Stoffwechsel irritiert. So konnte das System der Diät nicht funktionieren.

Frau, 45 Jahre alt, Angestellte, 168 Zentimeter groß, Ausgangsgewicht 66 Kilogramm

Die Patientin war sportlich, ernährte sich gesundheitsbewusst, war Nichtraucherin und trank selten Alkohol. Sie absolvierte die HCG-Diät mit homöopathischen Globuli, von denen sie einzig am Vorabend der Diät 5 Kügelchen vor dem Schlafen unter der Zunge zergehen ließ und danach ganz ohne Globuli-Unterstützung weitermachen wollte. Sie aß sehr viel in frischer Tomatensoße und Knoblauch erhitztes Gemüse, nahm zu den Hauptmahlzeiten oft zusätzlich noch ein Ei zu sich und briet die Fleisch- und Fisch-Einheiten in einer beschichteten Pfanne mit Mineralwasser.

Sie nahm ca. 800 Kalorien am Tag zu sich und hatte wegen der gesunden, vitalstoffreichen Ernährung kaum Hunger. Sie fühlte sich jedoch oft etwas müde und schlapp und verzichtete deshalb auf ihre Sporteinheiten. Wenn sie zwischen den Mahlzeiten Appetit bekam, bereitete sie sich Rohkostteller aus Kohlrabi, Zucchini, Gurke, Tomaten oder Karotten zu. Sie machte die erstaunliche Erfahrung, dass in der Vergangenheit nicht der Hunger sie zum Essen brachte – sondern die Gewohnheit. Nach vier

Wochen hatte sie ihr Gewicht um 4 Kilogramm reduziert. Nach der Diät nahm sie weiterhin wenig tierisches Fett und wenig Süßigkeiten zu sich, verwendete Zucker, trank keine Softdrinks, dafür aber 2 bis 3 Liter Tee oder Wasser pro Tag. Sie fixierte ihr Kalorienlimit auf maximal 1600 Kalorien am Tag bei drei Sporteinheiten pro Woche.

Frau, 26 Jahre, Angestellte, 172 Zentimeter groß, Ausgangsgewicht 70 Kilogramm

Die Patientin trieb selten Sport, ernährte sich durchschnittlich, jedoch relativ kohlenhydratlastig und hatte schon einige Diäten hinter sich. Sie absolvierte die Spritzenkur und verlor innerhalb der vier Wochen 8 Kilogramm Gewicht. Sie fühlte sich in den ersten Diättagen gut, aber körperlich schwächer als gewohnt. Es fiel ihr schwer, auf ein Frühstück zu verzichten, deshalb aß sie vormittags viel Rohkost in Form von Rettich, Gurken oder Tomaten. Ihr Hungergefühl hielt sich in Grenzen und schwächte sich zusehends ab.

Durch die Diät hatte sich ihr Stoffwechsel dauerhaft umgestellt, und sie konnte ihr Gewicht von 62 Kilogramm bei 1700 Kalorien (aufgeteilt auf drei Mahlzeiten à ca. 570 Kalorien pro Tag) mit mäßigem, aber regelmäßigem Sport halten. Das Aufsplitten in drei länger anhaltend sättigende Portionen war wichtig, weil sie auf diese Weise unnötige Zwischenmahlzeiten und Naschereien vermeiden konnte, die ihren Insulinspiegel hochgetrieben und die Fettverbrennung gestoppt hätten. Sie gestattete sich eine Rippe Schokolade (von einer 100-Gramm-Tafel) pro Tag, verzichtete aber auf Softgetränke wie Orangensaft, Apfelsaft oder Cola.

Mann, 55 Jahre, selbstständig, 178 Zentimeter groß, Ausgangsgewicht 88 Kilogramm

Der Patient klagte über Stimmungs- und Blutdruckschwankungen und nahm Medikamente gegen hohen Blutdruck, Stimmungsschwankungen und hohe Blutfettwerte ein. Er absolvierte die Spritzenkur, und schon nach einer Woche ging es ihm so hervorragend, dass er keine Blutdrucktabletten und Stimmungsaufheller mehr brauchte. Nach eigenen Aussagen fühlte er sich »wie 25«. Die HCG-Diät deckte bei ihm einen Progesteron- und Testosteron-Mangel auf – und regulierte diesen, da die Progesteron- und Testosteron-Produktion durch das HCG-Hormon angeregt und gesteigert wurde. In den vier Diätwochen verlor er insgesamt 6 Kilogramm und wog am Ende der Diät 82 Kilogramm.

Kapitel 10

Wieso, weshalb, warum – FAQs

Im Folgenden habe ich für Sie die häufigsten Fragen rund um die HCG-plus-Diät zusammengestellt.

Die HCG-Begleitdiät ist bewusst proteinlastig – aber ist so viel Eiweiß nicht ungesund?

Die allgemeine medizinische Empfehlung für die tägliche Eiweißzufuhr liegt bei 0,8 bis maximal 1,6 Gramm Eiweiß pro Kilogramm Körpergewicht. Eine 170 Zentimeter große Frau, die 70 Kilogramm wiegt, darf also täglich bis zu 112 Gramm Eiweiß zu sich nehmen. Diese Menge ist beispielsweise enthalten in 650 Gramm Kabeljaufilet, 550 Gramm Putenbrust- oder Rinderfilet oder, sage und schreibe, in 2000 (!) Gramm entrahmtem Joghurt (0,1 Prozent Fett). Eine ganze Menge also. Da die medizinisch empfohlene tägliche Eiweißmenge mit meinen Rezepten für die HCG-Begleitdiät nicht überschritten wird, ist die Gefahr einer überhöhten Eiweißaufnahme ausgeschlossen.

Eine zu hohe Eiweißaufnahme kommt so gut wie nie vor, da außer Extremsportlern und Bodybuildern kaum ein Mensch zu viel Eiweiß konsumiert. Was jedoch weitgehend unbekannt ist:

Umgekehrt nehmen – vor allem ältere – Menschen häufig zu wenig Eiweiß zu sich! Dies dokumentiert sich, rein äußerlich, unter Umständen in einem schlechten Hautbild, brüchigen Nägeln und stumpfem Haar, da all diese Körperteile aus Eiweißen gebildet werden. Gerade Menschen, die sich eher kohlenhydratlastig (viel Pasta, Pizza, Weißmehl) und eiweißarm ernähren, werden deshalb erstaunt sein, wie frisch und gesund sie durch die HCG-Diät aussehen werden.

Droht nach einer gewissen Zeit ein Eiweißschock?

Nein, denn aus medizinischer Sicht gibt es gar keinen Eiweißschock. Das sogenannte Ammenmärchen des »Eiweißschocks«, unter dem Scampi-Genießer oder Austern-Fans plötzlich zusammenbrechen, beschreibt nichts anderes als eine allergische Reaktion auf das Eiweiß der Meeresfrüchte.

Wie bei allen Lebensmittelallergien können auch durch Fische, Scampi, Krabben, Hummer, Krebse und Muscheln heftige Reaktionen ausgelöst werden, die Hautausschläge wie rote Flecken und Quaddeln, Schwellungen des Mund- und Rachenraums bis hin zum anaphylaktischen Schock (der von Laien dann fälschlicherweise als Eiweißschock deklariert wird) hervorrufen können.

Wird der Körper durch die permanente Eiweißzufuhr nicht übersäuert?

Nein. Nur bei einer zu fleischlastigen und gleichzeitig zuckerreichen Mangelernährung kann es zu einem Ungleichgewicht des körpereigenen Säure-Basen-Spiegels bzw. zu einer Übersäuerung des Organismus kommen – allerdings nur, wenn man (ergänzend zum Eiweiß) kaum zusätzliche Vitalstoffe (Vitamine, Mineralien, Enzyme, unraffinierte Kohlenhydrate) zu sich nimmt. In den Rezepten meiner basisch dominierten HCG-Begleitdiät wird die Eiweißaufnahme durch die großem Gemüse- und Salatrationen ausgeglichen und der Säure-Basen-Spiegel dadurch reguliert, selbst wenn er vorher im Ungleichgewicht war. Überschüssiges Eiweiß, das der Körper nicht benötigt oder verbrauchen kann, scheidet der gesunde Körper einfach durch den Urin wieder aus. Das Eiweiß wird zunächst in der Leber zu Harnstoff abgebaut. Dabei werden Hydrogencarbonat und Ammonium verbraucht, was zu einem Säure/Basen-Ungleichgewicht mit Überschuss von Säuren führt. Der Harnstoff wird über die Nieren ausgeschieden. Nieren und Lunge sind die großen Puffersysteme und können die weitere Säureausscheidung an den Bedarf des Körpers anpassen, verbrauchen dabei aber vermehrt basische Spurenelemente, die u.a. dem Knochen entzogen werden. Damit die Nieren optimal arbeiten können, ist es wichtig, täglich mindestens zwei Liter Flüssigkeit in Form von Wasser oder Tees zu trinken.

Kann man die HCG-Diät auch selbst, also ohne ärztliche Aufsicht, durchführen?

Davon rate ich dringend ab! Obwohl meine Patienten sich die Injektionen nach gründlicher Einweisung selbst setzen können, halte ich eine ärztliche Begleitung während der Laufzeit der Diät (auch bei der Globuli- oder Tropfen-Variante) für wichtig und unerlässlich. Ich stehe meinen Patienten während der Diät durchgehend für Fragen und Probleme zur Verfügung und rufe sie explizit dazu auf, jegliche »Adverse Drug Reactions«, also Nebenwirkungen oder Reaktionen, unbedingt und sofort an mich zu melden. Die HCG-Gabe per Injektion erfolgt ohnehin nur unter ärztlicher Begleitung – inklusive eingehender vorausgegangener Anamnese und Untersuchung. Die Globuli oder Tropfen der homöopathischen Variante sind theoretisch auch auf eigene Verantwortung ohne ärztliche Betreuung einzunehmen, da sie über das Internet oder in der Apotheke rezeptfrei erhältlich sind.

**Ist es nötig, während der Diät Nahrungsergänzungs-
mittel einzunehmen, um Mangelerscheinungen zu
vermeiden?**
Nein, die Einnahme von Nahrungsergänzungsmitteln wie Vita-
min- oder Mineralstofftabletten ist nicht nötig, da die Rezept-
zusammenstellung meiner Begleitdiät in puncto Vitaminen, Spurenelementen, Mineralstoffen und Aminosäuren absolut ausgeglichen ist und dadurch einen Mangel an Vitalstoffen ausschließt.
Ausnahme: Vitamin D, bei dem gerade im Norden allgemein eine
Mangelversorgung der Bevölkerung besteht.

Gegen die Algen-Tabletten Spirulina oder Chlorella aus biolo-
gischem Anbau ist nichts einzuwenden. Sie enthalten viele essenzielle Aminosäuren, Vitamine und Vitalstoffe, sind natürlich und
schaden nicht. Auch bestimmte Enzympräparate in Kombination
mit Zink sind durchaus eine sinnvolle Ergänzung, da es dadurch
zu einer Verbesserung des Immunsystems kommen kann.

Zu empfehlen sind Traubenkern-Produkte. Sie enthalten extrem viele oligomere Proanthocyanidine (OPC), die äußerst wirksam gegen faltenbildende freie Radikale sind und die Hautzellen
vor Umwelteinflüssen schützen.

**Ist der Zucker in den Globuli nicht kontraproduktiv für
die zuckerfreie HCG-Diät?**
Nein, da die Globuli Zucker nur in einer absolut zu vernachlässi-
genden Menge enthalten.

**Fördert das HCG-Hormon tatsächlich die Bildung von
Tumoren?**
Nein, das halte ich für eine bewusst Angst schürende Legende.
Im Organismus schwangerer Frauen kommt das HCG-Hormon
in hunderttausendfach höherer Konzentration vor, als es zur
HCG-Diät verabreicht wird – und zum Glück (und zum Beweis)

gibt es keine Erhebungen, die die absurde Behauptung aufstellen würden, dass schwangere Frauen verstärkt zu Tumorbildungen neigen, dass eine Schwangerschaft also potenziell krebserregend sei. Das Gegenteil ist der Fall: Das HCG-Hormon hat oftmals eine vitalisierende Auswirkung auf das Gesamtbefinden.

Werden Männer durch das Hormon »verweiblicht«?

Nein. Das HCG-Hormon »vermännlicht« weder Frauen, noch »feminisiert« es Männer. Da es die Schilddrüse stimuliert und dadurch die Hormonproduktion anregt, kommt es im Gegenteil zur verstärkten Testosteronbildung. Männer werden bei der Diät also eher noch männlicher, bei Frauen sorgt das Testosteron für eine positive psychische Grundstimmung.

Woher stammt das HCG-Hormon?

Das HCG-Hormon wird nicht chemisch hergestellt, sondern aus dem Urin schwangerer Frauen extrahiert. Es handelt sich somit – sowohl bei den Spritzen als auch bei den Globuli – um bioidentisches und absolut natürliches Hormon. Wobei homöopathische Arzneien nach medizinischer Wirksamkeit auch nur mehr die »Information« des Arzneistoffes enthalten.

Dürfen auch Vegetarier und Veganer die HCG-plus-Diät machen?

Auf jeden Fall! Vegetarier ersetzen dabei die Fleisch- und Fischrationen durch Tofu, Seitan, Pilze oder fettarme, eiweißreiche Milchprodukte wie zum Beispiel Harzer Käse oder Magerquark.

Veganer müssen zwar die zu fettreichen Nüsse vom Speiseplan streichen, können die nötigen Proteine aber aus Sojamilch, Tofu und Seitan beziehen. Seitan liefert sogar noch mehr Eiweiß als Fleisch, weil es aus reinem Weizeneiweiß besteht. Lediglich bei Glutenintoleranz (Zöliakie) darf kein Seitan gegessen werden.

Auch Pilze wie Kräuterseitlinge oder Shiitake-Pilze enthalten viel Eiweiß. Ich rate Veganern aber zur zusätzlichen Einnahme von Vitamin B12 während der Diät.

Muss man den Salzkonsum während der Diät einschränken?

Nein. Salz enthält wichtige Mineralstoffe und darf man wie gewohnt verwenden, da während der Diät mindestens zwei Liter Flüssigkeit pro Tag getrunken werden sollen. Salz beeinflusst in keiner Weise den regelmäßigen Verlust von Fett.

Darf man während der Diät Alkohol trinken?

Kurze Antwort: Nein, auf keinen Fall! Alkohol enthält meist auch viel Zucker bzw. Kohlenhydrate und wirkt dadurch extrem kontraproduktiv auf die Stoffwechselabläufe innerhalb der Diät. Die gesunde Ernährung durch die Begleitdiät scheint zudem eine instinktive Abwehr gegen solcherlei »Genussgifte« hervorzurufen: Viele Diätler berichten von einer starken Abneigung gegenüber alkoholischen Getränken während der Diät.

Können durch die Gabe des Hormons unerwünschte Nebenwirkungen auftreten?

In seltenen Fällen wurde in der medizinischen Literatur von Nebenwirkungen berichtet. In meiner Praxis konnte ich diese allerdings nicht bestätigen – und auch die Schweizer Medizinerin Trudy Vogt, ehemalige Leiterin der Bellevue-Klinik in Zürich, hatte bei der jahrzehntelangen Arbeit mit über 18 000 Patienten kaum Beschwerden zu verzeichnen.

Als mögliche, sehr seltene Nebenwirkungen wurden allergische Reaktionen (wie Ausschlag, Fieber, Schwellungen) und lokale Reaktionen an der Injektionsstelle (blaue Flecken, Rötungen, Schmerzen, Schwellungen, Juckreiz) aufgelistet. Öfter kann es während der ersten Diättage durch die verminderte Kalorienaufnahme zu leichter Übelkeit, Kopfschmerzen und Schwindel kommen. Diese Symptome verflüchtigen sich allerdings nach ein paar Tagen schnell wieder.

Bis zu welchem Adipositas-Grad wirkt die Diät?

Die HCG-Diät hat eine sehr effiziente Wirkung bis zu Präadipositas (bis BMI 29,9), bei der meist nur ein Lifestyle-Problem dahintersteckt. Gerade bei höheren, zunehmend krankhaften Adipositasgraden ist eine Gewichtsabnahme aber noch viel wichtiger. Diese Patienten sind durch die Diät auch gut, aber deutlich schwieriger zu behandeln, weil oftmals eine langfristige psychologische Zusatzbetreuung nötig ist und bei solchem Übergewicht nur eine Diät meist nicht ausreicht – bis zur Wiederholung der Diät sollten aber mindestens sechs Monate vergehen. Ich habe bei meinen adipösen Patienten, die kein Idealgewicht erreicht haben, festgestellt, dass zumindest die erfolgte Gewichtsabnahme gut gehalten werden konnte und es zu keiner erneuten Gewichtszunahme kam. Das heißt, der Erfolg ist oft nur durch eine intensive Langzeitbetreuung mit mehreren Kuren möglich. Es gibt aber auch Patienten, die nach einer »Initialzündung«, also einer z.B. auf 40 bis 50 Tage verlängerten Diät 20 Prozent des Ausgangsgewichts verlieren und dann derart motiviert sind, dass sie mit weiterer regelmäßiger Betreuung den Gewichtsverlust bis zum Idealgewicht ohne HCG über einen längeren Zeitraum von ein bis zwei Jahren schaffen. Einige haben allerdings auch nach wenigen Tagen abgebrochen, da sich die von der Kur erhofften positiven Effekte wie fehlendes Hungergefühl nicht eingestellt haben. Oft waren zusätzlich starke psychische Probleme vorhanden, die nicht aufgefangen werden konnten, was natürlich das Durchhalten erschwert – ich führe das weiterhin bestehende Hungergefühl auf die (bei manchen adipösen Menschen bestehende)

Leptinresistenz zurück. Bei diesen Patienten sind alle Konzepte einer Gewichtsabnahme sehr schwierig. Grundsätzlich wäre die durch die Diät propagierte Ernährungsumstellung aber für jeden Adipositasgrad ideal und empfehlenswert.

Gibt es Altersbeschränkungen?

Ich würde die Diät nicht unter 18 Jahren empfehlen. Nach oben hin gibt es altermäßig keine Grenzen, Voraussetzung ist aber körperliche und geistige Fitness.

Dürfen auch starke Raucher die Diät machen?

Ja. Nikotin hat keinen Einfluss auf die Wirkung des HCG-Hormons. Zudem profitieren starke Raucher auch von der Verbesserung des Stoffwechsels und damit des Gesundheitszustandes.

Können Alkoholiker die Diät machen?

Das halte ich für schwierig, da die Diät in dem Fall gleichzeitig ein Alkoholentzug wäre. Hier wäre zunächst eine stationäre Entzugsbehandlung nötig.

Sind Spritzen wirksamer als homöopathische Tropfen oder Globuli?

Das hängt vom Glauben ab. Bei den Spritzen wird tatsächlich das Hormon in seiner ursprünglichen, natürlichen Form injiziert. Bei den homöopathischen Tropfen oder Globuli ist nur noch die Information des HCG-Hormons enthalten.

Wird es durch die schnelle und hohe Gewichtsabnahme zu den typischen Diät-Hautlappen kommen?

Selbst bei der in meiner Praxis bislang verzeichneten höchsten Gewichtsabnahme von 17 Kilogramm innerhalb von vier Wochen bei einem jungen Mann haben sich keinerlei Hautlappen gebildet. Allgemein sorgt die HCG-Diät für ein straffes, glattes Hautbild. Wer jedoch davor Angst hat, dem rate ich zu Sport. Bei ausgeprägter Adipositas wird es bei größerem Gewichtsverlust, der zwar nur mit mehreren Diäten über einen längeren Zeitraum erreicht werden kann, natürlich zur Hautlappenbildung kommen, da die Haut nur eine gewisse Rückbildungsfähigkeit hat. Eine korrektive Operation ist in diesem Fall meist unumgänglich.

Gibt es Erkrankungen (Diabetes etc.), bei denen die HCG-Diät nicht empfehlenswert ist?

Gerade bei Diabetes Typ 2 ist die Diät wegen der Normalisierung des Blutzuckerspiegels und der Gewichtsreduktion im Gegenteil sogar ratsam und förderlich. Sie führt oft dazu, dass der Patient langfristig wieder von Insulinspritzen auf Tabletten reduziert werden kann oder sogar komplett ohne Medikamente auskommt.

Patienten mit Diabetes Typ 1 müssen während der Diät weiter Insulin spritzen. Durch die Gewichtsabnahme können sie die Dosierung aber nach und nach anpassen.

Nicht empfehlenswert ist die HCG-Diät bei schweren Nierenschäden, schweren psychischen Erkrankungen, Essstörungen, aktiven Tumorerkrankungen oder aktiver Thrombose bzw. Thrombose-Neigung bei Mann oder Frau sowie bei gynäkologischen Problemen wie zum Beispiel großen Eierstockzysten (ovarielle Zysten) oder bei erhöhten Androgenspiegeln wie beim Polyzystischen-Ovar-Syndrom (PCO).

Darf man während der HCG-Diät Sport treiben – oder sollte man sich lieber schonen?

Man soll sogar Sport treiben – allerdings nicht zu anstrengend, sondern eher gemäßigt. Sport ist wichtig, um Gewebeerschlaffung vorzubeugen und die Muskelbildung zu forcieren, da Mus-

keln zusätzlich Kalorien verbrennen. Gerade die schwerpunktmäßig proteinreiche Ernährung fördert den Muskelaufbau, da
Muskeln aus Aminosäuren gebildet werden.

**Ist es besonders effektiv, die vorgegebenen
500 Kalorien pro Tag noch zu unterschreiten?**
Auf keinen Fall! Der Körper benötigt für einen gut funktionierenden Stoffwechsel ein Mindestkalorienmaß und dieses zu unterschreiten würde nur zu Schwächung führen. Darüber hinaus
würde sonst die Gefahr einer katabolen, also muskelabbauenden
Reaktion steigen, welche wiederum einen Jo-Jo-Effekt nach sich
ziehen kann.

Gibt es einen idealen Zeitpunkt für die HCG-Diät?
Generell ist es ratsam, die vier Diätwochen in eine möglichst stressfreie Zeit zu legen, da Stress den Cortisol-Spiegel erhöht, was wiederum zur verstärkten Fetteinlagerung führt – und somit kontraproduktiv ist. Außerdem sollten während der Diätphase keine
Essenseinladungen oder Veranstaltungen anstehen, die verhindern, dass die Diät so durchgeführt werden kann, wie sie durchgeführt werden soll. Bei Frauen empfiehlt es sich zudem, die Diät
direkt nach dem letzten Tag der Periode zu beginnen. Ein späterer
Start ist auch möglich, sollte aber mindestens zehn Tage vor Beginn der nächsten Periode liegen.

**Wie viel Fett aus den bislang »schwer erreichbaren«
Fettreserven wird mein Körper bei der HCG-Diät pro
Tag verbrennen?**
Allgemein mobilisiert der Körper bei einer Diät die eigenen Fett-
reserven. Es hängt vom Ausgangsgewicht und dem dadurch fest-
gelegten täglichen Kalorienbedarf ab, wie viel Kalorien aus dem
Fettgewebe mobilisiert werden. Die Eigenfettverbrennung läuft

mit HCG effizienter ab und liegt zwischen 1000 bis 3000 Kalorien pro Tag. Dadurch wird das Hungergefühl unterbunden.

Verhindert das HCG-Hormon die empfängnisverhütende Wirkung der »Pille«?

Ich empfehle die Pille während der Diät abzusetzen, da ich festgestellt habe, dass die Frauen, die keine Pille nahmen, deutlich bessere Erfolge erzielten als diejenigen, die die Pille weiter eingenommen haben.

Wie oft kann man die Diät wiederholen?

So oft man möchte, allerdings sollte zwischen den einzelnen Diäten ein Abstand von mindestens einem halben Jahr liegen, um den vollen Effekt wieder zu gewährleisten.

Warum bieten so wenige Ärzte in Deutschland die HCG-Diät an?

Offenbar haben sich die Diät und ihre beeindruckende Erfolgsquote in Medizinerkreisen noch nicht weiter herumgesprochen. Mir ist es an dieser Stelle wichtig, nochmals zu betonen, dass das HCG-Hormon das einzige humanidentische (also körpereigene) Hormon ist, das es zurzeit auf dem Markt gibt. Alle anderen Hormone (z.B. Insulin, Östrogene, Testosteron etc.) sind synthetisch bzw. aus tierischen und pflanzlichen Stoffen, Hefen und Bakterien hergestellt, weil die Gewinnung des jeweiligen humanidentischen Hormons einfach nicht möglich ist. Für den menschlichen Organismus bedeutet diese Tatsache einen immensen Unterschied: Ich bin tief überzeugt davon, dass ein körpereigenes Hormon vom Körper erkannt wird und ihm deshalb nicht schadet. Dies gilt, wie bereits an anderer Stelle ausgeführt, auch für Männer, da das HCG-Hormon in geringen Mengen auch im männlichen Körper produziert wird.

Warum ist die Diät nicht viel bekannter?

Dafür habe ich keine Erklärung. Vielleicht liegt es daran, dass nur wenige Ärzte sich für sogenannte »Lifestyle«-Problematiken (inklusive Abnehmprogramme) interessieren, sobald sic eher aus ästhetischen als aus medizinischen Gründen, also für Nichtadipöse, eingesetzt werden. Die Zufriedenheit mit dem eigenen Körper ist jedoch in starkem Maß verantwortlich für eine ausgeglichene Psyche und damit auch für die Gesamtgesundheit essenziell.

Warum dürfen Sie ein nicht für die Gewichtsreduktion zugelassenes Medikament verwenden?

Das ist keine Sonderregelung speziell für mich. Jeder approbierte Arzt verfügt rein juristisch über die sogenannte »Therapiefreiheit« und darf, wenn er es im Zuge einer Therapie für richtig und wichtig hält, ein nicht für eine spezielle Indikation zugelassenes Medikament verwenden bzw. verschreiben, solange es nicht verboten ist und er der Meinung ist, dass es für den Therapieerfolg wichtig ist. Er muss seine Patienten allerdings vorher darüber aufklären, dass das Medikament für den Zweck des Einsatzes nicht zugelassen ist. HCG ist offiziell nicht als Diätmedikament zugelassen, sondern nur als Bestandteil einer Hormontherapie, beispielsweise im Rahmen der Kinderwunschbehandlung oder bei anderen Indikationen wie fehlendem Descensus testis (Absinken der Hoden durch den Leistenkanal bei Jungen) – hier allerdings in weitaus höherer Dosierung (oft mehrfache Gabe von bis zu 10 000 IE).

Nicht für die verwendete Indikation zugelassene Medikamente, die nicht verboten sind und vom Arzt für eine bestimmte Therapie eingesetzt werden, nennt man »Off-label«-Use (siehe Seite 57). In der Kinderkrebsheilkunde gibt es beispielsweise viele Medikamente, die nur »offlabel« verwendet werden, da Studien dazu aus ethischen Gründen nicht erlaubt werden.

Warum wird bei der HCG-Diät angeblich die Haut glatt und frisch?

Da hierzu keine wissenschaftlichen Untersuchungen vorliegen, nahm Dr. Simeons an, dass dies zum einen am HCG-Hormon selbst liegt und zum anderen an der natürlichen Zusammensetzung der Begleitdiät. Die proteinreiche, schad- und zusatzstofffreie Ernährung wirkt sich äußerst positiv auf das Bindegewebe und damit das Hauterscheinungsbild aus: Die durch die Nahrung aufgenommenen Proteine stärken offenbar die Faserproteine Kollagen und Elastin, die für eine frische, elastische und samtige Haut verantwortlich sind. Je weniger Kollagen in der Haut vorhanden ist, umso weniger Feuchtigkeit kann sie speichern. In der Folge trocknet sie aus und wird faltig. HCG wirkt diesem Alterungsprozess entgegen.

Wie pflege ich Körper und Gesichtshaut, wenn ich während der Diät keine fetthaltigen Cremes verwenden soll?

Die meisten Menschen verwenden heutzutage feuchtigkeitsspendende Lotionen und nur selten sehr fetthaltige kosmetische Produkte in großen Mengen. Bei manchen Hauterkrankungen und auch bei sehr trockener Haut sind fettreiche Cremes wichtig, bei diesen Indikationen würde ich sie auch trotz Diät nicht absetzen. Wer den hautglättenden, verjüngenden und straffenden Effekt der HCG-Diät noch verstärken möchte, kann zusätzlich Traubenkernextrakt-Kapseln einnehmen. Traubenkerne enthalten extrem viele oligomere Proanthocyanidine (OPC), die äußerst wirksam gegen faltenbildende freie Radikale sind und die Hautzellen vor Umwelteinflüssen schützen. OPC wirkt gegen freie Radikale 20-fach stärker als Vitamin C und 50-fach stärker als Vitamin E und besitzt eine erstklassige Bindegewebsaffinität, da es instabil gewordenes Kollagen zu »reparieren« vermag.

Eignet sich die Diät auch für Tiere – zum Beispiel für einen sehr dicken Hund?

Wie mittlerweile bekannt ist, wirkt Homöopathie nachweislich auch bei Tieren (z.b. Hunden, Pferden, Katzen etc.). Allerdings müsste man für eine veterinärmedizinische HCG-Behandlung mit Globuli die Chorion-Gonadotropin-Information der entsprechenden Spezies gewinnen und darf nicht menschliches HCG-Hormon verwenden. Genauso wird es sich mit den HCG-Injektionen mit humanidentischem Hormon verhalten: Auch sie werden von tierischen Organismen vermutlich nicht oder nicht richtig angenommen. Hierzu fehlen bislang medizinische Erfahrungswerte.

Wie viel Gewicht verliert man während der Diät im Schnitt?

Beeindruckend viel! In der Regel verlieren Patienten 6 bis 10 Prozent ihres Ausgangsgewichts im Zeitraum von 30 Tagen (siehe Seite 20f.). Der tägliche Gewichtsverlust liegt zwischen 200 und 1000 Gramm.

Ist man während der Diät fit und belastbar, kann man also arbeiten, reisen, Termine wahrnehmen etc. – oder sollte man die Diät eher in eine Urlaubsphase legen?

Fast alle meiner Patienten (und auch ich selbst) waren während der Diät sehr leistungsfähig und größtenteils sogar besser gelaunt als gewohnt. Man ist also voll belastbar. Den Arbeitsalltag beizubehalten ist sogar gut, denn Beschäftigung lenkt ab. Sport empfehle ich ausdrücklich, um zusätzlich einen Muskelerhalt bzw. -aufbau zu erzielen und die Körperstraffung zu verbessern.

Da ich voll berufstätig bin, kann ich mir keine Mittagsmahlzeit kochen. Was tun?

Hier empfiehlt es sich, sich die Mittagsmahlzeit am Abend vorzukochen, in einer Plastikbox zur Arbeit mitzunehmen und ggf. dort zu erwärmen. Wem das zu umständlich ist, der kann in Restaurant oder Kantine möglichst etwas den Rezepten Ähnliches bestellen. Ist das nicht möglich, können Sie auch Salate ohne Dressing (stattdessen mit Zitronensaft oder zuckerfreiem Essig), fettfrei Gegrilltes oder Gedämpftes bestellen. Alternativ lässt man die Mittagsmahlzeit ausfallen und begnügt sich beispielsweise mit Gemüsesnacks (Kohlrabispalten, Tomaten mit Gewürzsalz, Tomatensaft mit Chili und Koriander, Gurkenscheiben etc.). Dabei sollte man zusätzlich ein Frühstück einnehmen bzw. die Abendportion entsprechend erhöhen, sodass die Gesamtkalorienzahl von täglich 500 bis maximal 600 Kalorien eingehalten wird.

Wie kommt es, dass man während der Diät mit max. 500 Kalorien pro Tag angeblich keinen Hunger hat?

Weil der Körper zusätzlich zu den 500 Kalorien durch die Begleitdiät aufgenommenen Kalorien zwischen 1000 und 3000 Kalorien pro Tag aus seinen körpereigenen Fettdepots verbrennt. Hieraus ergibt sich ein täglicher Kalorienverbrauch von 1500 bis 3500 – weit mehr als der durchschnittliche Tagesbedarf von 1500 bis 2000 Kalorien. Kein Wunder also, dass die Diät keine Hungerattacken verursacht: Sie sättigt sozusagen von innen!

Zusätzlich sättigt die hochwertige, protein- und vitalstoffreiche Begleitdiät nachhaltiger und länger anhaltend, da sie den Körper mit allem versorgt, was er braucht.

Laut neuesten wissenschaftlichen Untersuchungen »macht Fett nicht fett«. Warum ist die Diät trotzdem so fettarm angelegt, dass man nicht einmal fetthaltige Hautcremes benutzen soll?
Ganz einfach: Weil es das Ziel der Diät ist, die körpereigenen Fettreserven zu verbrennen! Würde man zu viel Fett von außen zuführen, würde dieser Prozess lange nicht so effektiv ablaufen. Bei den zitierten Untersuchungen ging es um die lange Zeit von der WHO proklamierte Reduktion der täglichen Fettzufuhr auf 30 Energieprozent in der Nahrung. Ziel war dabei die Prävention von Diabetes, Gefäßschäden und Herz-Kreislauf-Erkrankungen. Die Meinungen hierzu haben sich mittlerweile jedoch ins Gegenteil gekehrt, da die Industrie in der Folge sogenannte Light-Produkte auf den Markt brachte, die statt Fett Zucker als Geschmacksträger enthalten. Durch diese erhöhte Zuckerzufuhr ist es in den vergangenen 20 Jahren statt zu einer Reduktion zu einer starken Zunahme der genannten Krankheiten gekommen. Dennoch macht eine sehr fettreiche Ernährung aufgrund der erhöhten Kalorienzufuhr auf Dauer dick.

Ich habe eine Tüte Gummibärchen gegessen – was nun?
Jede »Sünde« verzögert oder reduziert die Wirksamkeit, den Effekt und das Ergebnis der Diät. Gibt man der Zuckersucht, die ja durch die Diät in der Regel verschwindet, nach, erlebt man zunächst einen Zucker-Flash: Der Blutzuckerspiegel schnellt in die Höhe, sinkt danach rapide wieder ab – und eine Heißhungerattacke ist die Folge. Außer der Gefahr, nun auch noch viele unerlaubte Kalorien hinterherzuschieben, um den Hunger zu beseitigen, beginnt der Zuckerentzug nun von Neuem. Nimmt man sehr viel mehr Kalorien auf als erlaubt (also deutlich über 1000 Kalorien/Tag), steigt die Gefahr, dass das HCG-Hormon umgekehrt wirkt und man verstärkt (!) Fett ansetzt. Bleibt es im

Laufe der Diät bei nur einer »Sünde«, muss man sich darüber im Klaren sein, dass man an diesem Tag nicht abnimmt – und vermutlich auch an den zwei, drei darauffolgenden nicht oder zumindest nicht so viel. Auch im Gesamtergebnis, also nach Ende der vierwöchigen Diät, wird die Gewichtsabnahme etwas geringer sein.

Wie groß dürfen die Snackportionen sein? Kann ich zum Beispiel beliebig viel Kohlrabi oder Tomaten essen?

Prinzipiell dürfen und sollten Sie sehr viel frisches Gemüse essen. Man sollte jedoch wissen, dass auch Gemüse Kalorien enthält: Kohlrabi 36 Kalorien/100 Gramm, Tomaten 17 Kalorien/100 Gramm, Mohrrüben 41 Kalorien/100 Gramm, Salatgurken 12 Kalorien/100 Gramm und Zucchini 17 Kalorien/100 Gramm. Insgesamt darf die Tageskalorienmenge von 500 bis 600 Kalorien durch die Mahlzeiten und Gemüsesnacks nicht überschritten werden!

Kann ich die Mahlzeiten auch einfach durch eiweißhaltige Protein-Shakes ersetzen?

Im Prinzip spricht nichts dagegen, im Laufe der vierwöchigen Diät ein paar Mahlzeiten durch Protein-Shakes zu ersetzen. Man sollte aber nicht nur Eiweiß zu sich nehmen, sondern auch Spurenelemente, Vitamine etc. – eben alles, was in einer Gemüseportion vereint ist und dem Körper so automatisch mitgeliefert wird. Reine Protein-Shakes (bitte ohne Zucker, z.B. im Internet erhältlich) bieten diesen gesunden Zusatz nicht. Sie können die Shakes aber ab und an mal statt einer Fleisch- oder Fischportion zu sich nehmen. Grundsätzlich bin ich nicht glücklich mit der Tatsache, dass Protein-Shakes oft industriell gefertigt sind. Lege ich bei meiner Begleitdiät doch großen Wert auf naturbelassene Nahrungsmittel und deren optimale vitalisierende und sättigende Wirkung.

Was läuft falsch, wenn ich nach der Diät wieder zunehme?

Da gibt es eigentlich nur eine Erklärung: Dann hat man zu viel und zu falsch gegessen! Wer nach der Diät wieder ungehemmt Chips, Cola und Pommes konsumiert, wird wieder zunehmen. Garantiert! Wie man nach der Diät sein Gewicht hält, lesen Sie im Kapitel »Die Stabilisierungsphase« (siehe Seite 97).

Wie vermeide ich einen Jo-Jo-Effekt?

Indem die täglich aufgenommene Kalorienmenge möglichst dem individuellen Energiebedarf bzw. Grundumsatz entspricht (siehe Seite 98). Hierfür gibt es spezielle Rechner im Internet, die neben Alter, Größe, Geschlecht und Gewicht auch Sport- oder anstrengende berufliche Tätigkeiten berücksichtigen. Als grobe Faustregel kann man mit einem Bedarf von 20–25 Kalorien pro Kilogramm Körpergewicht rechnen. Dazu kommen noch ca. 300 Kalorien, um einen durchschnittlichen, sitzenden Arbeitsalltag zu bewältigen. Falls man dreimal die Woche Sport betreibt und dabei z.b. jedes Mal 400 Kalorien verbraucht, erhöht sich der individuelle tägliche Kalorienbedarf dreifach um diesen Wert, dividiert durch die sieben Wochentage. Außerdem sollte man die protein- und gemüsereiche Ernährung der Begleitdiät beibehalten – und durch hochwertige Fettsäuren und raffinierte Kohlenhydrate (in Maßen, nicht in Massen!) ergänzen. Drittens empfiehlt es sich, nach der vierwöchigen Diätphase das neue Körpergefühl zu nutzen und vermehrt Sport zu treiben, da die proteinreiche Ernährung die Muskelbildung unterstützt. Und mehr Muskeln verbrennen mehr Energie – auch im Schlaf.

Nie wieder Pasta oder Pizza nach der Diät?

Selbstverständlich ist auch mal ein Teller Pasta oder eine Pizza drin – aber eben nicht mehr übermäßig. Es muss ja nicht immer industrielles Weißmehl sein: Eine Alternative bieten Produkte aus Vollkornmehl (Pizza, Brötchen, Brot), Vollkornnudeln oder asiatische Glasnudeln. In den meisten deutschen Großstädten gibt es bereits Restaurants mit Burgern aus gutem Fleisch und Vollkorn- oder Quinoa-Brötchen im Angebot. Auch Veggie-Burger sind sehr lecker.

Funktionieren die Stoffwechselabläufe in einem schlankeren Körper tatsächlich optimaler?

Zu dieser These gibt es natürlich keine allgemeingültige Regel und keinen finalen Beweis, denn jeder Mensch ist anders, und jeder Organismus ist einzigartig. Selbstverständlich gibt es auch leicht oder deutlich übergewichtige Patienten mit erstklassigen Blut- und Blutdruckwerten, die dann aber starke Beschwerden im muskuloskeletalen System durch die Überbelastung der Gelenke haben. Generell kann man aber sagen, dass eine nicht verfettete, gut funktionierende Leber deutlich besser entgiften kann – und der Stoffwechsel dadurch optimal funktioniert. Schlankere Menschen haben häufiger einen normalen Blutdruck als Fettleibige. Auch sind ihre Gelenke selten überbelastet, sie haben seltener Diabetes, seltener eine Fettleber und seltener koronare Herzerkrankungen. Auch weisen schlanke Menschen in der Regel weniger Entzündungen auf. Eine nicht zu unterschätzende Rolle für das gesamte Wohlbefinden spielt schließlich die Psyche: Menschen mit schlanker Figur sind oftmals zufriedener mit ihrem Aussehen und dadurch selbstbewusster. Zufriedenheit und ein intaktes Selbstbewusstsein sorgen für ein positives Lebensgefühl, das sich oftmals wiederum deutlich auf die körperliche Gesundheit auswirkt.

⮑ Sie haben noch weitere Fragen? Zögern Sie nicht, mich zu kontaktieren. Die Adressdaten finden Sie am Ende des Buches (siehe Seite 277).

Kapitel 11

Und los geht's –
die Diät

Clean Cuisine – Grundsätzliches

Wie schon in Kapitel 4 (siehe Seite 53) beschrieben, setzt sich der Ernährungsplan der Begleitdiät aus möglichst hochwertigen, vitalstoffreichen und unbelasteten Nahrungsmitteln zusammen, die ein ausgewogenes Verhältnis von essenziellen Aminosäuren, gesunden Fettsäuren (z.b. Omega-3-Fettsäuren), Mineralstoffen, Spurenelementen, Vitaminen, Antioxidantien, Enzymen und unraffinierten Kohlenhydraten bilden. Ich rate grundsätzlich zu öko- bzw. biologisch angebauten und aufgezogenen natürlichen Nahrungsmitteln (Gemüse, Fleisch, Fisch), die unbehandelt sind und ohne industrielle Verarbeitung oder Zusätze verwendet werden. Empfehlenswert sind saisonale und regionale Lebensmittel – im Idealfall knackfrisch auf dem Wochenmarkt gekauft.

Gute Eiweißlieferanten

Perfekt für die HCG-Diät sind eiweißreiche, fettarme Fleisch- und Fischsorten sowie Meeresfrüchte:

Fleisch & Geflügel
- Kalbfleisch (Filet, Schnitzel oder Steak)
- Rindfleisch (Filet oder Steak)
- Bündner Fleisch
- magerer Kochschinken
- Putenschnitzel oder -brust
- Hähnchenbrust (ohne Haut)
- Lammfilet oder Lachs
- Wild (Kaninchen oder Reh)
- Entenbrust (ohne Haut)

Fisch
- Thunfisch
- Wildlachs
- frischer weißer Fisch wie zum Beispiel Kabeljau
- Wolfsbarsch
- Dorade
- Rotbarschfilet
- Seelachs
- Zander
- Seezunge
- Forellenfilet
- Rotzunge

Meeresfrüchte
- Hummer
- Krabben
- Scampi und Riesengarnelen
- Krebsscheren (Knieper)
- Muscheln wie Austern, Jacobs- oder Miesmuscheln
- Tintenfisch
- Kaviar

Als diätunterstützende **Proteinträger aus Milch und Soja** geeignet sind zudem:

- Seitan
- Tofu
- Harzer Käse
- Magerquark
- fettarmer Joghurt
- Eier

Außerdem **eiweißreiche, kohlenhydratarme Gemüsesorten** wie:

- Artischocken
- Brokkoli
- Spinat
- Mangold
- Chicorée
- Rote Bete inkl. der kleinen Blätter
- Salat (alle Sorten)
- Rucola
- Tomaten
- Sellerie
- Fenchel
- Zwiebeln
- Paprika
- Radieschen
- grüne Bohnen
- Lauch
- Kohlrabi
- Karotten
- Pak Choi
- Gurken
- grüner und weißer Spargel
- Blumenkohl

- Rosenkohl
- Wirsing-, Rot- und Weißkohl
- Zucchini
- Hülsenfrüchte (z.b. Bohnen, Linsen)

Ebenfalls perfekt sind **eiweißreiche Pilzsorten** wie:
- Kräuterseitlinge
- Austernpilze
- Shiitake-Pilze
- Champignons

Zuckerarmes Obst sollte nur in kleinen Mengen verzehrt werden:
- saure Apfelsorten
- Apfelsinen
- Pampelmusen (Grapefruits)
- Passionsfrucht
- Kirschen
- Mandarinen
- Beeren (z.b. Erd- und Himbeeren, Johannis-, Stachel- und Brombeeren, Heidelbeeren)

Nicht empfehlenswert

Nicht empfehlenswert, da zu fett- und/oder zu kalorienreich sind Fleisch- und Fischsorten wie:
- Würste und Wurstprodukte, fettreiche Teile von Rind, Schwein, Lamm oder Kalb, Hähnchen- oder Entenschenkel
- Fischsorten mit hohem Fettgehalt wie Zuchtlachs, Aal, Karpfen, Hering, Makrele; geräucherter oder marinierter Fisch wie Hering, Räucherforelle, Makrele, Stint
- Außerdem Käse, Vollfett-Joghurt oder Quark, Milch, Butter und Sahne

- Auch Avocados, Mais, Kartoffeln, Süßkartoffeln und Reis müssen vom Speiseplan gestrichen werden.
- Zuckerreiches, süßes Obst wie Bananen, Weintrauben, Ananas und Kirschen ist ebenfalls ein »No-Go«.
- In seiner HCG-Studie rät Dr. Simeons zudem ab von Pimentpfeffer und Okraschoten.

Absolut tabu ...

... sind raffinierte Kohlenhydrate, Zucker, Alkohol und tierische Fette.

Sinnvolle Getränke

Kräuter- oder schwarzer Tee, Kaffee, stilles Wasser oder Mineralwasser, Aufgüsse von Zitrone und Tees aus frischen Kräutern wie Salbei, Thymian oder Minze sind ideal und können in beliebiger Menge und zu jeder Zeit getrunken werden. Ich rate meinen Patienten, mindestens 2 Liter Flüssigkeit pro Tag zu sich zu nehmen.

Kräuter & Gewürze

Frischer Zitronensaft ist täglich für alle Zwecke erlaubt. Außerdem Salz, Pfeffer, Essig, Senf (ohne Zucker), Chili und Knoblauch.

Kräuter wie Basilikum, Koriander, Petersilie, Thymian, Majoran oder Salbei können als Gewürze benutzt werden.

Regional und saisonal: Die Einkaufsliste

Während der 30-tägigen Diät verleihen Gewürze (Chili, Knoblauch, Zwiebeln, Ingwer, Senf, Meerrettich) und Kräuter (Koriandergrün, Kaffir-Limettenblätter) den Nahrungsmitteln Geschmack. Ketchup, Dressings oder Soßen sind tabu. Um mit den Gewürzen möglichst kreativ experimentieren zu können, ist es sinnvoll, sein

Gewürzbord zu Beginn der Diät mit einem umfassenden Einkauf
aufzustocken:

- eine Auswahl verschiedenfarbiger und -scharfer Chilischoten
- frischer Knoblauch
- frische Ingwerwurzel oder Ingwerpulver
- zuckerfreier Senf
- Meerrettich (frisch oder im Glas)
- Wasabi-Pulver oder -Paste
- eine Auswahl an zuckerfreien Essigen
- Kurkuma
- Koriander
- Petersilie (frisch oder tiefgekühlt)
- Basilikum (frisch oder tiefgekühlt)
- Dill (frisch oder tiefgekühlt)
- Kreuzkümmel
- Thymian (frisch oder getrocknet)
- Oregano (frisch oder getrocknet)
- Rosmarin (frisch oder getrocknet)
- Salbeiblätter (frisch oder getrocknet)
- Minzeblätter (frisch oder getrocknet)
- Paprikapulver (edelsüß und rosenscharf)
- thailändische, afrikanische oder indische Bio-Gewürz-
  mischungen
- Sambal Oelek
- Sojasoße
- Tabasco
- Zimt
- Vanilleschoten
- verschiedene Pfeffersorten
  (Cayenne, schwarz, weiß, rot, grün).

Es ist auch toll, verschiedene Salze (Steinsalz, Meersalz, Gewürzsalz – aber ohne Zucker) im Haus zu haben.

Vorratshaltung

Da ich meinen Patienten in Bezug auf die Rezeptfolge freie Wahl
lasse, empfehle ich, sich einen individuellen Rezepte-Wochenplan
zu erstellen und danach eine Einkaufsliste zu schreiben.
Fleisch und Fisch lassen sich zu Hause bequem mit der Kü-
chenwaage abwiegen und in 150-Gramm-Portionen teilen. Um
die Frische zu erhalten, die einzelnen Portionen am besten ein-
frieren und am Morgen des Tages, an dem sie verwendet werden,
wieder auftauen. Gemüse lagert man im Gemüsefach – oder friert
es ebenfalls ein.

Fettlos garen – die Zubereitung

Da Öle und Fette bis auf eine winzige Menge pro Tag tabu sind,
werden Gemüse, Fleisch und Fisch bevorzugt im Ofen auf Backpapier oder auf dem Grill gegart oder mit Mineralwasser gebraten. Bei letzterer Methode erhitzt man eine beschichtete Pfanne,
fügt Mineralwasser hinzu und, sobald dieses kocht, wird das
Fleisch hineingelegt und darin gegart. Ist das Mineralwasser verdampft, nochmals etwas dazugießen und das Fleisch wenden –
dies so lange, bis es durch ist –, zum Schluss ohne Wasser noch
von beiden Seiten etwas bräunen lassen. Das Gemüse bitte nicht
bis auf Nährwertstufe »null« zerkochen, sondern roh, gegrillt
oder gedünstet zubereiten. Besonders schmackhaft ist es, Fleisch
und Fisch »Sous Vide« (das heißt: sehr lange bei niedriger Tem-
peratur) im Plastiksack (z.B. Bratschlauch) im Ofen zu garen.

Snacks und Zwischenmahlzeiten

Als Snacks und Zwischenmahlzeiten bieten sich rohe Kohlrabi-
scheiben, Karotten, Gurken und Tomaten an, die nach Belieben

noch mit Gewürzen, Kräutern oder Zitronensaft verfeinert werden können.

HCG für Vegetarier

Kann man die HCG-Diät auch als Vegetarier durchführen?, lautet eine immer häufiger an mich gestellte Frage. Die Antwort lautet: Ja, klar! Laut dem Vegetarierbund Deutschland e. V. (VEBU) gibt es aktuell in Deutschland (Stand: Januar 2015) rund 7,8 Millionen Vegetarier, etwa 10 Prozent der Gesamtbevölkerung. Die Tendenz ist jährlich steigend, insgesamt ernähren sich deutlich mehr Frauen als Männer vegetarisch. Da die Nahrungsmittelauswahl für Vegetarier (und für Veganer noch mehr) allerdings eingeschränkt ist, gilt es, bestimmte Spielregeln zu beachten: Die meisten Vegetarier sind es gewohnt, ihre Eiweißrationen aus pflanzlichen Produkten, Milcherzeugnissen oder Ei zu beziehen. Bei der Diät fallen nun allerdings stark kohlenhydrat- oder fetthaltige Nahrungsmittel wie fetter Käse, Butter, Quinoa, Getreide oder auch Nüsse weg. Und die Eiweiße aus Fleisch oder Fisch müssen zudem adäquat ersetzt werden. Tofu, Seitan, Soja- oder Lupinen-Produkte werden dieser Aufgabe wunderbar gerecht und liefern viel gesundes Eiweiß.

Bei den Milchprodukten können Hüttenkäse, Magerquark und Harzer Käse als fettarme Eiweißquellen genutzt werden. In meinen Rezepten zur HCG-Begleitdiät sind etliche vegetarische Varianten enthalten. Bei den »Fleisch«-Rezepten empfiehlt es sich, die Fleischeinheiten einfach durch Tofu, Seitan, Lupinen-Filet oder fettarme Milchprodukte (Magerquark oder Hüttenkäse) zu ersetzen.

HCG für Veganer

Rein pflanzliche Ernährung ist momentan extrem hip: Laut neuesten Erhebungen gibt es in Deutschland aktuell etwa 1,2 Millionen Veganer – Tendenz stark steigend. Der überwiegende Teil davon ist weiblich (70 Prozent) und ernährt sich erst seit relativ kurzer Zeit (1–2 Jahre) vegan. Der Ernährungstrend ist neu, Veganer sind deshalb relativ jung: Die meisten sind um die 30 Jahre alt. Veganer praktizieren eine noch etwas strengere Lebensmittelauswahl als Vegetarier und haben außer Fleisch und Fisch zusätzlich alles, was tierischen Ursprungs ist (Eier, Milchprodukte, Honig) von ihrem Speiseplan gestrichen. Sie ernähren sich rein pflanzlich, viele tragen zudem auch keine Lederprodukte wie Schuhe oder Lederjacken, sondern bevorzugen sogenanntes veganes Leder, ein Lederimitat aus Kunststoff.

Der moralische Ansatz, nämlich Umwelt und Tiere zu schonen, ist meiner Meinung nach unstrittig edel und nachahmenswert. Aber da Veganer ihre Eiweiß- und Fettsäurerationen ausschließlich aus Pflanzen beziehen, laufen sie Gefahr, diesbezüglich einen Mangel zu erleiden. Abhilfe können hier Omega-3-Fettsäuren aus hochwertigen pflanzlichen Ölen wie Macadamia- oder Leinöl, sowie Algenöl oder Algenprodukte wie Chlorella oder Spirulina schaffen. Vitamin B_{12}, das fast ausschließlich in tierischen Produkten vorkommt, muss von Veganern fast immer als Nahrungsergänzungsmittel eingenommen werden. Mangelsymptome sind u.a. Blässe und Müdigkeit. Auch der Eisen-, Vitamin-B_2-, Kalzium-, Zink- und Selenspiegel sollte im Auge behalten werden.

Da die vegane Ernährung tierische Lebensmittel meidet und stattdessen Getreideprodukte, Nüsse und Sojavariationen auf den Speiseplan setzt, ist sie meist sehr kohlenhydratreich. Um auch für die vegane Variante der HCG-Diät eine ausgewogene Vitalstoffversorgung zu gewährleisten, habe ich hierfür die tägliche Kalorienzahl auf maximal 650 Kalorien erhöht. Aus diesem Grund werden Veganer im Laufe der HCG-Diät nicht ganz so viel Gewicht verlieren wie Fleischesser oder Vegetarier. Gemüse allein reicht allerdings nicht, um den Proteinbedarf während der

Diät zu decken: Um dem durchschnittlichen Eiweißbedarf zu genügen, müsste ein Veganer täglich 4,5 Kilogramm Feldsalat essen. Oder 3,5 Kilogramm Spinat – eine absurde Menge! Die Eiweißquellen veganer Ernährung sind Nüsse, Getreide, Öle, Tofu, Soja, Seitan oder Lupinen-Produkte. Seitan enthält sogar noch mehr Eiweiß als Fleisch, weil es aus reinem Weizeneiweiß (Gluten – Achtung: für nachgewiesene Glutenallergiker nicht zu verwenden!) besteht. Getreide enthält im Schnitt zwischen 10 und 14 Gramm/100 Gramm, Hülsenfrüchte wie Linsen, Saubohnen oder Kichererbsen enthalten zwischen 20 und 24 Gramm/100 Gramm. Auch Pilze wie Kräuterseitlinge oder Shiitake-Pilze enthalten viel Eiweiß: Kräuterseitlinge enthalten 4,4 Gramm/100 Gramm, Shiitake-Pilze immerhin noch 1,6 Gramm/ 100 Gramm. Besonders eiweißreiche Algen sind oftmals Bestandteil veganer Ernährung: Die Spirulina-Alge enthält unglaubliche 65 Gramm/100 Gramm, die Nori-Alge 35,6 Gramm/100 Gramm und die Alaria-Alge immerhin noch 16,7 Gramm/100 Gramm. Die Spirulina-Alge, der aktuell der Trend-Begriff »Superfood« aufgedrückt wird, ist ein wahrer Vitalstoff-Tausendsassa: Sie ist reich an Eisen, Kalzium, Vitamin A und Vitamin C sowie etlichen weiteren Vitalstoffen. Man nimmt sie in der Regel in Tabletten- oder Pulverform als Nahrungsergänzungsmittel zu sich. Die Süßwasseralge »Chlorella« steht ihrer Salzwasser-Schwester kaum nach: Sie enthält eine beeindruckende Menge an essenziellen Fett- und Aminosäuren, Mineralstoffen (Kalzium, Magnesium, Eisen und Zink), Ballaststoffen, Vitaminen der B-Gruppe, Beta-Carotin und Vitamin C. Ihr Eiweißgehalt liegt bei 60 Prozent. Algen sind also (auch während der HCG-Diät) ein wunderbares Nahrungsergänzungsmittel für Veganer.

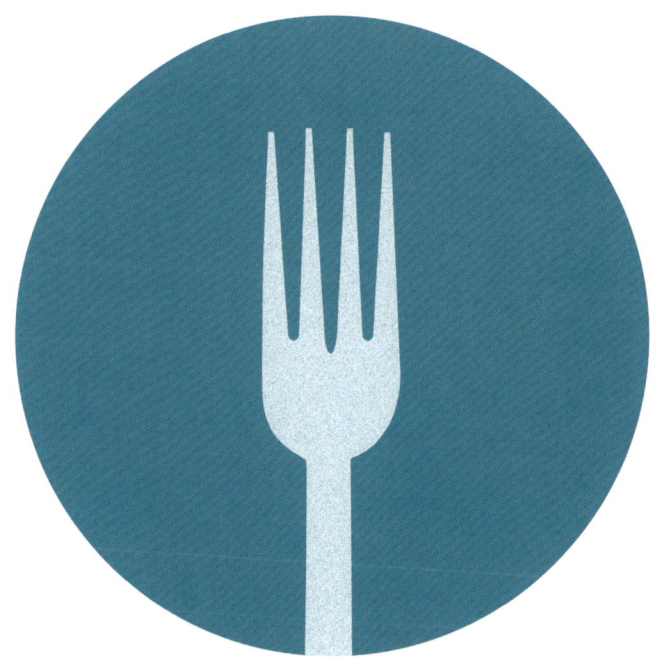

Zwölf vegane HCG-Begleitdiät-Rezepte

Da die ausreichende Versorgung mit allen essenziellen Vitalstoffen und der angestrebten Eiweißhöhe für Veganer während der Diätphase etwas aufwändiger ist, habe ich extra für Veganer zusätzlich zwölf Rezepte für die HCG-Begleitdiät konzipiert (wobei auch bei den regulären Rezepten bereits ein paar vegane Rezepte enthalten sind):

Veganer Borschtsch mit Seitan

2 rote kleine Zwiebeln
1 kleine Rote Bete
6 Weißkohlblätter
1–2 Knoblauchzehe(n)
1 Zweig Thymian
1 TL Olivenöl
1 EL Tomatenmark
100 g Seitan (aus dem Glas)
400 ml vegane Gemüsebrühe
2 Lorbeerblätter
1 Msp. ausgekratztes Vanillemark
Salz
geschroteter schwarzer Pfeffer

1 Zwiebeln schälen und in feine Streifen schneiden. Rote Bete ebenfalls schälen und klein würfeln. Weißkohl waschen und in feine Streifen schneiden. Knoblauchzehe schälen und fein hacken. Thymian fein hacken.

2 Zwiebeln, Rote Bete und Weißkohl in einem Topf mit Olivenöl anschwitzen, das Tomatenmark unterrühren und mit 50 ml Seitanlake (falls vorhanden) ablöschen. Gemüsebrühe, Knoblauch, Lorbeerblätter, Vanillemark und Thymian hinzufügen. Alles aufkochen und ca. 20 Minuten köcheln lassen.

3 Dann den Seitan abtropfen lassen, in mundgerechte Stücke schneiden und dazugeben. Alles noch 5 Minuten köcheln lassen. Salz nach Geschmack hinzufügen. Den Borschtsch auf tiefem Teller servieren und nach Belieben mit Pfeffer bestreuen.

Info: Seitan können Sie fertig kaufen (eingelegt in Lake) oder selbst machen (es gibt Seitan-Fertigfix-Pulver) – die

Geschmacksrichtungen variieren dabei von neutral über leicht gewürzt bis scharf.

 Eiweiß: 34 g, Fett: 5,5 g, KH: 23 g, Kalorien: 280 kcal
Zubereitungsdauer: ca. 45 Minuten

Veganes Chili con Tempeh

2 Handvoll grüne Bohnen
1–2 Knoblauchzehen
1 mittelgroße rote Zwiebel
100 g Lupinen-Tempeh
1 TL Olivenöl
1–2 Piri-Piri (je nach Schärfewunsch, am besten getrocknet)
1 TL gemahlener Kreuzkümmel
1 TL Paprikapulver (edelsüß)
geschroteter schwarzer Pfeffer
1 EL Tomatenmark
4 milde Chilischoten oder 1 rote Spitzpaprika
3 mittelgroße, aromatische Tomaten
etwas Rauchsalz
200 ml Gemüsebrühe

1 Grüne Bohnen putzen, waschen und blanchieren. Knoblauch schälen und fein hacken, Zwiebel schälen und etwas weniger fein hacken. Tempeh zerbröseln und alles in einer beschichteten Pfanne mit Olivenöl anschwitzen.
2 Piri-Piri zerbröseln und mit den übrigen Gewürzen und dem dazugegebenen Tomatenmark gründlich verrühren. Die Chilischoten oder Spitzpaprika putzen, waschen und in Ringe bzw. in Scheiben schneiden, ebenfalls in die Pfanne geben.

3 Die Tomaten waschen, in kleine Stücke schneiden und in die Pfanne geben. Grüne Bohnen hinzufügen, mit Rauchsalz abschmecken, Gemüsebrühe dazugießen und alles ca. 1 Stunde köcheln lassen. Mit Pfeffer bzw. noch weiteren Piri-Piris abschmecken.

 Eiweiß: 30 g, Fett: 10 g, KH: 20 g, Kalorien: 290 kcal
Zubereitungsdauer: ca. 1 Stunde 15 Minuten

Veganer Hanfprotein-Shake mit Brokkoli

5 TL Hanfprotein
400 ml Wasser
2 Handvoll Brokkoli

1 Das Hanfprotein mit 400 ml Wasser mischen. Den Brokkoli putzen, waschen und mit dem angerührten Hanfprotein im Mixer fein pürieren. Als schneller Snack für mittags oder zwischendurch.

 Eiweiß: 12 g, Fett: 1 g, KH: 6 g, Kalorien: 81 kcal
Zubereitungsdauer: ca. 5 Minuten

Vegane Frikadellen mit Auberginenpüree

1 größere Aubergine
50 g Sojagranulat
ca. 200 ml vegane Gemüsebrühe
1 Schalotte
1 Knoblauchzehe
1 Karotte
1 EL Lupinenmehl oder Vegegg

30 ml Wasser
1 EL gehackte Petersilie
1/4 TL Senfpulver
1/4 TL Paprikapulver (edelsüß)
1 TL Olivenöl
Salz
Zitronensaft
1 TL Tahini (Sesampaste)
geschroteter weißer Pfeffer

1 Den Backofen auf 180°C (Umluft) vorheizen. Den Grillrost mit Backpapier auslegen. Aubergine heiß waschen, abtrocknen und mit einem spitzen Messer mehrmals in die Haut einstechen. Auf den Grillrost legen und im Ofen ca. 1 Stunde backen, bis sie ganz weich ist.

2 Inzwischen Sojagranulat in der Gemüsebrühe so lange einweichen, bis es aufgequollen ist. Schalotte und Knoblauch schälen und fein hacken. Karotte schälen und grob raspeln.

3 Lupinenmehl oder Vegegg mit 30 ml Wasser verquirlen und gut mischen. Petersilie, Senfpulver und Paprikapulver hinzufügen und alles gut vermengen. Aus der Masse ca. 1 cm hohe Laibchen formen. Das Olivenöl in einer Pfanne erhitzen und die Frikadellen darin beidseitig durchbraten.

4 Die Aubergine aus dem Ofen nehmen, das Fruchtfleisch herausschaben und in einen hohen Rührbecher geben. Salz und etwas Zitronensaft nach Geschmack hinzugeben und mit dem Tahini gut mixen.

5 Das Auberginenpüree auf einem Teller anrichten, die Frikadellen daraufsetzen, mit Pfeffer und Petersilie garnieren.

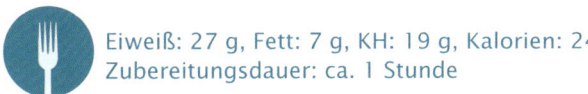

Eiweiß: 27 g, Fett: 7 g, KH: 19 g, Kalorien: 247 kcal
Zubereitungsdauer: ca. 1 Stunde

Veganes Omelett mit Tomaten

2 EL VegEgg
60 ml Wasser
40 ml Sojamilch
Salz
100 g Tofu natur
3 mittelgroße Tomaten
4 Knoblauchzehen
3 mittelgroße rote Zwiebeln
1 TL Olivenöl
geschroteter schwarzer Pfeffer

1 VegEgg mit 60 ml Wasser anrühren, Sojamilch und Salz dazugeben und alles mit dem Stabmixer fein pürieren. Tofu
  mit einer Gabel bröselig zerdrücken. Tomaten waschen und
  vierteln. Knoblauch und Zwiebeln schälen und ebenfalls
  vierteln.
2 In einer kleinen beschichteten Pfanne das Olivenöl erhitzen
  und Knoblauch und Zwiebeln darin anrösten. Dann die
  Tomatenviertel dazugeben und alles bei mittlerer Hitze
  ca. 15 Minuten anschwitzen. Tofu hinzufügen und nach
  Geschmack salzen und pfeffern.
3 VegEgg-Mischung dazugießen und alles so lange bei mittlerer Hitze weiterköcheln lassen, bis es sich verfestigt hat.
  Das Omelett aus der Pfanne heben und auf einem flachen
  Teller anrichten, Pfeffer darübermahlen.

 Eiweiß: 22 g, Fett: 14 g, KH: 21 g, Kalorien: 298 kcal
Zubereitungsdauer: ca. 30 Minuten

Vegane Lasagne   Für 2 Portionen

2 Zweige Thymian
2 Knoblauchzehen
300 g Seidentofu
4 mittelgroße Tomaten
2 TL Olivenöl
2 gelbe Paprika
1/4 TL Lupinenmehl
Salz
20 ml Sojamilch
2 Zucchini
4 große Kräuterseitlinge

1 Für die Tomatensoße Thymian klein hacken. Knoblauch schälen und klein hacken, Tofu in einer Schüssel grob zerbröseln. Tomaten waschen und klein schneiden. 1 TL Öl in einer beschichteten Pfanne erhitzen und Knoblauch und Seidentofu darin anrösten, dann die Tomaten und Thymian dazugeben und nach Geschmack würzen, einige Minuten einkochen lassen.

2 Für die Paprikasoße Paprika entkernen, waschen und blanchieren. Kalt abschrecken, die Haut abziehen und das Fruchtfleisch pürieren. Lupinenmehl und nach Geschmack Salz hinzufügen, alles noch mal pürieren und die Sojamilch zugießen, damit eine etwas dickflüssigere Konsistenz entsteht.

3 Den Backofen auf 180°C (Umluft) vorheizen. Auflaufform mit übrigem Öl einstreichen. Zucchini waschen und in ca. 3 mm breite Streifen schneiden, salzen. Kräuterseitlinge waschen und ebenfalls in ca. 3 mm breite Streifen schneiden, salzen.

4 Den Boden der Form mit Zucchinistreifen bedecken.
Darüber mehrmals in dieser Reihenfolge erst Tomatensoße,
dann Pilze und zuletzt Paprikasoße daraufschichten, bis
alle Zutaten aufgebraucht sind – die letzte Lage sollte Paprikasoße sein. Die Lasagne im Ofen ca. 40 Minuten backen.
Ergibt 2 Portionen!

 Eiweiß: 38 g, Fett: 13 g, KH: 40 g, Kalorien: 430 kcal
(pro Portion 215)
Zubereitungsdauer: ca. 1 Stunde

Veganes Lupinenfilet mit Brokkoli und Minzsoße

100 g Lupinenfilet
3 Handvoll Brokkoli
etwas Wasser zum Kochen
1 Handvoll Minzeblätter
1 TL Leinöl
20 ml Wasser
etwas Zitronensaft
1 Msp. ausgekratztes Vanillemark
Salz
geschroteter weißer Pfeffer

1 Lupinenfilet in einer beschichteten Pfanne ohne Fettzugabe
anrösten. Brokkoli waschen, in mundgerechte Röschen teilen und in einem Topf mit etwas Wasser ca. 10 Minuten
dünsten, sie sollen noch bissfest sein.

2 Pfefferminze waschen, trocken schütteln und in einen hohen Rührbecher geben. Leinöl, 20 ml Wasser, Zitronensaft
nach Geschmack und Vanille mit dem Stabmixer fein püri-
ren und zu einer Soße mischen, salzen.

3 Das Lupinenfilet neben dem Brokkoli auf einem flachen Teller anrichten und die Minzsoße darüber verteilen, mit Pfeffer würzen.

 Eiweiß: 28 g, Fett: 15 g, KH: 12 g, Kalorien: 280 kcal
Zubereitungsdauer: ca. 25 Minuten

Veganer Kebab mit Rohkost und Gurken-Knoblauch-Tofu

10 cm Gurke

100 g Seidentofu

Salz

1 Knoblauchzehe

1 Handvoll Rotkohlblätter

1/2 Karotte

1 Stängel Petersilie

etwas Zitronensaft

geschroteter schwarzer Pfeffer

100 g Seitan (aus dem Glas)

1 TL Öl

1/4 TL Oregano

1 kleine getrocknete Chilischote, zerbröselt

1/4 TL Paprikapulver (edelsüß)

1/4 TL Selleriesamen

1/4 TL gemahlener Kreuzkümmel

1 Prise Zimt

1 Gurke gut waschen und grob raspeln. Seidentofu salzen und mit dem Stabmixer in einem hohen Rührbecher so lange mixen, bis er fein cremig ist. Gurken unterrühren, Knoblauch schälen und dazupressen. Die Tofusoße mit Frischhaltefolie zugedeckt 30 Minuten in den Kühlschrank stellen.

2 Rotkohl waschen, trocken schütteln und in feine Streifen schneiden. Karotte schälen und grob raspeln. Petersilie waschen, trocken schütteln und grob hacken. Rotkohl, Karotte und Petersilie vermengen, nach Belieben mit Zitronensaft, Pfeffer und Salz würzen und auf einem flachen Teller kreisförmig anrichten, dabei in der Mitte etwas Platz frei lassen.

3 Seitan abtropfen lassen, in 2 mm dünne Scheiben schneiden und in einer beschichteten Pfanne mit dem Öl erhitzen, die übrigen Gewürze darübergeben. Seitanschnipsel von beiden Seiten einige Minuten anbraten und dann mittig auf dem vorbereiteten Teller anrichten. Dazu die Tofusoße aus dem Kühlschrank reichen.

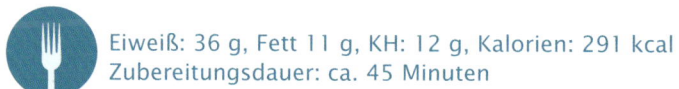

Eiweiß: 36 g, Fett 11 g, KH: 12 g, Kalorien: 291 kcal
Zubereitungsdauer: ca. 45 Minuten

Vegane Garnelen mit geröstetem Tempeh auf Wakame-Salat

20 g getrocknete Wakame-Algen (Seetang)
3 Handvoll Mangoldblätter
50 ml vegane Gemüsebrühe
1 EL Sojasoße
Zitronensaft nach Geschmack
100 g vegane Riesengarnelen
50 g Tempeh
1 Knoblauchzehe
1 TL Olivenöl
1 TL geraspelte Zitronenschalen
1/2 TL Chiliflocken

1 EL Koriandergrün
1/2 TL Sesamsamen
Salz

1 Algen 15 bis 20 Minuten in Wasser einlegen. Inzwischen Mangold waschen, grobe Strünke abschneiden und die Blätter in Streifen schneiden.
2 Die Brühe in einem Topf erhitzen, Sojasoße dazugeben und die Mangoldblätter darin kurz blanchieren. In ein Sieb abgießen, dabei den Sud auffangen. Algen abgießen und mit dem Mangold im Mangoldsud mischen, ca. 1 EL Zitronensaft hinzufügen und alles abkühlen lassen.
3 Riesengarnelen nach Packungsanweisung vor dem Braten 1 Minute in kochendes Wasser legen. Tempeh zerbröseln. Knoblauch schälen und hacken. In einer beschichteten Pfanne das Olivenöl erhitzen und den Knoblauch darin anbraten. Tempeh dazugeben und anrösten. Dann Riesengarnelen hinzufügen, Zitronenschalenraspel, Salz und Chiliflocken darüberstreuen, ca. 10 Minuten unter Wenden von beiden Seiten anbraten.
4 Riesengarnelen und Tempeh auf einem Teller anrichten und mit Koriander bestreuen. Mangold-Wakame-Salat mit Sesam bestreuen und separat dazureichen.

Eiweiß: 18 g, Fett: 8 g, KH: 24 g, Kalorien: 240 kcal
Zubereitungsdauer: ca. 30 Minuten

Veganes Gazpacho mit Tofu

1 kleine weiße Zwiebel
1 cm Ingwerwurzel
1 Knoblauchzehe

4 mittelgroße aromatische Tomaten
12 cm Salatgurke
1 rote Spitzpaprika
1/4 l vegane Gemüsebrühe
2 TL Olivenöl
Salz
geschroteter weißer Pfeffer
1 kleine getrocknete Chilischote
1/4 TL Paprikapulver (rosenscharf)
150 g Tofu natur
1 TL VegEgg

1 Zwiebel, Ingwer und Knoblauch schälen und fein hacken. Tomaten waschen, kreuzweise einritzen und in einer Schüssel mit kochendem Wasser übergießen, danach kalt abschrecken und häuten. Tomaten in kleine Stücke schneiden und 2 EL Tomatenstücke beiseitelegen.

2 Gurke und Paprika waschen, schälen, längs halbieren und die Kerne mit einem Messer herauskratzen. Die Hälften in kleine Würfel schneiden. Das Gemüse in einen hohen Rührbecher geben und mit dem Stabmixer pürieren.

3 Beiseitegelegte Tomatenstücke dazugeben und alles mit der Gemüsebrühe mischen, mit 1 TL Olivenöl, Salz, Pfeffer, Chili und Paprikapulver abschmecken und mit Frischhaltefolie zugedeckt ca. 1 Stunde in den Kühlschrank stellen.

4 Inzwischen Tofu in ca. 5 mm große Würfel schneiden, mit dem VegEgg und etwas Salz in einen Plastikbeutel geben und schütteln, bis der Tofu von allen Seiten bestäubt ist – Reste des VegEggs noch unter die Suppe mischen.

5 Das übrige Öl in einer beschichteten Pfanne erhitzen und den Tofu darin knusprig anbraten. Gazpacho in einer

Schüssel servieren, die heißen Tofuwürfelchen ebenfalls in eine Schüssel geben und löffelweise auf der Suppe anrichten.

 Eiweiß: 20 g, Fett: 13 g, KH: 19 g, Kalorien: 273 kcal
Zubereitungsdauer: ca. 1 Stunde 15 Minuten

Veganes Curry mit Linsen, Blumenkohl und Seidentofu

200 g schnittfester Seidentofu (z.b. von Mori-nu silken tofu)
300 ml vegane Gemüsebrühe
2 TL Currypulver
1 Knoblauchzehe
2 cm Ingwerwurzel
2 Handvoll Blumenkohl
1 Frühlingszwiebel
1 TL Olivenöl
50 g gekochte rote Linsen
Salz
1 kleine getrocknete Chilischote (nach Belieben)

1 Vom Tofu eine ca. 1 cm dicke Scheibe abschneiden und mit Gemüsebrühe und Currypulver mit dem Stabmixer pürieren. Knoblauch und Ingwer schälen und fein hacken. Blumenkohl waschen und in mundgerechte Röschen zerteilen. Frühlingszwiebel waschen und in dünne Ringe schneiden, dabei 1 EL des Grüns zum Garnieren beiseitelegen.

2 Knoblauch und Ingwer in einer beschichteten Pfanne im Olivenöl anrösten. Gemüse hinzufügen, kurz anschwitzen und mit pürierter Tofubrühe ablöschen. Alles ca. 30 Minuten kochen lassen, bis es eine sehr weiche Konsistenz hat. Übrigen Seidentofu in ca. 1 cm große Stücke schneiden

und mit den Linsen zum Curry geben, noch einige Minuten ziehen lassen.

3 Das Curry zuletzt mit Salz abschmecken, in einem tiefen Teller anrichten und mit grünen Zwiebelringen garnieren, nach Belieben mit Chili bestreuen.

 Eiweiß: 22 g, Fett: 9 g, KH: 25 g, Kalorien: 270 kcal
Zubereitungsdauer: ca. 45 Minuten

Veganes süßes Auberginen-Carpaccio mit Seidentofu

1 mittelgroße Aubergine
Salz
40 ml Sojamilch
2 grüne Kardamomkapseln
1 TL Mohn
1/4 TL ausgekratztes Vanillemark
Zimt
200 g schnittfester Seidentofu (z.B. Mori-nu silken tofu)
1 TL Macadamiaöl

1 Den Backofen auf 180°C (Umluft) vorheizen. Ein Backblech mit Backpapier auslegen. Aubergine waschen und quer in max. 3 mm dicke Scheiben schneiden. Auf das Blech setzen, etwas salzen und im Ofen ca. 30 Minuten weich garen (je dünner, desto kürzer die Backzeit, dabei wird den Auberginen auch Wasser entzogen).

2 Für die Soße Sojamilch in einem Topf mit Kardamom, Mohn, Vanillemark und 1 Prise Zimt erhitzen und ca. 10 Minuten köcheln lassen. Dann Seidentofu hineinlegen und weitere 10 Minuten garen lassen, danach den Kardamom wieder entfernen.

3 Auberginen auf einem flachen Teller in einem Außenkreis anrichten und den Seidentofu in die Mitte setzen. Das Macadamiaöl zur Soße geben und kurz mit dem Stabmixer aufschäumen, dann über Auberginen und Tofu träufeln.

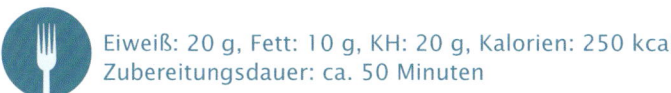

Eiweiß: 20 g, Fett: 10 g, KH: 20 g, Kalorien: 250 kcal
Zubereitungsdauer: ca. 50 Minuten

Die HCG-plus-Diät bei Lebensmittelunverträglichkeiten oder Allergien

Bei Lebensmittelunverträglichkeiten wissen die Patienten meist, was sie nicht essen dürfen – diese Lebensmittel sind natürlich aus den Rezepten zu streichen.

● **HCG bei Laktoseintoleranz:** Laut neuesten Schätzungen leiden ca. 20 Prozent aller Deutschen unter einer sogenannten Laktose-(Milchzucker-) Unverträglichkeit. Das heißt, sie können aufgrund eines Mangels des Enzyms Laktase den in Milchprodukten enthaltenen Milchzucker (Laktose) nicht verstoffwechseln. Nehmen sie stark milchzuckerhaltige Milchprodukte zu sich, ruft dies bei ihnen Beschwerden wie Bauchschmerzen, Blähungen oder Durchfall hervor. Interessanterweise ist Laktoseintoleranz ein in Deutschland bzw. den nordischen Ländern relativ geringes Problem – in südlicheren Ländern aber, und vor allem in Asien, leidet der Großteil der Bevölkerung darunter. Man spricht deshalb oft von einem »Nord-Süd-Gefälle«. Laut aktuellen Erhebungen können in Südeuropa nur ca. 10 bis 30 Prozent der Bevölkerung und in Äquatornähe und in Asien sogar nur etwa 2 Prozent Laktose verdauen.

Weltweit sind etwa 76 Prozent der Gesamtbevölkerung laktose-intolerant. Die Ursache hierfür ist in der Fähigkeit zur

Vitamin-D-Bildung zu suchen: Nur mithilfe von Sonneneinstrahlung kann der Körper Vitamin D bilden, das für Knochenaufbau und -erhaltung essenziell ist. Da die nordischen
Länder von der Sonne weniger begünstigt sind, hat sich der
Stoffwechsel der Bevölkerung einen Trick ausgedacht: Er hat
im Lauf der Jahrtausende die Fähigkeit entwickelt, die Kalzi-
umversorgung mithilfe von Milchzucker aufrechtzuerhalten.
Nordische Menschen sind dank der Evolution in der Lage, das
Enzym Laktase zu produzieren und können dadurch Laktose
verstoffwechseln. In südlicheren Ländern ist diese Art »Über-
brückung« nicht nötig, da sie genügend Sonne bekommen, um
Vitamin D zu bilden. Sie sind deshalb häufig nicht fähig, Laktose zu verstoffwechseln, also »laktoseintolerant«.

Für die HCG-Diät ist eine Laktoseintoleranz relativ unpro-
blematisch, da in der Begleitdiät ohnehin wenig Milchprodukte verwendet werden. Und diejenigen, die verwendet werden,
lassen sich ohne großen Aufwand einfach laktosefrei erwerben: Laktosefreie Michprodukte sind in großer Auswahl in jedem Supermarkt oder Bio-Laden zu finden.

- **HCG bei Glutenunverträglichkeit:** »Glutenfrei« ist einer der neuesten Trends der Food-Industrie. Kaum ein Supermarkt in
Deutschland, kaum ein Bio-Laden, der nicht beflissen ein Regal
mit glutenfreien Produkten eingerichtet hätte. Dabei leiden an
»Zöliakie« (einer entzündlichen Darmerkrankung, aufgrund
derer das Getreideeiweiß Gluten, das zum Beispiel in Weizen,
Dinkel und Roggen enthalten ist, schädigend wirkt) in Deutschland tatsächlich nur ausgesprochen wenige Menschen: Nur etwa
0,3 Prozent der Bevölkerung ist daran erkrankt! Bei der Mehr-
heit besteht lediglich eine Gluten- oder Weizenunverträglich-
keit, die sich bei Meiden von Getreideprodukten bessert.

Für die HCG-Diät ist Glutenunverträglichkeit im Grunde
unerheblich, da in der Begleitdiät so gut wie keine Getreide-

produkte verwendet werden – da diese zu viele Kohlenhydrate enthalten würden. Eine Ausnahme ist Seitan, das ja praktisch nur aus Weizeneiweiß besteht. Hier sollten die Betroffenen bitte stattdessen Tofu verwenden!

● **HCG für Allergiker:** Allergische Reaktionen auf HCG können theoretisch vorkommen, da es sich bei HCG um eine Eiweißverbindung handelt und echte Allergien immer auf Eiweißstoffe erfolgen. Ich habe in diesem Zusammenhang jedoch noch keine Allergie bei einem meiner Patienten beobachtet. Patienten mit hohem allergischem Potenzial sollten allerdings vorsorglich besser auf die Therapie in Form einer Spritzenkur verzichten. Homöopathische Präparate halte ich in diesen Fällen für unbedenklich.

Zur Vermeidung histaminbedingter allergischer Reaktionen auf Lebensmittel, die ja auf einem Mangel oder einer Hemmung der Diaminoxidase beruhen, hat sich das Enzym Daosin – zum Essen eingenommen – bewährt, welches rezeptfrei in jeder Apotheke zu erwerben ist.

Küchen der Welt

Bei den Rezepten habe ich mich von weltweiten Rezepten inspirieren lassen. Wenn Sie gerne essen gehen, hier ein kurzer Überblick, welche Küche wie gut für die HCG-Diät geeignet ist:

Thailändisch: Die thailändische Küche wird den Ansprüchen der HCG-Diät in vielerlei Hinsicht gerecht, da sie klassisch mit frischem, oft nur blanchiertem Gemüse und hochwertigem Protein (magerem Fleisch, Tofu) zubereitet wird. Hinzu kommen geschmacksintensive, gesunde exotische Gewürze wie frische Koriander- oder Kaffir-Limettenblätter, Zitronengras oder Thai-Basilikum, die den Gerichten auch ohne viel Fett und Zucker spannende und intensive Aromen verleihen. Da viele Gerichte nur kurz im Wok erhitzt werden, bleiben wertvolle Vitalstoffe, Vitamine und Spurenelemente erhalten. Wok-Zubereitungen brauchen zudem nicht viel Öl – ein weiterer Grund, warum die thailändische Küche sehr fettarm und bekömmlich ist. Sauer-scharfe Suppen mit Zitronengras, frischem Ingwer, klein geschnittenen Hühnerbrustfilets oder Garnelen sind genauso kalorienarm und gesund wie der »saure« thailändische Salat mit gebratenem Rindfleisch. Auch die den Stoffwechsel anregenden Gewürze wie Knoblauch, frische Zwiebeln, Lauch oder Chilischoten, die viele ätherische Öle enthalten, fördern die Verbrennung und treiben dadurch den Kalorienverbrauch hoch. Gerichte mit rotem oder grünem Curry und magerem Rind- oder Lammfleisch liefern wertvolle Proteine. Aber Achtung: Die Reisbeilage muss leider weggelassen werden, da Reis zu viele zu schnell resorbierbare Kohlenhydrate enthält. Für die Diät ungeeignet sind auch Gerichte und Currys auf Kokosmilch-Basis, da diese dann zu fett werden. Besser ist im Ganzen gegarter Fisch (wie Dorade mit Zitrone, Knoblauch und Koriander) oder gegrilltes Huhn ohne Haut.

Japanisch: Mit der japanischen Küche verbindet man zuallererst Sushi. Die Algenblätter, in die die Sushi-Portionen eingerollt werden, sind zwar supergesund, da sie außer den Vitaminen A, E und B_{12} auch noch jede Menge Mineralstoffe wie Magnesium, Jod und Eisen enthalten, und von daher bestens für die Diät geeignet. Der Reis steht bei der HCG-Diät allerdings auf dem Index. Sushi muss deshalb leider vom Speiseplan gestrichen werden – Sashimi dagegen (rohe Fischfilets, die in Sojasoße getunkt werden) ist absolut ideal. Auch die klassische Misosuppe entspricht den Anforderungen der Begleitdiät, und Spezialitäten wie gesalzene Edamamebohnen oder gedämpfte Garnelen sind ebenfalls »diätkonform« kohlenhydratarm und eiweißreich. Die Grundlage japanischer Küche bilden Reis, Fisch, Meeresfrüchte, Tofu, Eier und frisches Gemüse, die gedämpft, gedünstet oder roh zubereitet werden. Fleisch wird eher selten verwendet. Geschmacksintensive Gewürze kommen oft zum Einsatz – wie Wasabi-Meerrettich und eingelegter Ingwer. Auch das traditionelle japanische Getränk – grüner Tee – ist hervorragend für die Diät geeignet, da er null Kalorien enthält und zudem ein erstklassiger Freie-Radikale-Killer ist.

Chinesisch:»Die« chinesische Küche ist schwer auszumachen. Was in deutschen China-Restaurants serviert wird, ist meistens eine den deutschen Geschmacksvorlieben angepasste Mixtur der acht Regionalküchen Anhui, Fujjian, Hunan, Jiangsu, Kanton, Shandong, Sichuan und Zhejjiang. All diese regionalen Unterschiede haben jedoch eine gemeinsame kulinarische Schnittmenge – nämlich das Nichtverwenden von Milchprodukten, da in Asien fast die gesamte Bevölkerung unter Laktoseintoleranz leidet. Die China-Restaurants in Deutschland arbeiten leider oft mit viel Natriumglutamat, Stärke und Zucker und sind daher für die Diät eher nicht geeignet. Darüber, ob hochproteinhaltige Insekten wie Grillen oder das Fleisch von Krokodilen, Ratten oder Meerschweinchen, wie es in der original chinesischen Küche verwendet wird, für die Diät geeignet sind, kann ich nur spekulieren. Ob der Verzehr ethisch und tierschutzrechtlich vertretbar ist, ist eine andere Frage.

Indisch: Die indische Küche bietet eine außergewöhnlich große Vielfalt an vegetarischen Gerichten, da Fleisch nur selten verwendet wird. Sie beinhaltet einige besonders für Veganer und Vegetarier diätgeeignete Gerichte. Ein Beispiel ist»Dal«, eine relativ klare (also nicht dick eingekochte) Linsensuppe mit Curry und frischem Ingwer und Koriander. Auch»Aloo Gobi«, ein sehr pi-

kantes Gericht aus Linsen, Kartoffeln, Blumenkohl und Curry, ist
für Vegetarier und Veganer während der Diätphase gut geeignet.
In meinen Begleitdiät-Rezepten habe ich deshalb eine Variante
ohne die zu kohlenhydrathaltigen Kartoffeln kreiert. Einen großen Bogen müssen Diätwillige um Kokosmilchgerichte, Joghurt-
Dips und »Pakora«-Gerichte (in Kichererbsenmehl frittiertes Gemüse, Fisch oder Fleisch) machen. Auch die Reisbeilage bleibt
selbstverständlich tabu. Bei Fleisch und Fisch können Sie allerdings zugreifen. Mageres Lammfleisch (z.B. in scharfer Korian-
dersoße) liefert wertvolles Protein. Und auch Hühnerfleisch, oft
auf »Tandoori«-Art mariniert und in speziellen Lehmöfen geba-
cken, ist empfehlenswert: Das Ergebnis sind sehr würzige, oft rot
gefärbte, butterzarte und sehr magere Hühnerfleischstücke. Die
meisten indischen Gerichte sind Currys, verfeinert mit etlichen
exotischen Gewürzen, von denen nicht alle mit Kokosmilch zubereitet sind. Die Gewürzmischungen – Masalas genannt – sind
meist individuell kreiert und sehr variantenreich. Oft werden
20 oder mehr verschiedene Gewürze verwendet. Der Vorteil: Auch
fettarme – und somit diätgeeignete Gerichte – schmecken aromatisch und interessant.

Vietnamesisch: Sushi war gestern. Der neueste Trend der Berliner
»Prenzl-Berg«-Szene lautet: Man geht zum »Vietnamesen«. Auch
im Zuge der HCG-Diät ist diese Küche zu empfehlen, die ähnlich
der thailändischen aus vorwiegend rohen oder nur kurz blan-
chierten Zutaten besteht. Die vietnamesische Küche ist fettarm,
vitalstoffreich und verwendet viele gesunde Kräuter und Gewürze wie Koriander, Knoblauch und Ingwer. Es werden viel Fisch,
wenig Fleisch und vor allem jede Menge Krabben zubereitet, die
es in Vietnam reichlich gibt. Zum Würzen der Gerichte wird statt
Sojasoße meist Fischsoße verwendet. Auch die vielen frischen,
würzigen Salatvariationen, die unter anderem auch mit rohem

Fleisch zubereitet werden, sind meist mit Fischsoße verfeinert. Die Hauptzutat vietnamesischer Currys ist Koriandergrün. Weil die Currygerichte in Vietnam nicht so viel Chili enthalten, sind sie nicht so scharf und außerdem sehr viel dünnflüssiger als die indischen oder thailändischen Varianten.

Italienisch: Das ist nun wirklich kein Geheimnis mehr: Die mediterrane bzw. italienische Küche eignet sich bestens für jede Diät. Nicht umsonst gibt es zahlreiche Bücher zur sogenannten Mittelmeerdiät, der die naturbelassenen, frischen und fettarm zubereiteten Zutaten dieser Küche zugrunde liegen. Gegrillter Fisch, in Zitronensaft gegartes Fleisch, mit wertvollem Olivenöl angemachte Salate, frische Gewürze wie Petersilie, Thymian, Oregano, Knoblauch, Zitronensaft, Pfeffer und Meersalz. Einen großen Bogen müssen Diätler allerdings um die sogenannten Primi Piatti machen, die beliebten Pasta-, Reis- oder Gnocchigerichte, die in Restaurants gerne vor den Fleisch- oder Fischgerichten serviert werden und die allesamt zu fett- und kohlenhydrathaltig sind. Auch Pizza ist während der Diätphase nicht geeignet.

Griechisch: Auch die griechische Küche zählt zu den diätgeeigneten sogenannten Mittelmeer-Küchen. Hervorzuheben sind hier die vielen Gerichte, die mageres gegrilltes Fleisch oder Fisch enthalten und oft mit Krautsalat (sehr diätfreundlich, allerdings nur in Kombination mit Salz, Pfeffer, Zitronensaft und etwas Leinöl!) serviert werden. Außer Knoblauch sind Oregano, Salbei und Majoran die aromagebenden Gewürze. Sehr häufig wird in der griechischen Küche Lammfleisch verwendet, das besonders viel L-Carnitin enthält – ein Eiweiß, das für Fetttransport und Lipidverbrennung verantwortlich ist. Empfehlenswert ist auch der viel zitierte griechische Hirtensalat mit Gurken, Zwiebeln, Tomaten und Schafskäse. Nur, dass man in der Diätphase statt Schafskäse

fettarmen Hüttenkäse oder noch besser Tofu verwenden sollte.
Und wenn das landestypische Zaziki aus mit Mineralwasser ver-
dünntem Magerquark statt Joghurt zubereitet wird und ansonsten überwiegend aus frisch geraspelter Salatgurke und zerdrück-
ten Knoblauchzehen, Salz und Pfeffer besteht, ist auch dieses
Gericht für die HCG-Begleitdiät geeignet.

Türkisch: In der türkischen Küche dominiert frisches Gemüse:
Auberginen, Paprika, Zucchini, Tomaten oder Karotten werden
variantenreich zubereitet. Gedünstet, gebraten, frittiert, gekocht –
und mit Joghurt serviert. Es wird mariniert, kalt und warm gegessen, mit Reis oder Hackfleisch gefüllt. Neben Gemüse spielen
Lamm-, Kalb- und Rindfleisch sowie Hühnchen eine große Rolle
in der Küche der Türkei. Auch Fische und Meeresfrüchte werden
gerne zubereitet. Ein weiteres bekanntes und beliebtes Getränk in
der Türkei ist Ayran, Joghurt mit Wasser verdünnt und leicht ge-
salzen. Gekühlt serviert, ist es an heißen Tagen äußerst erfrischend. Das in Deutschland bekannteste türkische Gericht ist sicherlich der Döner. In meinen veganen Rezepten habe ich eine
Diätvariante dieses »Balkan-Hamburgers« kreiert – aus Rotkohl,
Seidentofu, Gurken, Knoblauch und Seitan.

Französisch: Die Franzosen (besonders in der Provence) ernten
beneidenswert aromatisches Gemüse. Wer einmal in Südfrank-
reich eine frische Tomate vom Markt gekostet hat, weiß, wovon
ich spreche. Dagegen wirken die meisten deutschen Produkte wäs-
srig und schal. Kein Wunder also, dass bei derartig erstklassigen
und aromatischen Zutaten fast automatisch köstliche Gerichte
entstehen. Ratatouille, Salate, Gemüsesuppen – all diese Gerichte
sind diätkompatibel. »Boeuf Bourguignon« oder »Boeuf Stro-
ganoff«, »Coq au vin« oder die pfannkuchenartigen, mit verschiedenen Zutaten gefüllten »Galettes« dagegen weniger. In der Bre-

tagne dominieren Fischgerichte: Austern, Hummer, Miesmuscheln, fangfrischer Fisch – all dies eignet sich hervorragend für die HCG-Begleitdiät. Besonders herauszuheben sind die »Bouillabaisse«, die berühmte französische Fischsuppe, die es in pürierter oder klarer Variante gibt, sowie der »Salade niçoise« aus Bohnen, Thunfisch, Zwiebeln, grünem Salat, Tomaten und gekochtem Ei. Weglassen muss man hierbei lediglich die Kartoffeln und die Oliven – und bei der Bouillabaisse die Aioli (Knoblauchmayonnaise), den Parmesankäse, der manchmal über die Suppe gerieben wird, sowie das geröstete Knoblauchbaguette.

Spanisch/Portugiesisch: Ganz oben auf der Hitliste der HCG-Diät-geeigneten Gerichte steht »Gazpacho« – quasi der Ur-Smoothie der Spanier: Eine eisgekühlte pürierte Tomatensuppe aus Tomaten, Knoblauch, Salatgurken, grüner Paprika, Essig, Wasser und Salz. »Paella«, das spanische Nationalgericht, ist dagegen wegen seines hohen Reisanteils für die Diät nicht zu empfehlen. Auch die »Tapas«, die fantasievollen spanischen Vorspeisen (in Öl eingelegte Sardinen oder Artischocken, Merguez-Wurst, Tortillas aus Ei und Gemüse, frittierte Garnelen u.v.m.), sowie die kleinen Kartoffeln und die als Dip so beliebten Mojo-verde- und -rojo-Soßen müssen wegen ihres zum Teil sehr hohen Fett- und Kohlenhydratgehalts während der HCG-Diät leider unangetastet bleiben. Fisch, Meeresfrüchte und Schalentiere dagegen können bedenkenlos (natürlich ohne Sättigungsbeilage) verzehrt werden. Auch die zahlreichen spanischen Eintopfgerichte aus Paprika, Tomaten, Zucchini und Auberginen, Lamm, Schweinefleisch oder Fisch sind in der Mehrzahl fettarm und wenig kohlenhydrathaltig. Auffällig an der spanischen Küche ist, dass es selten Rindfleisch gibt und Kräuter und Gewürze eher sparsam verwendet werden. Ein spanischer HCG-Diät-Geheimtipp sind »Pimientos de Padrón«, kleine grüne Paprikaschoten, die klassischerweise im Ganzen nur mit grobem Meersalz bestreut gebraten werden. Backt man sie im Ofen ohne Fettzugabe auf Backpapier oder brät sie in einer beschichteten Pfanne ohne Fettzugabe, sind sie aufgrund ihres hohen Vitamin-C-Gehalts und ihrer niedrigen Kohlenhydratmenge ideal für die HCG-Diät.

Mexikanisch: Mais, Mais und noch mal Mais: Der Grundstoff der mexikanischen Küche ist aus den meisten Gerichten nicht wegzudenken – und macht sie deshalb für die HCG-Diät leider ungeeignet. Tacos, Tortillas, Quesadillas und Enchiladas, die meist auch noch mit Käse, fettreicher Guacamole (gewürztes Avocadomus mit Tomaten, Chili, Zwiebeln und Knoblauch), Schmand und kohlenhydratreichem Bohnenmus gefüllt sind, stehen also auf dem Index. Zum Verfeinern und Würzen von diätgeeigneten Gerichten anderer Küchen eignet sich allerdings die »Salsa Mexicana«, eine scharfe Tomatensoße aus rohen Zwiebeln, Koriander, Zitronensaft und Chili, auch bekannt als »Tabasco«. Überhaupt sind die verschiedenen Chilisorten Mexikos zum geschmacklichen Experimentieren während der Diät sehr zu empfehlen: Mutige und vor allem schärfetolerante Diätler dürfen sich gern durch das Angebot der verschieden scharfen und aromatisch unterschiedlichen Chipotle-, Pulla-, Catarania-, Serrano-, Pasilla- oder Guajillo-Schoten arbeiten – frisch, getrocknet, gerieben oder eingelegt. In meinen veganen Rezepten habe ich außerdem eine fleischlose HCG-Diät-Version des klassisch mexikanischen »Chili con carne« kreiert.

Syrisch (Naher Osten): Für die HCG-Diät auf jeden Fall zu empfehlen ist eines meiner Lieblingsgerichte, nämlich der klassische syrische »Tabouleh«-Salat aus Tomaten, Bulgur, Zitronensaft und gehackter Petersilie – zumindest, wenn man den Bulguranteil dabei fast gen null ausfallen lässt. Wer einmal in einem sy-

rischen Restaurant gegessen hat, weiß die geschmackliche Vielfalt des Landes, die sich in oft bis zu 25 verschiedenen Vorspeisen dokumentiert, zu schätzen. Die »Mazza« (so die Bezeichnung
der Vorspeisenvariationen) werden in kleinen Schüsselchen vor
dem eigentlichen Essen gereicht – sind aber nur mit wenigen Ausnahmen diätgeeignet, da größtenteils zu fett- und kohlenhydrathaltig. Deshalb: Um klassisches Auberginenmus, Kichererb-
senpüree (bekannt als »Hummus«) und Frittiertes bitte einen
großen Bogen machen! Leider betrifft dies auch viele der Haupt-
gerichte, die oft mit Rosinen, Nüssen, Knoblauch und Chilis zubereitet werden und eine süßlich-würzige Note haben. Lamm-
und Hühnerfleisch bilden die Grundlage der von Reis dominierten
Gerichte, die Aprikosen, Granatäpfel, Datteln oder Feigen bein-
halten und deren süßliches Aroma durch Kreuzkümmel, Minze, Kardamom, Zimt, Safran, oder Sesam unterstrichen wird.
Schweinefleisch ist in Syrien wie in allen anderen moslemischen
Ländern tabu.

Marokkanisch (Afrika): In Nordafrika werden überwiegend
Schmorgerichte zubereitet, die in sogenannten Tajines (Kasse-
rollen mit speziellem Deckel) gegart werden. Die Eintöpfe aus
Lamm, Huhn, Gemüse oder Fisch sind meist sehr fettarm, aber
getreidereich und deshalb nicht für die Diät geeignet. Auch das in
Deutschland sehr beliebte »Couscous« aus gewürztem und mit
Fleisch oder Gemüse gemischtem Hartweizengrieß ist zwar fettarm, aber leider zu kohlenhydrathaltig für die HCG-Diät. Gewürztes, gegrilltes Lamm- oder Hühnerfleisch ist für die HCG-
Diät natürlich bedenkenlos zu empfehlen – genau wie das marok-
kanische Nationalgetränk: Pfefferminztee.

Karibisch: Die karibische Küche katapultiert sich mit den für sie
zwei wesentlichen Zutaten bezüglich der HCG-Diät ins Aus: Ko-

kosmilch und Früchte wie Ananas, Bananen, Mango, Passionsfrucht und Papaya! Da viele karibische Gerichte auf diesen Zutaten basieren, die zu viel Zucker (Früchte) bzw. Fett (Kokosmilch) enthalten, kommen sie für die HCG-Diät leider auf den Index. Auch die oft verwendeten Süßkartoffeln sind zu kohlenhydrathaltig. Die für die karibische Küche essenziellen fangfrischen Fische und Meeresfrüchte jedoch (Langusten, Seebarsch, Red Snapper oder die rosafarbene Conch-Muschel mit ihrem festen weißen Fleisch) eignen sich, kombiniert mit Salat oder als Suppe, perfekt für die Diät.

Nordeuropäisch: Die klassische deutsche, englische, dänische und schwedische Küche eignet sich nicht besonders für die Diät, da sie meist sehr fett, sehr kalorienhaltig und relativ vitaminarm ausfällt. Auch ist in den nordischen Küchen oft die Größe der Portion wichtiger als die geschmackliche Raffinesse, die meist nur aus Pfeffer und Salz besteht. Einzig das Sauerkraut sticht als geeignet für die HCG-Diät heraus, da es sehr kalorien- und kohlenhydratarm, vitalstoffreich und dadurch gesund ist. Geht man noch weiter nördlich, steigt auch der Fettgehalt: Viele Eskimos ernähren sich von Robbenfett, das ein Südeuropäer in diesen Mengen wohl kaum vertrüge oder verstoffwechseln könnte.

US-amerikanisch: Denkt man an die amerikanische »Küche«, denkt man an riesige Portionen von Fast Food wie Hamburger, Pommes frites, Hot Dogs, Donuts und Cola. Diese kulinarischen Freveleien »Küche« zu nennen, ist sicher übertrieben. Dass sie für die HCG-Diät ungeeignet sind und zudem maßgeblich Schuld an der Verfettung der Weltbevölkerung tragen, versteht sich von selbst. Sicherlich gibt es im trendbewussten New York aber mittlerweile jede Menge vegane, vegetarische und biozertifizierte Restaurants, und auch in der Südstaaten-Küche gibt es bestimmt

HCG-Diät-geeignete Rezepte – die Recherche hierzu würde aber zu sehr ins Detail gehen.

Russisch: Die russische Küche ist generell viel zu fett, zu kohlenhydratlastig und verwendet zu wenig frisches Gemüse, um sich für die HCG-Diät zu eignen. Der hohe Fettgehalt hat seinen Grund: Um die langen, kalten russischen Winter zu überleben, benötigten die Einwohner Gerichte mit extrem hohem Brennstoffanteil. Ein Beispiel für die zu fette russische Küche sind »Pelmeni« – das russische Nationalgericht. Pelmeni sind in Wasser oder Brühe gekochte und mit Fleisch gefüllte Teigtaschen, die man entweder als Suppeneinlage oder als Hauptgericht isst und dazu mit Butter oder Schmand übergießt und mit Petersilie bestreut. Um den zum Teil achtmonatigen Winter zu überstehen, verwendet die russische Küche viele »haltbare« Zutaten wie eingemachtes Obst und Gemüse (Rote Bete, Salzgurken, Sauerkraut) oder »lagerfähiges«, robustes Gemüse wie Rüben und Kohl. Nur in den wenigen Sommermonaten kommen erntefrische, kohlenhydratärmere Zutaten auf den Tisch. Einzig die drei klassischen russischen Suppen bzw. Eintöpfe »Borschtsch«, »Soljanka« und »Schtschi« finden in der HCG-Begleitdiät Verwendung: Borschtsch ist ein Eintopf aus Roter Bete, Weißkohl und Kümmel, der so lange eingekocht wird, bis er so dickflüssig ist, dass der Löffel im Topf »steht«. »Soljanka« ist ein säuerlicher Eintopf aus Sauerkraut, eingelegten Gurken, Gemüse und Pilzen und »Schtschi« eine säuerliche Suppe aus Weißkohl und Fleisch. Zu allen drei Gerichten wird saure Sahne bzw. Schmand gereicht. In den Rezepten der von mir konzipierten HCG-Begleitdiät findet sich eine »Borschtsch«-Variante ohne Schmand oder saure Sahne.

Kapitel 12

Meine exklusiven Rezepte für 30 Tage

Tag 1 – »Loading day«:

An diesem Tag wird jede Mahlzeit bewusst genossen und noch so gegessen, wie Sie mögen und es gewohnt sind (siehe Seite 96). Alles ist erlaubt.

Tag 2 – »Loading day«:

Der nächste Tag bietet die gleichen kulinarischen Freiheiten wie Tag 1 und ist somit ein weiterer Vorbereitungstag.

Ab Tag 3:

Jetzt wird es ernst: Ab heute beginnt die Diät! 500 bis 600 Kalorien (800 kcal in besonderen Fällen) pro Tag sind erlaubt – Zwischenmahlzeiten mitgerechnet. Wichtig ist, die Mindestkalorienzufuhr von 500 Kalorien auf keinen Fall zu unterschreiten! Es bringt keine besseren Erfolge, Mahlzeiten auszulassen – im Gegenteil. Auch rate ich dringend, während der Diätphase zwei Mahlzeiten pro Tag einzunehmen – im Idealfall mittags und abends.

Die nachfolgenden Rezepte für alle 30 Diättage sind auf 500 bis 600 Kalorien pro Tag ausgelegt – jeweils für 1 Person. Falls Ihr begleitender Arzt empfohlen hat, 800 Kalorien täglich zu essen (z.b. bei besonders großen Menschen oder Sportlern), kann zusätzlich noch ein Frühstück genossen werden. Im Normalfall entfällt das Frühstück bzw. besteht es möglichst nur aus heißem Wasser mit Zitronensaft, Kaffee oder Tee ohne Milch, Sahne und Zucker. Die Mittagsmahlzeit sollte zwischen 12 und 13 Uhr eingenommen werden, die Abendmahlzeit zwischen 18 und 19 Uhr.

Die Mahlzeiten sind optimal auf einen ausreichenden Proteinbedarf abgestimmt und ausgewogen in Bezug auf essenzielle Fettsäuren, Mineralstoffe, Vitamine und Ballaststoffe. Eine zusätzliche Einnahme von Nahrungsergänzungsmitteln ist daher nicht notwendig (bei normaler gesundheitlicher Ausgangssituation) bzw. nur bei vorher medizinisch festgestelltem Mangel sinnvoll.

Die Spielregeln

Die Rezeptvorschläge sind nicht explizit an die hier angegebenen Tage gebunden und können nach Belieben variiert oder wiederholt werden. Wichtig dabei ist nur, die vorgeschriebene Kalorienzahl von nicht mehr als höchstens 600 Kalorien (inkl. Zwischenmahlzeiten) pro Tag einzuhalten. Je biologischer die Zutaten (das gilt insbesondere auch für Fisch und Fleisch), desto besser, geschmacksintensiver und gesünder. Sinnvoll ist es, am Wochenanfang jeweils für eine ganze Woche einzukaufen, Fisch- und Fleischportionen abzuwiegen und einzufrieren. Selbstverständlich sind auch Gerichte für Vegetarier oder Veganer dabei.

Ideen fürs Frühstück

Zucker ist tabu, deshalb fällt ein Frühstück, wie die meisten Menschen es kennen und täglich einnehmen, aus. Kein Latte

Macchiato mit Milch und Zucker, kein Brötchen mit Marmelade, keine gezuckerten Cornflakes mit Milch. Für Freunde salziger »Breakfasts« ist die Umstellung nicht ganz so groß. Kaffee und Tee dürfen Sie natürlich trinken, allerdings nur schwarz bzw. mit fettarmer Magermilch. Im Idealfall lässt man das Frühstück während der HCG-plus-Diät – bis auf das wach machende Heißgetränk – gänzlich weg, um noch möglichst viele Kalorien für die Mittag- und Abendmahlzeiten übrig zu haben. Wer dennoch nicht darauf verzichten mag, dem seien die Rezepte auf den nachfolgenden Seiten ans Herz gelegt.

Grüner Gemüse-Smoothie

50 g Grünkohl

50 g Brokkoli

1 cm Ingwerwurzel

1/2 Apfel

1 Grünkohlblätter waschen und trocken schütteln. Brokkoli putzen und waschen. Ingwer schälen. Apfel waschen, vierteln und entkernen.

2 Grünkohlblätter, Brokkoli, Ingwer und Apfel in einen Mixer geben und mit Wasser auf 1/4 l auffüllen. Alles fein pürieren.

 Eiweiß: 4 g, Fett: 0,5 g, KH: 9 g, Kalorien: 55 kcal

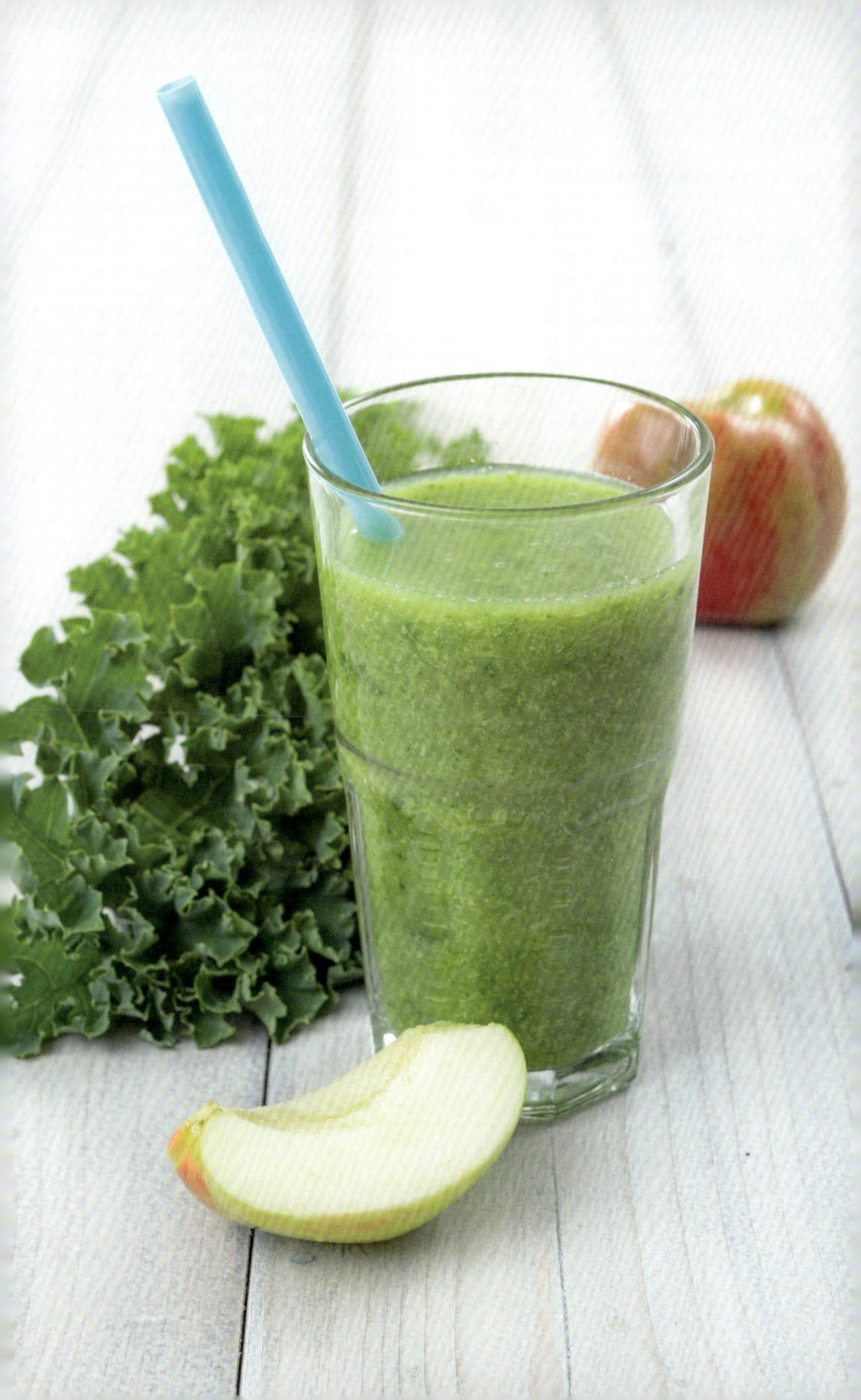

Buntes Omelette

6 Champignons
1 Zwiebel
1 Tomate
1/2 Zucchini
2 Scheiben magerer Kochschinken
Pfeffer, Salz und Chili
1 Ei
2 EL fettarme Milch (0,3 Prozent Fett)

1 Champignons putzen und vierteln. Zwiebel schälen und hacken. Tomate und Zucchini waschen und in kleine Würfel schneiden. Schinken klein schneiden.

2 Alles in eine beschichtete Pfanne geben und darin ohne Fettzugabe anbraten. Nach Belieben mit Pfeffer, Salz und Chili würzen.

3 Das Ei mit der Milch verquirlen und über das Gemüse gießen. Dann das Omelette zur gewünschte Garstufe braten. Zusammenklappen, auf einem Teller anrichten und nach Belieben mit Basilikum garnieren.

 Eiweiß: 20 g, Fett: 6 g, KH: 6 g, Kalorien: 158 kcal

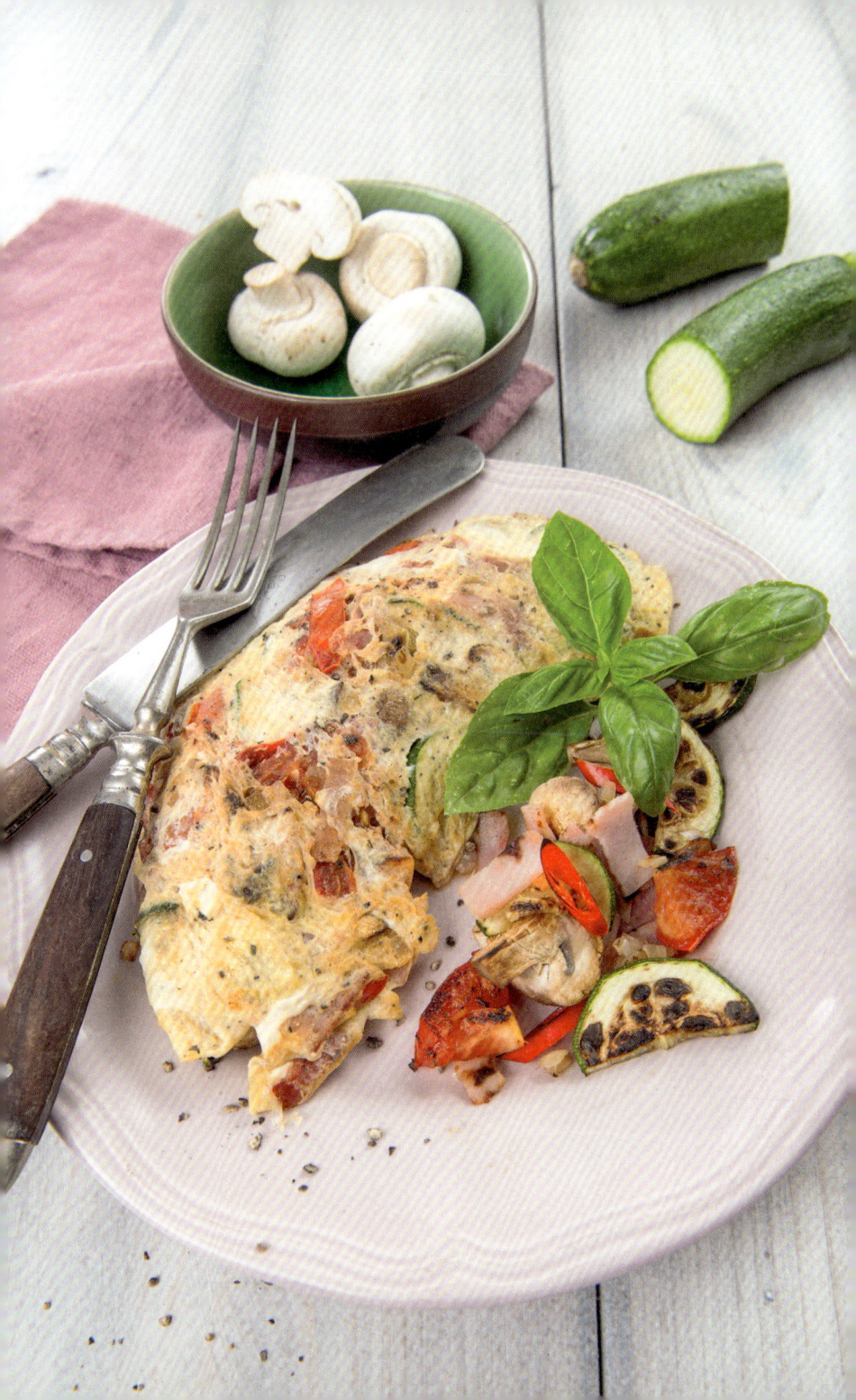

Gemüsequark

100 g Magerquark (0,5 Prozent Fett)
1 TL Leinöl
Pfeffer, Salz
1 Karotte
1/2 Gurke

1 Quark mit Leinöl, Pfeffer und Salz mischen. Karotte und Gurke schälen, hacken und untermischen.

 Eiweiß: 17 g, Fett: 3 g, 14 g KH, Kalorien: 151 kcal

Kräuterseitlinge mit Putenbrust und Thymian

100 g Kräuterseitlinge
Salz, Pfeffer
2 Scheiben geräucherte Putenbrust
getrockneter Thymian

1 Kräuterseitlinge putzen, klein schneiden und in einer beschichteten Pfanne ohne Fettzugabe heiß anbraten. Mit Salz und Pfeffer würzen.
2 Putenbrust in kleine Quadrate schneiden, mit 1 Prise Thymian unter die Seitlinge mischen und noch 1 Minute garen.

 Eiweiß: 12 g, Fett: 1 g, KH: 5 g, Kalorien: 77 kcal

Linsen-Pflanzerl mit Bündner Fleisch

50 g braune Linsen
Salz
1 Zwiebel
1/2 Chilischote
etwas Petersilie
1 Ei
Pfeffer
4 dünne Scheiben Bündner Fleisch

1 Linsen in Salzwasser aufkochen und quellen lassen, bis sie weich sind. Überschüssiges Wasser abgießen.
2 Inzwischen die Zwiebel schälen und hacken. Chili entkernen und hacken. Petersilie waschen, trocken schütteln und klein hacken.
3 Backofen auf 200°C vorheizen. Ein Backblech mit Backpapier auslegen. Linsen in Schüssel geben und mit dem Ei und den gehackten Zutaten vermengen. Mit Salz und Pfeffer nach Belieben würzen.
4 Linsenmasse zu handtellergroßen Frikadellen formen und auf das Blech setzen. Im Ofen auf der mittleren Schiene ca. 30 Minuten backen. Mit Bündner Fleisch servieren.

 Eiweiß: 14 g, Fett: 4 g, KH: 4 g, Kalorien:108 kcal

Tag 3 bis 30
(je 1 Rezept für Mittag- und Abendessen)

Tag 3 – Mittagessen

Scharf-saurer krosser Rindfleischsalat

1 mittelgroße Salatgurke
2 zarte Stangen Staudensellerie
2 Frühlingszwiebeln
3 Stängel Koriander
1 TL Sojaöl
150 g Rinderbeefhack
Salz, Pfeffer
2 EL Fischsoße
1 TL Sojasoße
5 Tropfen geröstetes Sesamöl
Saft von 2–3 Limetten
1 Chilischote
2 Knoblauchzehen

1 Gurke schälen, halbieren und die Kerne mit kleinem Löffel ausschaben (können im Kühlschrank für das Gurkensüppchen des nächsten Tages aufgehoben werden). Dann in ca. 3 mm dicke Scheiben schneiden. Sellerie putzen, evtl. Oberhaut abziehen und in ca. 5 mm dicke Scheiben schneiden. Frühlingszwiebeln putzen, waschen und weiße Zwiebel in feine Ringe, grünen Lauch in 5 mm breite Ringe schneiden. Koriander waschen, trocken schütteln und fein hacken.

2 Für die Salatsoße die Zutaten in einem gut verschlossenen Glas durchschütteln. Chili entkernen und hacken. Knoblauch schälen und hacken. Beides mit der Salatsoße vermengen.

3 Das Öl in einer beschichteten Pfanne erhitzen und das Beefhack darin scharf anbraten. Mit Salz und Pfeffer würzen, sodass sich die einzelnen Körner voneinander lösen und kross werden.

4 Gurke, Sellerie und Frühlingszwiebeln mit der Salatsoße vermengen, krosses Rinderhack und Koriander darüberstreuen und den Salat sofort servieren.

 Eiweiß: 35 g, Fett: 3 g, KH: 10 g, Kalorien: 207 kcal
Zubereitungsdauer: ca. 25 Minuten

Tag 3 – Abendessen

Grüner Spargel mit Dorschfilet

6 Stangen grüner Spargel

Meersalz

100 ml Wasser

150 g Dorschfilet (ohne Haut)

geschroteter schwarzer Pfeffer

1 TL frische Thymianblättchen

ggf. Bratschlauch

1 Den Backofen auf 180°C (Umluft) vorheizen. Spargel im unteren Drittel schälen und waschen, mit Salz bestreuen und auf den Boden des Bratschlauchs legen. 100 ml Wasser dazugießen.

2 Dorschfilet waschen und trocken tupfen, pfeffern, salzen und über Spargel in den Bratschlauch geben. Thymian darüberstreuen und Fisch und Spargel im Ofen ca. 20 Minuten garen. (Alternativ beides in Alufolie gewickelt garen.)

3 Den Bratschlauch aus dem Ofen nehmen und Fisch und Spargel auf einem Teller anrichten.

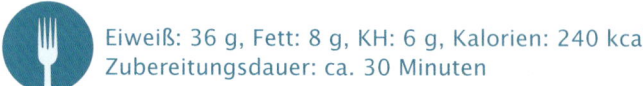

Eiweiß: 36 g, Fett: 8 g, KH: 6 g, Kalorien: 240 kcal
Zubereitungsdauer: ca. 30 Minuten

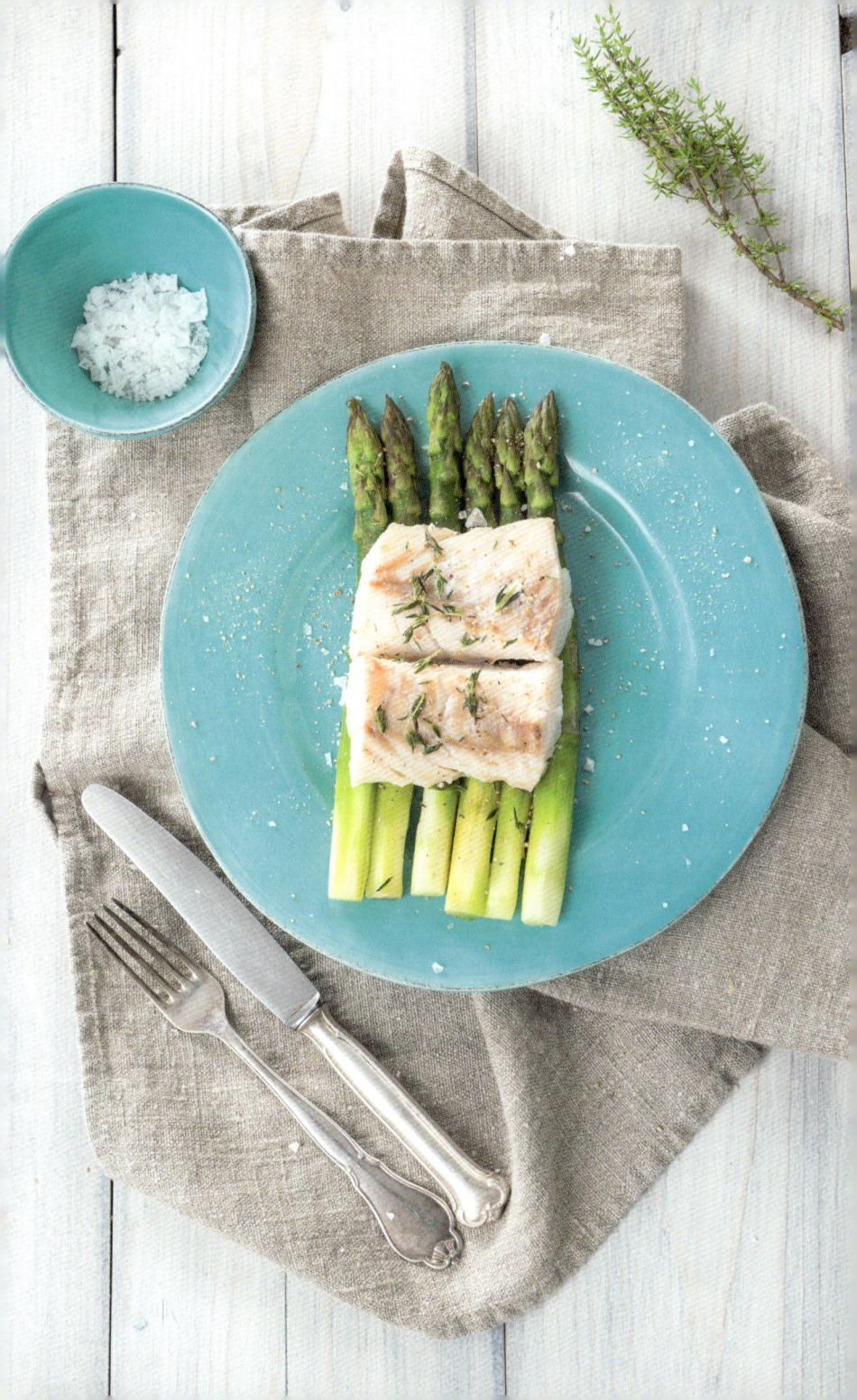

Tag 4 – Mittagessen

Kaltes Gurkensüppchen mit Krabben

1 mittelgroße Gurke
1 TL Salz
2 Stängel frische Minze
2 Stängel Dill
100 g Magerquark (0,5 Prozent Fett)
300 ml Wasser
Saft von 1/2 Zitrone
2 Knoblauchzehen (nach Belieben)
100 g vorgegarte Krabben
1 TL Leinöl
geschroteter weißer Pfeffer

1 Gurke waschen und in ein Sieb raspeln. Mit Salz vermengen und ca. 30 Minuten entwässern, dabei das Wasser auffangen. Die Gurkenraspel in eine große Schüssel geben. Minze und Dill waschen, trocken schütteln und fein hacken.

2 Magerquark (evtl. mit den Gurkenkernen vom Vortag), Gurkenwasser, 300 ml Wasser und Zitronensaft (Menge nach Geschmack) in einen hohen Rührbecher geben und alles mit dem Stabmixer pürieren.

3 Gurkenraspel, Minze und Dill mit zerdrücktem Knoblauch vermengen, zur Quarksoße geben und zugedeckt ca. 1,5 Stunden kühl stellen.

4 Zum Servieren die Suppe in einen tiefen Teller geben, die Krabben daraufsetzen und mit Leinöl, Dill und Minzeblättern garnieren und mit Pfeffer bestreuen.

 Eiweiß: 38 g, Fett: 5 g, KH: 10 g, Kalorien: 237 kcal
Zubereitungsdauer: ca. 2 Stunden

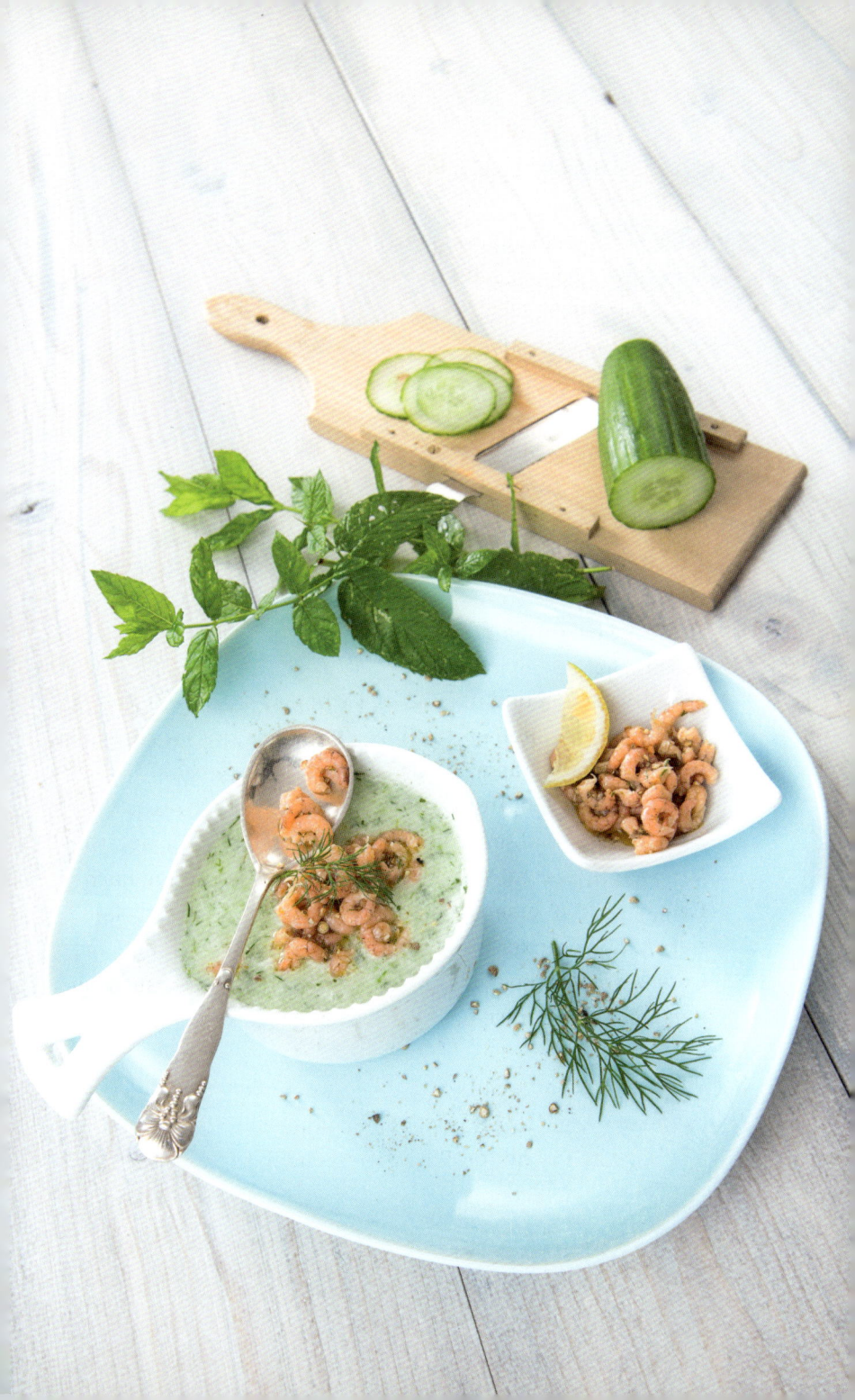

Tag 4 – Abendessen

Tomaten-Paprika-Letscho
mit gegartem Schweinefilet

3 mittelgroße Tomaten
1 gelbe Paprika
Salz
150 g Schweinefilet
Mineralwasser zum Garen
geschroteter weißer Pfeffer

1 Tomaten waschen und klein schneiden. Paprika putzen, waschen und in Streifen schneiden. Beides mit Salz in einen Topf geben und so lange kochen, bis eine sämige Soße mit Stückchen entsteht.

2 Eine beschichtete Pfanne erhitzen, Mineralwasser dazugeben und aufkochen. Sobald das Mineralwasser kocht, das Schweinefilet in die Pfanne geben. Sobald das Wasser verdampft ist, frisches Wasser dazugeben und das Fleisch wenden. Diese Prozedur so lange wiederholen, bis das Fleisch gar ist.

3 Dann das Fleisch ohne Wasser noch etwas in der Pfanne lassen, um ihm Farbe zu geben. Das Fleisch mit dem Letscho auf einem flachen Teller anrichten und mit Pfeffer bestreuen.

Eiweiß: 37 g, Fett: 4 g, KH: 16 g, Kalorien: 248 kcal
Zubereitungsdauer: ca. 25 Minuten

Tag 5 – Mittagessen

Salat mit Thunfisch und frischem Tofu

2 Köpfe Baby-Römersalat
1 mittelgroße rote Zwiebel
1/2 Chilischote
10 Cocktailtomaten
2 cm Ingwerwurzel
2 Stängel Koriandergrün
100 g Thunfisch in eigenem Saft (aus der Dose)
100 g Tofu natur

Für die Salatsoße:
Saft von 1 Zitrone
5 Tropfen geröstetes Sesamöl
1 Schuss Sojasoße
1 Msp. Wasabi-Paste

1 Salatköpfe putzen und in ca. 1 cm breite Ringe schneiden, waschen und trocken schleudern. Zwiebel schälen und in feine Streifen schneiden. Chilischote entkernen und in feine Ringe schneiden. Tomaten waschen. Ingwer schälen und hacken. Koriander waschen und trocken schütteln, die Blätter abzupfen, die Stängel hacken. Salat, Zwiebel, Chili, Tomaten, Ingwer und Korianderstängel vermengen und auf einem Teller als Kreis anrichten.

2 Für die Salatsoße Zutaten in verschlossenem Glas gut durchschütteln.

3 Saft aus der Thunfischdose abgießen, Tofu in kleine Würfel schneiden. Thunfisch und Tofu dekorativ mittig auf dem Teller anrichten. Die Salatsoße darübergießen und den Salat mit Korianderblättern bestreuen.

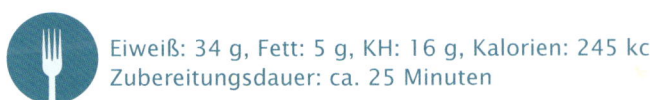

Eiweiß: 34 g, Fett: 5 g, KH: 16 g, Kalorien: 245 kcal
Zubereitungsdauer: ca. 25 Minuten

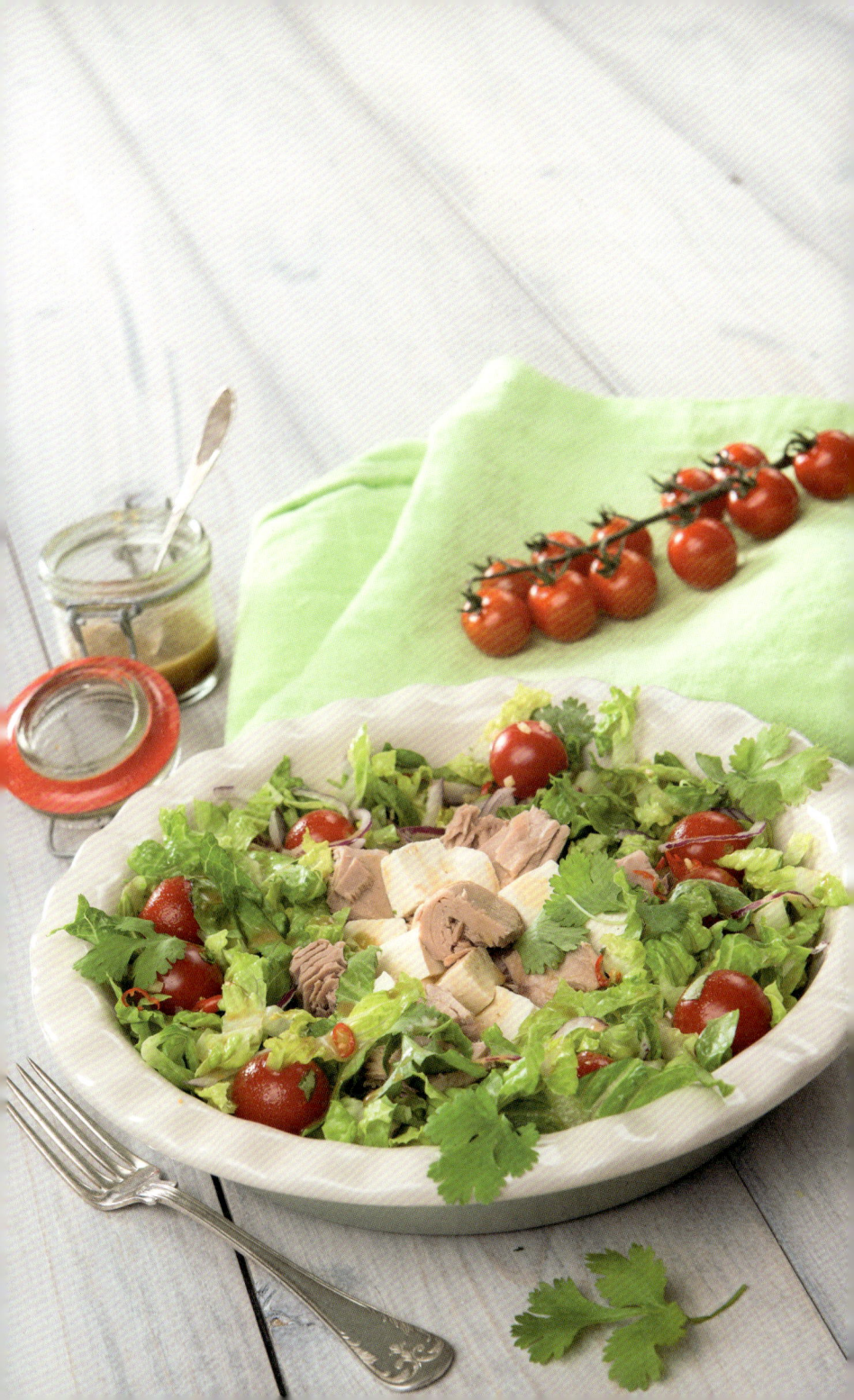

Tag 5 – Abendessen

Omelette végétarien (vegetarisch)

1 mittelgroße Zucchini
10 Cocktailtomaten
4 braune Champignons
etwas Schnittlauch
1 TL Olivenöl
2 große Eier (ca. 150 g)
Salz
1 Schuss Milch (0,3 Prozent Fett)
geschroteter schwarzer Pfeffer

1 Zucchini und Tomaten waschen, Zucchini quer feinblättrig schneiden. Champignons putzen und ebenfalls feinblättrig schneiden. Schnittlauch waschen, trocken schütteln und hacken.

2 Öl in einer beschichteten Pfanne erhitzen und Tomaten und Zucchini darin anschwitzen. Eier verquirlen, salzen, mit Milch vermengen und auf das Gemüse in der Pfanne gießen.

3 Das fertige Omelette in der Pfanne zusammenklappen und auf einem Teller anrichten. Mit Champignons, Schnittlauch und Pfeffer garnieren.

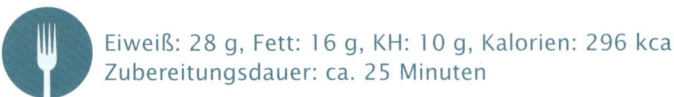

Eiweiß: 28 g, Fett: 16 g, KH: 10 g, Kalorien: 296 kcal
Zubereitungsdauer: ca. 25 Minuten

Tag 6 – Mittagessen

Vegane Salatkomposition mit knusprigem Tofu

je 1 Handvoll Radicchio, Feldsalat und Rucola
1 Karotte
3 Radieschen
Saft von 1/2–1 Zitrone
Salz
geschroteter weißer Pfeffer
1/2 EL Speisestärke
150 g Tofu natur
2 große Kräuterseitlinge
1 EL Bratöl (z.B. Sojaöl)
etwas Kresse zum Garnieren

1 Salat putzen, waschen und trocken schleudern. Karotte schälen, Radieschen waschen und beides in feine Scheiben schneiden. Alles in eine Schüssel geben und mit Zitronensaft (nach Geschmack), Salz und Pfeffer vermischen.

2 Speisestärke mit Salz und Pfeffer in einen Plastikbeutel geben. Tofu in ca. 1 cm große Würfel schneiden, in den Beutel geben und darin gut vermischen, um die Würfel rundum gut mit Stärke zu bedecken.

3 Pilze putzen. Das Öl in einer beschichteten Pfanne erhitzen und die Tofuwürfel darin kross anbraten, herausnehmen. Danach Kräuterseitlinge anbraten.

4 Den Salat auf einem Teller anrichten und die Tofuwürfel und Kräuterseitlinge mit etwas Kresse darübergeben.

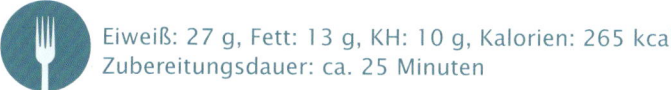

Eiweiß: 27 g, Fett: 13 g, KH: 10 g, Kalorien: 265 kcal
Zubereitungsdauer: ca. 25 Minuten

Tag 6 – Abendessen

Gedämpfter Ingwer-Apfel-Lauch mit Huhn

2 Stangen Lauch
1 saurer Apfel (z.B. Braeburn, Boskoop oder Cox Orange)
3 cm Ingwerwurzel
1 TL Olivenöl
100 ml Gemüsebrühe
150 g Hähnchenbrustfilet
Salz
Mineralwasser zum Garen
geschroteter weißer Pfeffer

1 Lauchstangen putzen, waschen und in dünne Ringe schneiden. Apfel schälen, vierteln, entkernen und grob raspeln. Ingwer schälen und fein hacken.

2 Das Öl in einem Topf erhitzen und Lauch und Ingwer darin etwas anschwitzen. Dann Apfelraspel hinzufügen, weiter einkochen lassen und schließlich Gemüsebrühe dazugeben. Alles einmal aufkochen lassen, dann weiterköcheln, bis das Gemüse weich ist.

3 Hähnchenbrustfilet salzen und mit etwas Mineralwasser in einer beschichteten Pfanne goldbraun anbraten. Gemüse auf einem Teller anrichten, Hähnchenfilet darüberlegen und mit Pfeffer bestreuen.

Eiweiß: 36 g, Fett: 5 g, KH: 23 g, Kalorien: 281 kcal
Zubereitungsdauer: ca. 35 Minuten

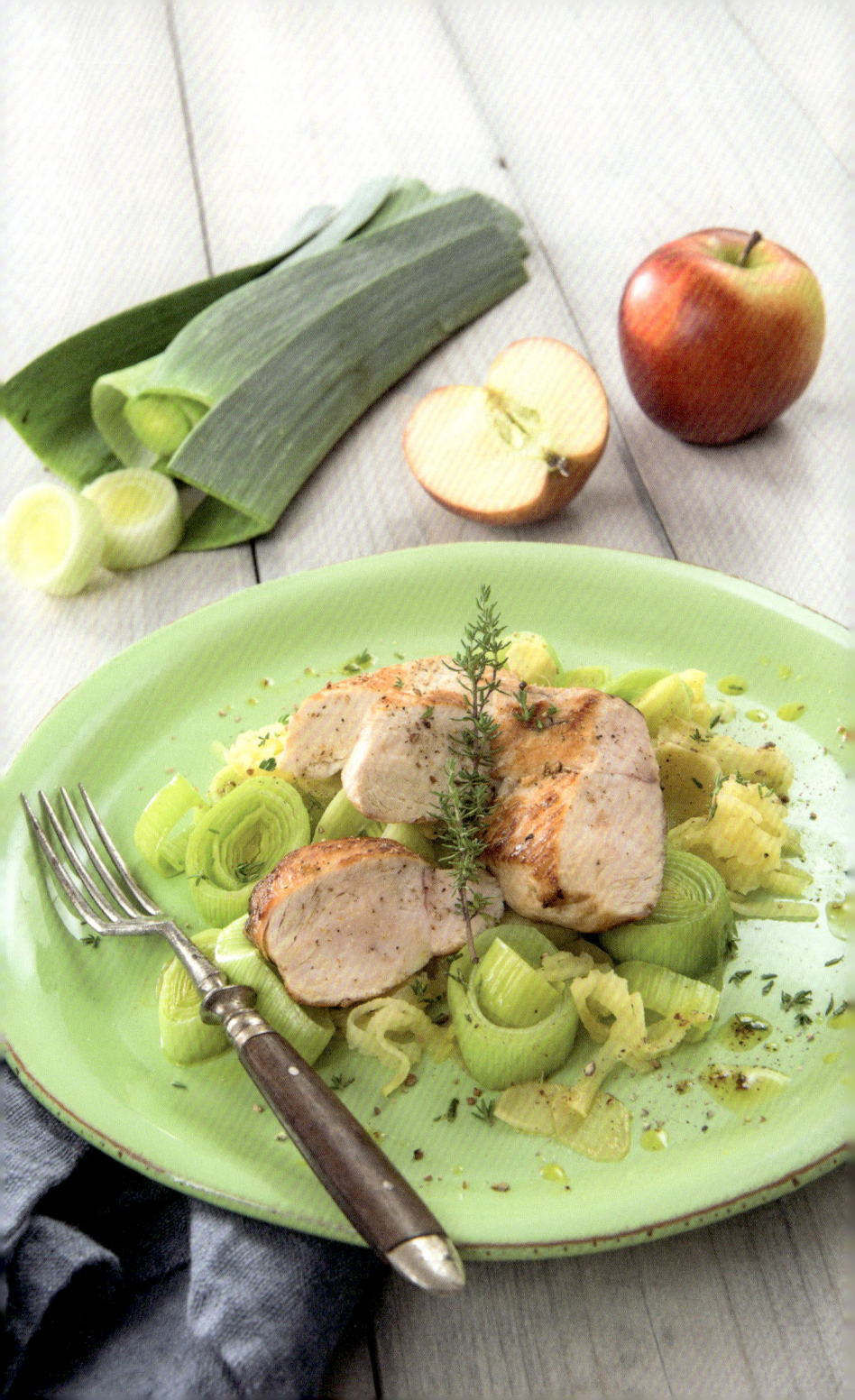

Tag 7 – Mittagessen

Garnelen auf gedämpftem Mangold

1 Knoblauchzehe
300 g Mangold
Salz
Saft von 1/2 Zitrone
150 g Garnelen (ohne Schale, frisch oder tiefgekühlt)
geschroteter weißer Pfeffer
1 TL Leinöl

1 Knoblauch schälen und in dünne Scheiben schneiden. Mangold putzen, waschen und tropfnass in einen Topf geben. Mit Salz, Knoblauchscheiben und Zitronensaft mischen und dünsten.
2 Garnelen waschen. Kurz bevor der Mangold weich ist, die Garnelen dazugeben und 3 Minuten mitgaren. Mangold mit Garnelen auf einem Teller anrichten, Leinöl und Pfeffer darüber verteilen.

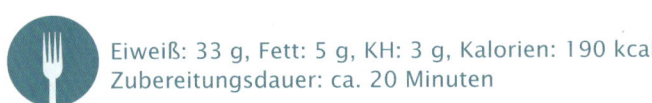
Eiweiß: 33 g, Fett: 5 g, KH: 3 g, Kalorien: 190 kcal
Zubereitungsdauer: ca. 20 Minuten

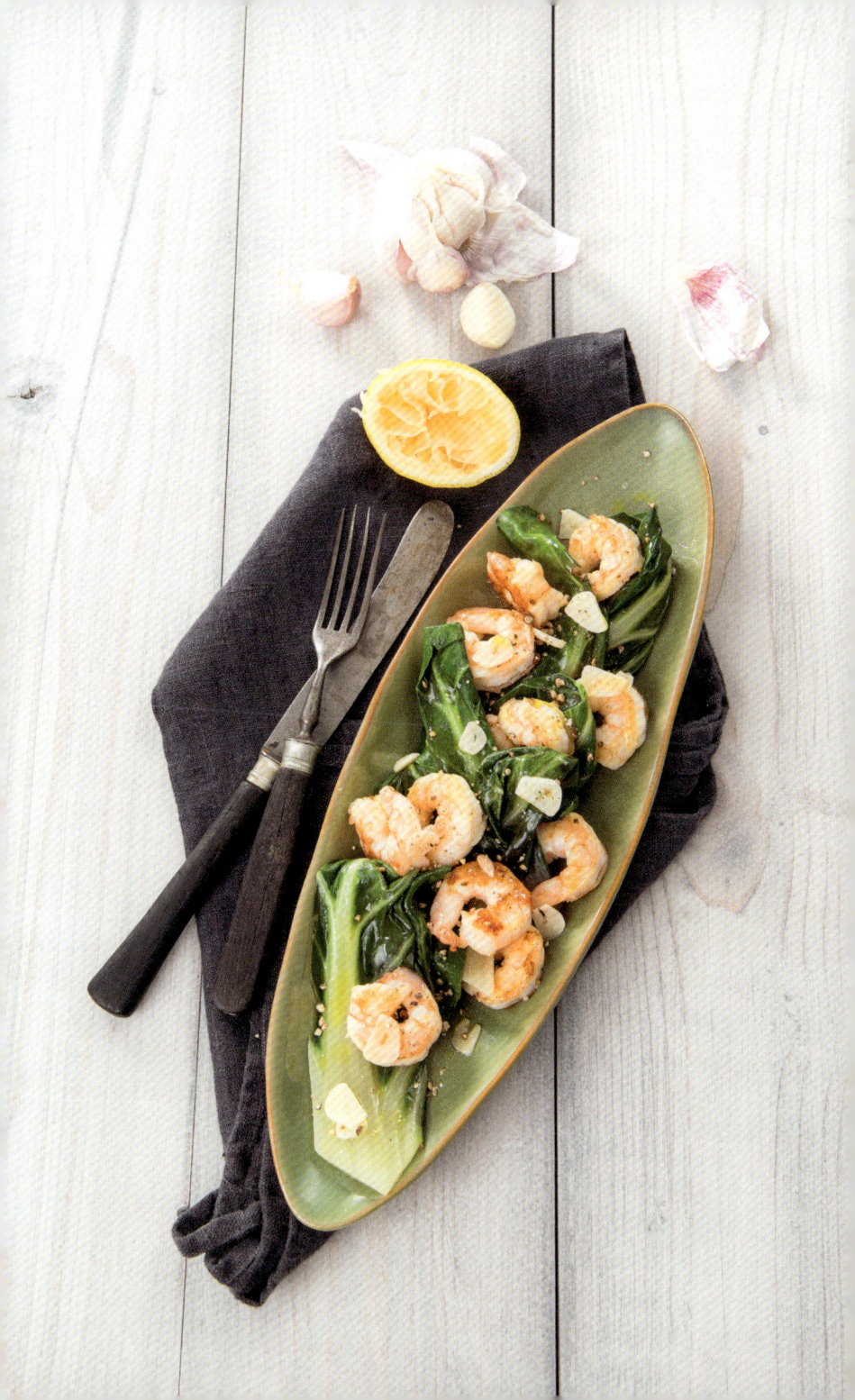

Tag 7 – Abendessen

Auberginen mit Lammfilet in Tomatensoße

1 kleine Aubergine

Meersalz

geschroteter schwarzer Pfeffer

150 g Lammfilet

Mineralwasser zum Garen

200 g gehackte Tomaten

(aus der Dose oder 4 frische Tomaten)

Saft von 1 Zitrone

1 TL Olivenöl

1 Stängel frischer Thymian

1   Den Backofen auf 180°C (Umluft) vorheizen. Aubergine putzen, waschen und längs in ca. 5 mm dicke Scheiben schneiden. In eine ofenfeste Form setzen, salzen, pfeffern und im Ofen ca. 30 Minuten garen.

2   Das Lammfilet mit etwas Mineralwasser in einer beschichteten Pfanne bräunlich an-, aber nicht ganz durchbraten. Es sollte innen noch zartrosa sein. Tomatenstückchen in einen Topf geben, mit etwas Zitronensaft, Öl und Salz mischen und ca. 10 Minuten einköcheln lassen.

3   Tomatensoße auf einem Teller anrichten, Fleisch gegen die Faser in ca. 5 mm dicke Streifen schneiden und abwechselnd mit Auberginen in der Tomatensoße anrichten. Etwas Meersalz, Pfeffer und abgezupfte Thymianblätter darüberstreuen.

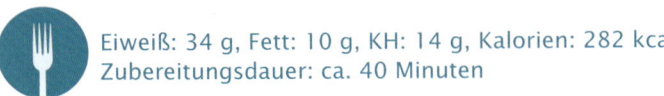

Eiweiß: 34 g, Fett: 10 g, KH: 14 g, Kalorien: 282 kcal
Zubereitungsdauer: ca. 40 Minuten

Tag 8 – Mittagessen

Limetten-Zander-Sashimi mit Champignons

150 g frisches Zanderfilet (oder Steinbeißer oder Kabeljau)
2–3 Limetten
Meersalz
6 weiße Champignons
geschroteter weißer Pfeffer
1 TL Leinöl

1 Fischfilet waschen, trocken tupfen und in 5 mm dicke
Scheiben schneiden. Auf einem Teller anrichten. Limetten
heiß abwaschen und abtrocknen, die Schale mit einem Zestenreißer abziehen oder abschälen und in feine Streifen
schneiden. Dann über den Fisch streuen.

2 Die Limette halbieren, 2 dünne Scheiben abschneiden und
zum Garnieren beiseitelegen. Anschließend den Saft auspressen und über den Fisch gießen. Alles salzen, mit
Frischhaltefolie bedecken und 15 Minuten in den Kühlschrank stellen.

3 Champignons putzen, feinblättrig schneiden und auf einem
Teller anrichten. Darauf und dazwischen die marinierten
Fischstücke legen. Alles mit Pfeffer bestreuen, mit Leinöl
beträufeln und mit den Limettenscheiben garnieren.

Eiweiß: 34 g, Fett: 5 g, KH: 2 g, Kalorien: 189 kcal
Zubereitungsdauer: ca. 20 Minuten

Tag 8 – Abendessen

Vegetarische Frittata mit Blattspinat

300 g Blattspinat
etwas Wasser zum Kochen
1 Knoblauchzehe
2 große Eier (ca. 150 g)
1 Schuss Milch (0,3 Prozent Fett)
Salz
geschroteter weißer Pfeffer
1 TL Olivenöl

1 Blattspinat putzen, waschen und tropfnass in einen Topf geben. Den Boden mit Wasser bedecken. Knoblauch schälen, feinblättrig schneiden und zum Spinat geben. Alles salzen und weich kochen.

2 Anschließend den Spinat in ein Sieb geben und gut abtropfen lassen, ggf. noch etwas ausdrücken. Die Eier verquirlen und die Milch dazugeben, alles salzen, pfeffern und mit dem Spinat mischen.

3 Das Öl in eine heiße beschichtete Pfanne geben, das Ei-Spinat-Gemisch einfüllen und bei mittlerer Hitze braten. Sobald die Eier gestockt sind und sich alles gut vom Pfannenboden lösen lässt, einen Teller mit der Unterseite nach oben auf die Pfanne stülpen, die Pfanne umdrehen und die Frittata auf den Teller stürzen. Die Frittata anschließend mit der anderen Seite wieder in die Pfanne gleiten lassen und ca. 2 Minuten weiterbraten. Nochmals auf einen Teller stürzen und servieren.

Eiweiß: 24 g, Fett: 17 g, KH: 6 g, Kalorien: 273 kcal
Zubereitungsdauer: ca. 30 Minuten

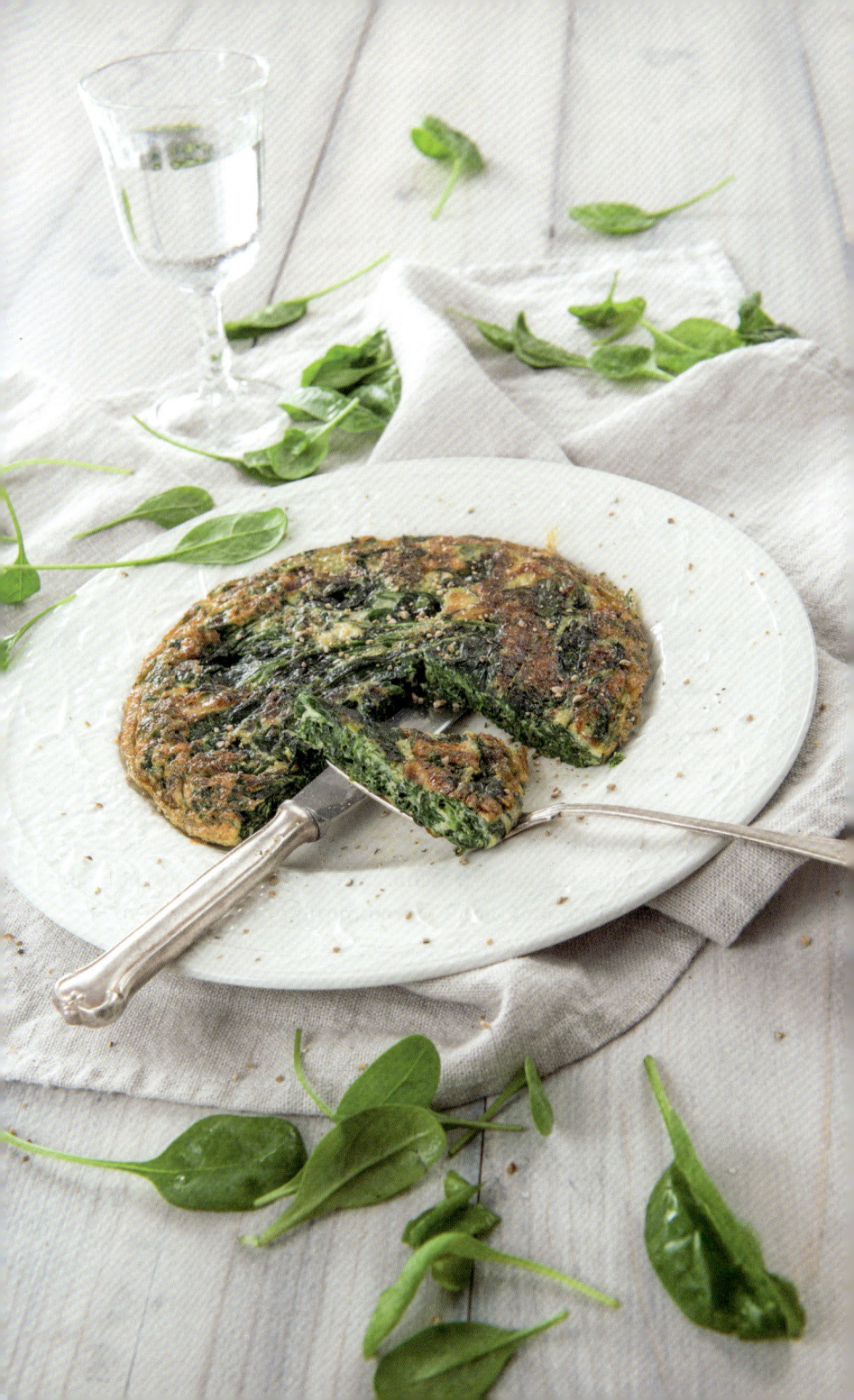

Tag 9 – Mittagessen

Vegane marokkanische Bohnensuppe (Baissar)

50 g getrocknete Fava-Bohnen

2 Knoblauchzehen

je 2 Stängel Koriander und Petersilie

400 ml Wasser

1/2 TL gemahlener Kreuzkümmel

1 TL Paprikapulver (rosenscharf)

Salz

geschroteter schwarzer Pfeffer

Saft von 1 Zitrone

50 g Tofu natur

1 TL Leinöl

1 getrockneter, zerstoßener Peperoncino

1 Die Bohnen 5 bis 6 Stunden (am besten über Nacht) in Wasser einweichen.

2 Knoblauch schälen. Kräuter waschen, trocken schütteln und fein hacken.
400 ml Wasser in einem Topf aufkochen. Die Bohnen abgießen, abtropfen lassen und mit Knoblauch, Kreuzkümmel, Paprikapulver, etwas Salz, Pfeffer und den Kräutern in das siedende Wasser geben. Alles bei kleiner Hitze 50 Minuten köcheln lassen, dazwischen ab und zu umrühren.

3 Anschließend im Mixer pürieren. Zitronensaft nach Geschmack dazugeben. Tofu klein würfeln und hinzufügen. Die Suppe nach Geschmack salzen und ca. 30 Minuten weiterköcheln lassen.

4 Zuletzt abschmecken – eventuell noch etwas nachsalzen – und in einer Suppenschale anrichten. Suppe mit Leinöl be-

träufeln und mit Peperoncino und einem Hauch Kreuzkümmel bestreuen.

 Eiweiß: 23 g, Fett: 10 g, KH: 27 g, Kalorien: 290 kcal
Zubereitungsdauer (mit Einweichzeit):
ca. 7 Stunden 30 Minuten

Tag 9 – Abendessen

Kohlrabi mit Rinderfilet

2 mittelgroße Kohlrabi
etwas Wasser
Salz
Kümmel
150 g Rinderfilet
Mineralwasser zum Garen
1 TL Leinöl
geschroteter weißer Pfeffer

1 Die Kohlrabi schälen, erst in Scheiben und anschließend in Streifen schneiden. Mit etwas Wasser in einem Topf aufsetzen, Salz und Kümmel dazugeben und bei mittlerer Hitze dünsten, bis die Streifen weich sind.

2 Eine beschichtete Pfanne erhitzen und das Rinderfilet in etwas Mineralwasser braten, bis es innen noch etwas rosa ist und außen bräunliche Farbe angenommen hat.

3 Die Kohlrabistreifen abgießen, mit dem Filet auf einem Teller anrichten und Leinöl und Pfeffer darübergeben.

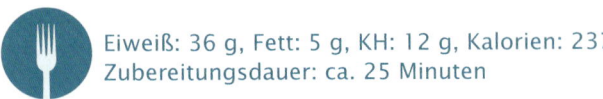
Eiweiß: 36 g, Fett: 5 g, KH: 12 g, Kalorien: 237 kcal
Zubereitungsdauer: ca. 25 Minuten

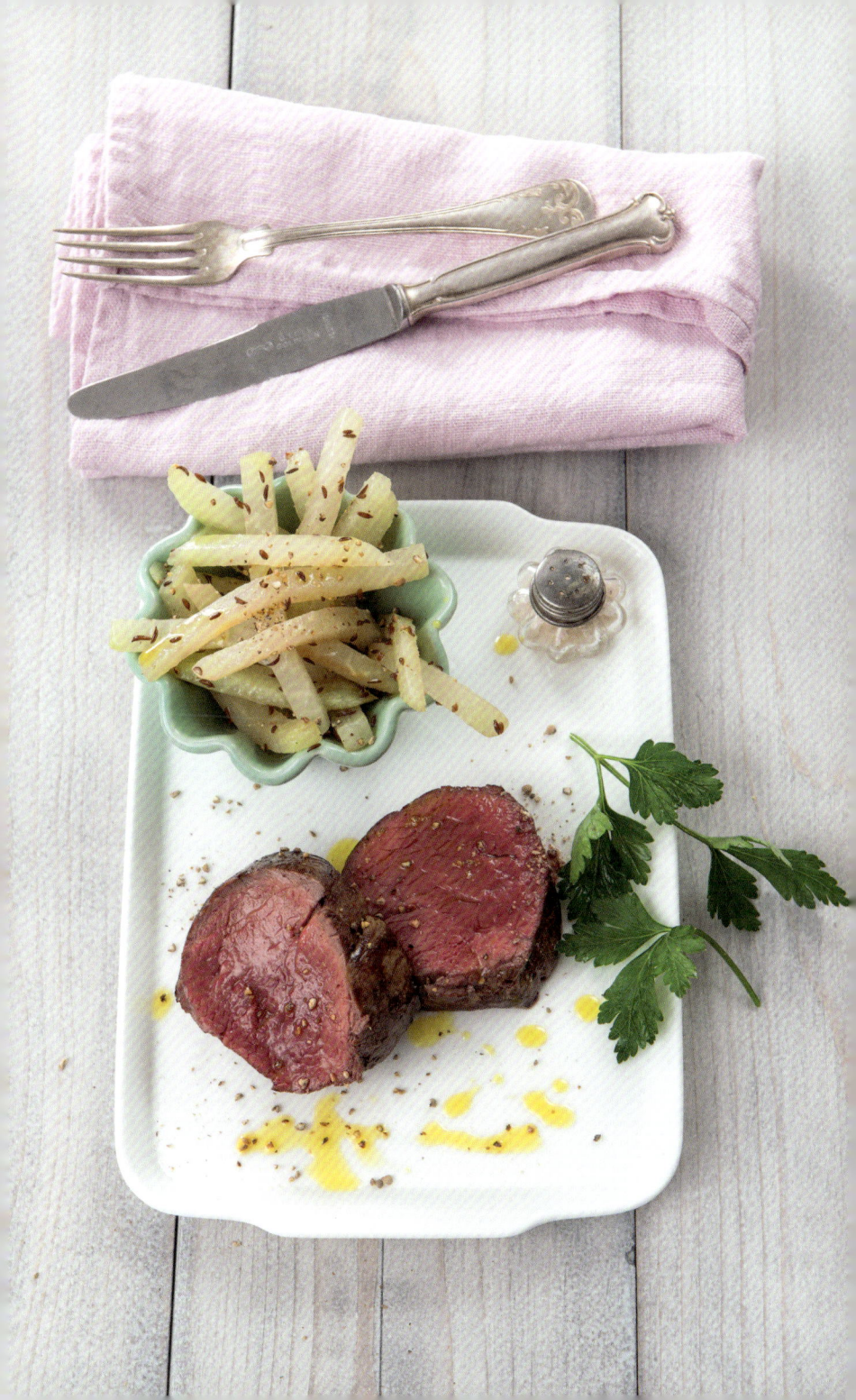

Tag 10 – Mittagessen

Gedämpfter Kabeljau mit Minzsalat

200 g Kabeljaufilet
Saft von 1 Zitrone
Salz
3 EL Wasser
3 Handvoll gemischter Blattsalat (z.B. Radiccio, Frisee,
Feldsalat)
2 Stängel Minze
1 EL Leinöl
geschroteter weißer Pfeffer
ggf. Bratschlauch

1 Den Backofen auf 180°C (Umluft) vorheizen. Kabeljau waschen, trocken tupfen und mit etwas Zitronensaft beträufeln. Mit Salz bestreuen, mit 3 EL Wasser in den Bratschlauch geben und im Ofen ca. 20 Minuten garen. (Alternativ in Alufolie eingeschlagen garen.)

2 Inzwischen Salat waschen und trocken schleudern, in mundgerechte Stücke zupfen. Minze waschen, trocken schütteln und die Blätter mit dem Salat vermischen.

3 Für die Salatsoße übrigen Zitronensaft, Leinöl, Salz und Pfeffer in einem verschlossenen Glas gut durchschütteln. Salat auf einem Teller anrichten, Soße darübergeben und den Fisch daneben setzen. Mit Pfeffer bestreuen.

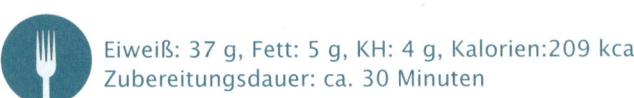

Eiweiß: 37 g, Fett: 5 g, KH: 4 g, Kalorien:209 kcal
Zubereitungsdauer: ca. 30 Minuten

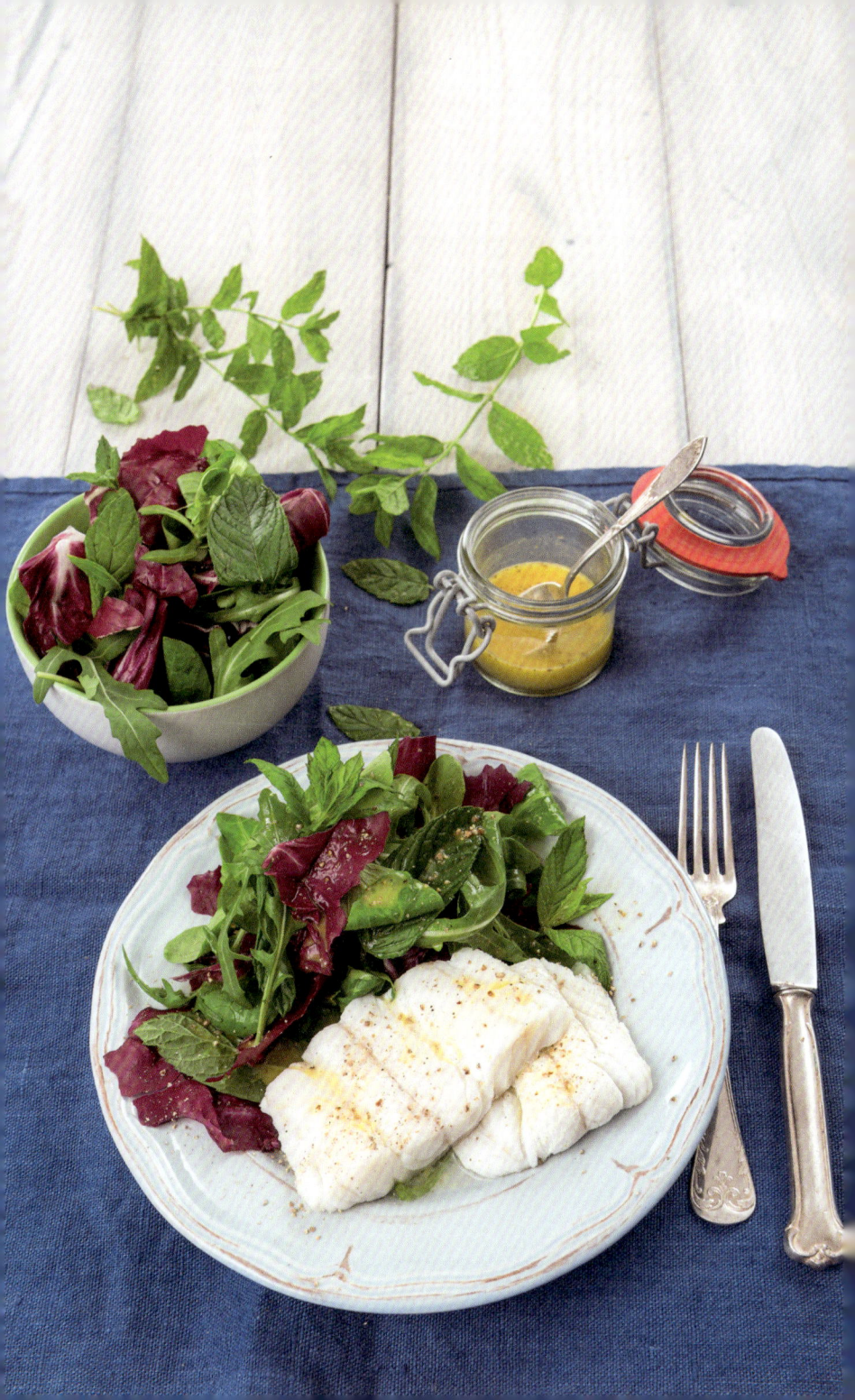

Tag 10 – Abendessen

Miesmuscheln in Zitronensud

2 mittelgroße Karotten

1/2 Sellerieknolle

3 Frühlingszwiebeln

1 EL Olivenöl

Salz

Saft von 1–2 Zitronen

geschroteter weißer Pfeffer

500 g Miesmuscheln (mit Schalen, ca. 200 g ohne Schalen)

400 ml Wasser

2–3 Stängel Petersilie

1 Chilischote

1 Karotten und Sellerie schälen und in ca. 2 mm breite Stifte schneiden. Frühlingszwiebeln putzen, waschen und in 3 mm breite Ringe schneiden.

2 Öl im Topf erhitzen, Karotten, Sellerie und Frühlingszwiebeln darin anschwitzen. Salzen, mit Zitronensaft ablöschen, pfeffern.

3 Muscheln waschen, bereits geöffnete Exemplare entfernen. Zum Gemüse geben und so lange anschwitzen, bis sich alle öffnen. Mit ca. 400 ml Wasser aufgießen, einmal aufkochen, ca. 10 Minuten ziehen lassen.

4 Petersilie waschen und hacken. Chili entkernen, in Ringe schneiden. Beides über die Muscheln geben und diese mit Sud in einem tiefen Teller servieren. (Noch geschlossene Muscheln ebenfalls vor dem Servieren entfernen.)

Eiweiß: 20 g, Fett: 7 g, KH: 12 g, Kalorien: 191 kcal
Zubereitungsdauer: ca. 30 Minuten

Tag 11 – Mittagessen

Veganer Gemüseeintopf mit Seitan

1 kleine weiße Zwiebel
1 mittelgroße Karotte
1 Zucchini
150 g Seitan (aus dem Glas)
1 TL Olivenöl
300 ml vegane Gemüsebrühe
2 EL Erbsen (frisch oder tiefgekühlt)
2 EL weiße Bohnen (aus der Dose)
Salz
geschroteter weißer Pfeffer

1 Zwiebel schälen und klein hacken. Karotte schälen und in 2 mm breite Scheiben schneiden. Zucchini putzen, waschen und in 2 mm breite Scheiben schneiden. Seitan in mundgerechte Stücke schneiden.
2 Öl in einem Topf erhitzen und die Zwiebel darin glasig anbraten. Seitan hinzufügen, Karotte und Zucchini dazugeben und alles kurz anschwitzen lassen. Mit Gemüsebrühe auffüllen und Erbsen und weiße Bohnen hinzufügen. Alles nach Geschmack salzen und einmal aufkochen, dann bei kleiner Hitze ca. 30 Minuten köcheln lassen.
3 Den Eintopf in einem tiefen Teller mit Pfeffer servieren.

Eiweiß: 40 g, Fett: 4 g, KH: 19 g, Kalorien: 272 kcal
Zubereitungsdauer: ca. 40 Minuten

Tag 11 – Abendessen

Gedämpfte Kräuterseitlinge mit Blattsalaten und Tofu (vegan)

4 große Kräuterseitlinge

2 Stängel Petersilie

3 EL Wasser

1 TL Sojasoße

100 g Tofu natur

je 1 Handvoll Feldsalat, Endivien- und Friseesalat

1 Knoblauchzehe

2 Limetten

2 cm Ingwerwurzel

1 TL Leinöl

Chilipfeffer aus der Mühle, Salz

1 Pilze putzen, in 2 mm breite Scheiben schneiden. Petersilie waschen, trocken schütteln und klein hacken.

2 3 EL Wasser und Sojasoße in Pfanne erhitzen, Pilze und Tofu hineinlegen, Petersilie darüberstreuen und alles zugedeckt 10 Minuten dämpfen.

3 Inzwischen Salat waschen, in mundgerechte Stücke zupfen. Knoblauch schälen und klein hacken. Limetten heiß waschen, etwas Schale abraspeln, dann die Limetten halbieren und auspressen. Ingwer schälen und klein hacken.

4 Für die Salatsoße Limettenschale und -saft mit Leinöl, Ingwer, Chilipfeffer, Salz und Knoblauch gut vermischen und unter den Salat geben. Salat auf einem Teller anrichten, mit der Soße übergießen und Pilze und Tofu daraufgeben.

Eiweiß: 22 g, Fett: 8 g, KH: 12 g, Kalorien: 200 kcal
Zubereitungsdauer: ca. 30 Minuten

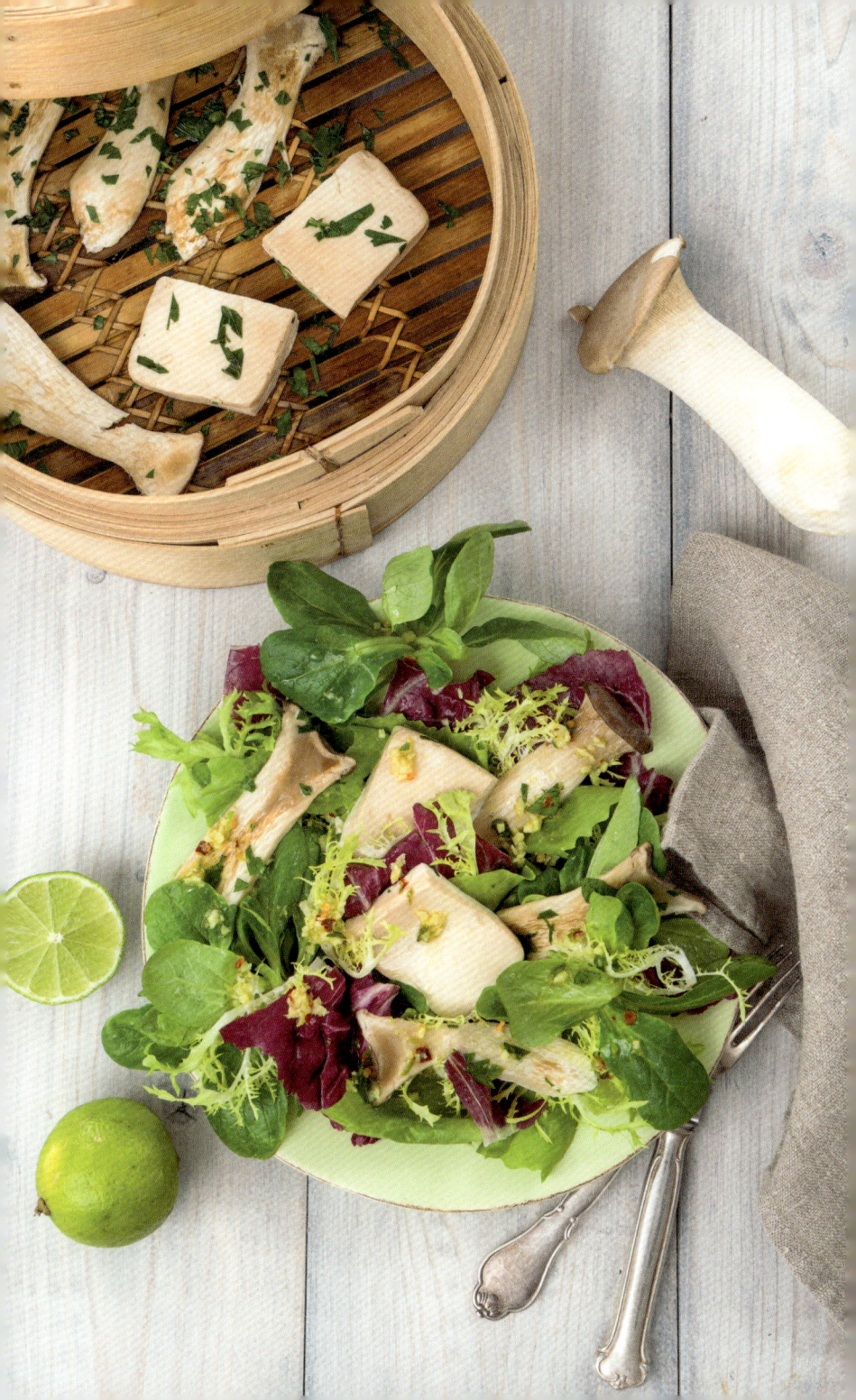

Tag 12 – Mittagessen

Petersiliensalat mit Lammfilet

20 Cocktailtomaten

1 Bund Petersilie

1 rote Zwiebel

1 TL Kapern

2 EL Kräuteressig

Salz

geschroteter weißer Pfeffer

150 g Lammfilet

1 Den Backofen auf 100°C (Umluft) vorheizen. Tomaten waschen und vierteln. Petersilie waschen, trocken schütteln und hacken. Zwiebel schälen und hacken. Tomaten, Petersilie und Zwiebel mit Kapern und Essig vermischen, salzen und pfeffern.

2 Das Lammfilet salzen und pfeffern und in einer beschichteten Pfanne ohne Fettzugabe kurz von beiden Seiten anbraten. Danach im Ofen 15 Minuten braten, sodass das Fleisch innen rosa bleibt. Aus dem Ofen nehmen und einige Minuten ruhen lassen.

3 Den Salat an einer Seite eines Tellers anrichten, das Fleisch schräg in ca. 5 mm dicke Scheiben schneiden und neben den Salat setzen.

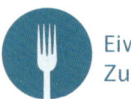

Eiweiß: 32 g, Fett: 5 g, KH: 10 g, Kalorien: 213 kcal
Zubereitungsdauer: ca. 30 Minuten

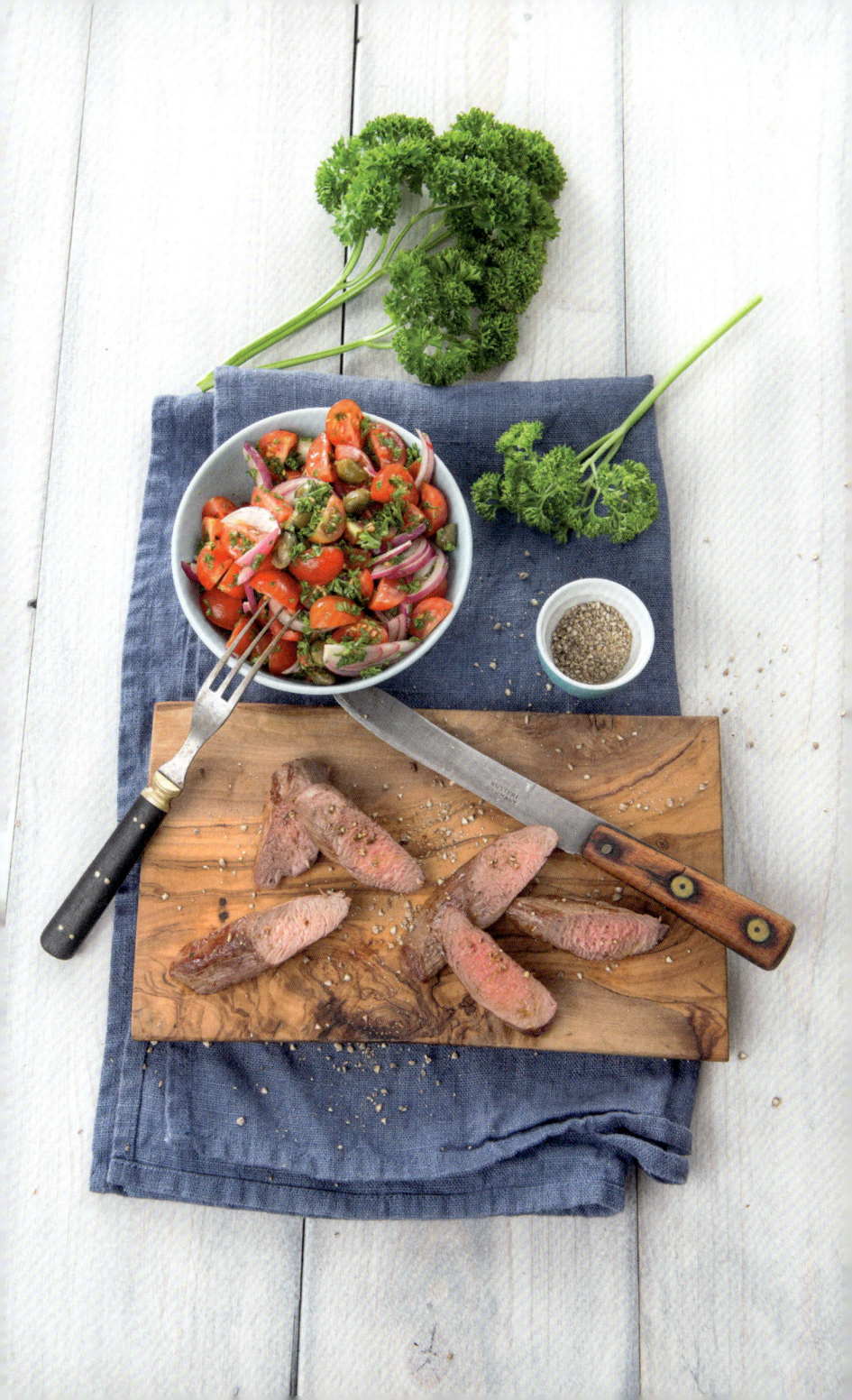

Tag 12 – Abendessen

Zucchini-Tagliatelle mit Putenhack

2 Zucchini
3 mittelgroße Tomaten
150 g Putenbrustfilet
Salz
geschroteter weißer Pfeffer
1 TL Olivenöl
je 1/2 TL frische Thymianblättchen und Rosmarinnadeln
1/2 l Salzwasser zum Kochen

1 Zucchini waschen, mit einem Sparschäler längs in dünne Streifen schälen, bis die Zucchini aufgebraucht ist. (Evtl. das letzte Stück mit einem Messer in ähnlich feine Streifen schneiden.) Tomaten waschen und klein schneiden.

2 Putenbrust waschen, trocken tupfen und in kleine Würfel schneiden oder durch den Fleischwolf drehen, das Hack salzen und pfeffern. Das Öl in einer beschichteten Pfanne erhitzen und das Putenhack darin anbraten. Thymian, Rosmarin und Tomatenstücke hinzufügen und alles 30 Minuten gar köcheln lassen, damit sich genug Geschmack entwickelt.

3 Inzwischen die Zucchinistreifen 5 Minuten im Salzwasser kochen und in ein Sieb abgießen. Die Soße über die Zucchini-Streifen geben und in einem tiefen Teller servieren.

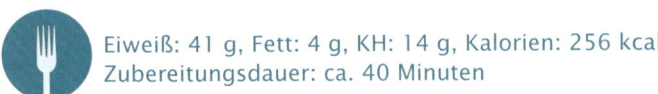

Eiweiß: 41 g, Fett: 4 g, KH: 14 g, Kalorien: 256 kcal
Zubereitungsdauer: ca. 40 Minuten

Tag 13 – Mittagessen

Salade niçoise

10 Cocktailtomaten

1 kleine Gurke

2 Radieschen

2 Handvoll Blattsalate (z.B. Radiccio, Frisée)

2 Stängel Petersilie

2 TL Kapern

1 großes Ei

Wasser zum Eierkochen

150 g frischer Thunfisch

2–3 EL Weißweinessig

1 TL Leinöl

Salz

geschroteter weißer Pfeffer

Saft von 1/2 Zitrone

8 in Salz eingelegte Sardellenfilets (aus dem Glas)

1 Tomaten waschen und halbieren. Gurke waschen und in dünne Scheiben schneiden. Radieschen waschen und feinblättrig schneiden. Blattsalate und Petersilie waschen und trocken schleudern, in mundgerechte Stücke zupfen. Alles in eine Schüssel geben und mit den Kapern vermischen.

2 Das Ei in kaltem Wasser aufsetzen und nach dem Aufkochen noch 5 Minuten im heißen Wasser ziehen lassen, danach eiskalt abschrecken, schälen und der Länge nach in Viertel schneiden.

3 Thunfisch waschen, trocken tupfen und in einer heißen beschichteten Pfanne ohne Fettzugabe nur ca. 30 Sekunden von beiden Seiten anbraten. Anschließend in Scheiben schneiden.

4 Für die Salatsoße Essig, Leinöl, Salz, Pfeffer und etwas Zitronensaft in einem verschlossenen Glas kräftig schütteln. Den Salat auf einem tiefen Teller anrichten und die Salatsoße darübergießen.

5 Das Ei mittig darauflegen, die Thunfischstreifen außen herumgarnieren und die Sardellenfilets auf dem Salat anrichten. Petersilienblätter darüberstreuen.

 Eiweiß: 42 g, Fett: 4 g, KH: 8 g, Kalorien: 236 kcal
Zubereitungsdauer: ca. 20 Minuten

Tag 13 – Abendessen

Tafelspitz in der Brühe mit Apfelmeerrettich

3 Karotten
1/2 Sellerieknolle
1 Stange Lauch
1/2 Zwiebel
150 g Rinderfilet
400 ml Rinderbrühe oder -fond
1 Lorbeerblatt
1 TL schwarze Pfefferkörner
1 TL Wacholderbeeren
Salz
1 Apfel
1 EL geriebener Meerrettich (aus dem Glas)
1 Schuss Zitronensaft
300 g Blattspinat
geschroteter weißer Pfeffer

1 Karotten und Sellerie putzen, Lauch gründlich waschen. Gemüse in grobe Stücke schneiden, dabei einige ca. 2 mm dicke Karotten- und Lauchscheiben sowie mehrere ca. 5 x 5 mm große Selleriewürfel zum Garnieren beiseitelegen.

2 Die Zwiebelhälfte mit der Schnittseite nach unten auf den Boden eines großen Topfes legen, erhitzen und etwas anbräunen lassen. Das Gemüse dazugeben und etwas anschwitzen. (Achtung, es soll nicht braun werden!)

3 Das Fleisch auf das Gemüse legen und mit Rinderbrühe ablöschen. Lorbeerblatt, Pfefferkörner, Wacholderbeeren und 1 TL Salz hinzufügen und alles ca. 1,5 Stunden köcheln lassen.

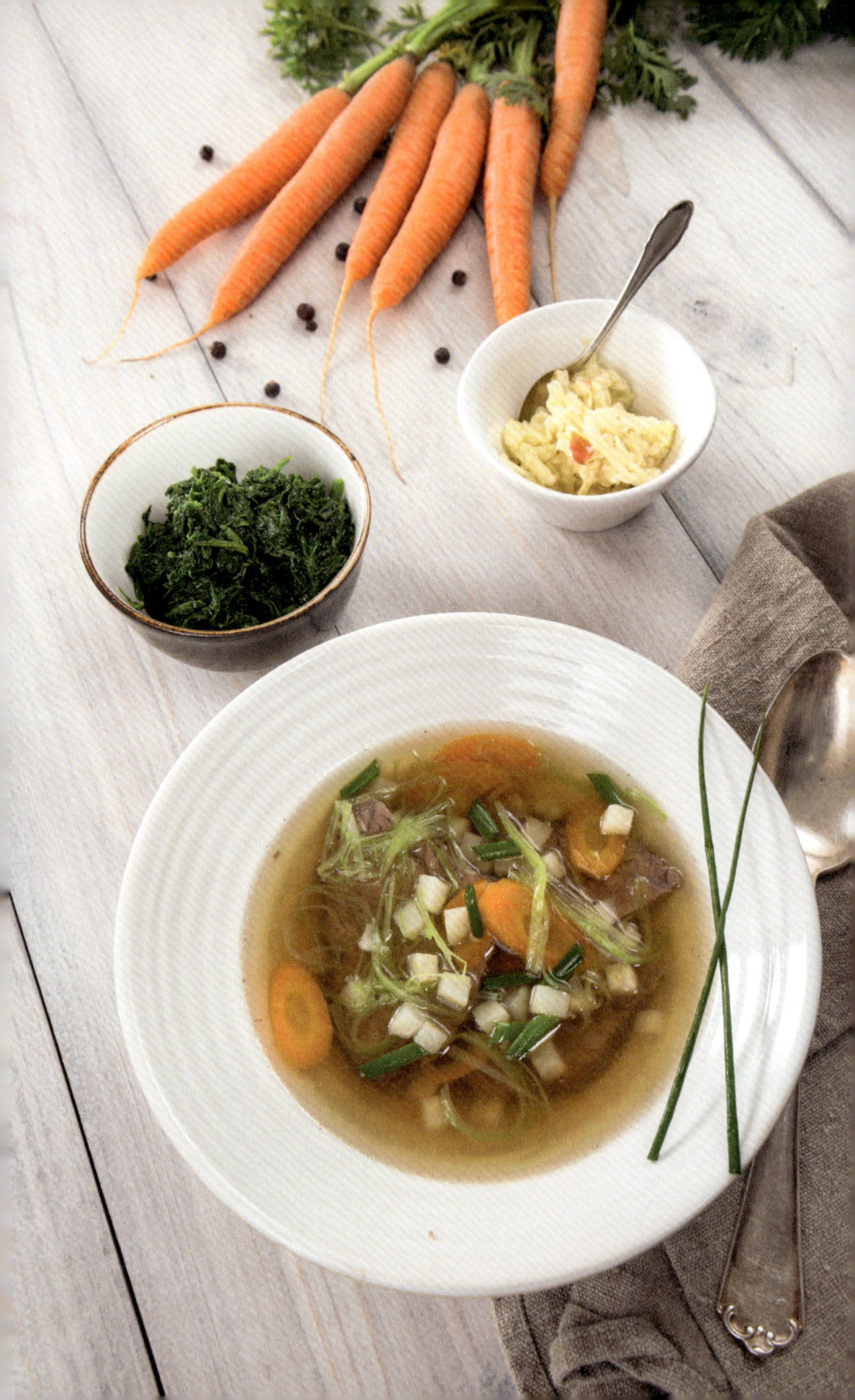

4 Inzwischen den Apfel waschen, entkernen und grob raspeln, mit Meerrettich und Zitronensaft vermengen. Mit Frischhaltefolie bedecken und kühl stellen.

5 Den Spinat putzen, waschen und tropfnass in einen Topf geben. Darin kurz bissfest dünsten.

6 Die fertige Brühe durch ein Sieb in einen anderen Topf gießen, dabei das Gemüse entfernen. Fleisch mit Alufolie (und Küchentuch, um es warm zu halten) zugedeckt ruhen lassen.

7 In die klare Brühe das beiseitegelegte Gemüse geben und nochmals aufkochen, dann den Herd ausschalten und alles noch ca. 8 Minuten ziehen lassen. Die Suppe vorweg essen oder das Fleisch auf einem tiefen Teller in etwas Brühe anrichten. Dazu Spinat und Apfelmeerettich servieren. Nach Geschmack mit Pfeffer bestreuen.

Eiweiß: 38 g, Fett: 2 g, KH: 21 g, Kalorien: 254 kcal
Zubereitungsdauer: 2 Stunden 10 Minuten

Tag 14 – Mittagessen

Warmer vietnamesischer Hahn

2 Karotten
1 Handvoll Sojasprossen
3 Handvoll Wirsingblätter
2 Stängel Minze
1 Knoblauchzehe
1 rote Chilischote
150 g Hähnchenbrustfilet
Salz
geschroteter weißer Pfeffer
6 EL Wasser
1 EL Sojasoße
Saft von 1/2 Zitrone
5 Tropfen geröstetes Sesamöl

1 Karotten schälen und in dünnere Stifte schneiden. Soja-
   sprossen waschen, Wirsing waschen und in mundgerechte
   Stücke zupfen. Minze waschen, trocken schütteln und
   Blätter abzupfen. Knoblauchzehe schälen und hacken.
   Chilischote entkernen und in feine Ringe schneiden.

2 Hähnchenbrustfilet waschen, trocken tupfen, salzen und
   etwas pfeffern und in mundgerechte Stücke zerteilen. Am
   besten einen Wok (oder eine beschichtete Pfanne) erhitzen,
   1 EL Wasser und Sojasoße hineingeben und Karotten und
   Wirsing darin andämpfen.

3 Hähnchen und Knoblauch dazugeben und mitbraten,
   weitere 5 EL Wasser dazugeben und alles mit geschlossenem Deckel 10 Minuten garen. Zuletzt die Sojasprossen
   untermengen und noch weitere 5 Minuten ohne Deckel
   garen.

4 Nach Geschmack mit Zitronensaft ablöschen, mit Salz und Pfeffer würzen und Chili (je nach gewünschtem Schärfegrad) und Minze untermischen. Auf einem tiefen Teller anrichten und darüber das Sesamöl verteilen.

 Eiweiß: 40 g, Fett: 2 g, KH: 14 g, Kalorien: 234 kcal
Zubereitungsdauer: ca. 30 Minuten

Tag 14 – Abendessen

Spargel mit Ei-Dip und Schinken

6 Stangen weißer Spargel

125 ml Salzwasser zum Garen

1 großes Ei

Wasser zum Eierkochen

Salz

geschroteter schwarzer Pfeffer

1 TL Leinöl

100 g extra magerer Kochschinken

1 Spargel schälen, waschen und in einem Topf oder einer Pfanne mit 125 ml Salzwasser zugedeckt ca. 20 Minuten bissfest garen. Das Ei in kaltem Wasser ansetzen und, sobald das Wasser kocht, noch 3 Minuten ziehen lassen.

2 Den Spargel auf einem Teller anrichten, salzen und pfeffern. Dasr Leinöl darüberträufeln, den Schinken daneben setzen. Das Ei kalt abschrecken und in einem Eierbecher auf dem Teller anrichten. Den Spargel in das geköpfte Ei dippen.

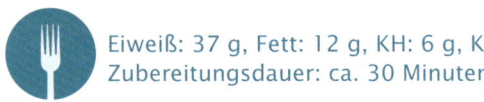

Eiweiß: 37 g, Fett: 12 g, KH: 6 g, Kalorien: 222 kcal
Zubereitungsdauer: ca. 30 Minuten

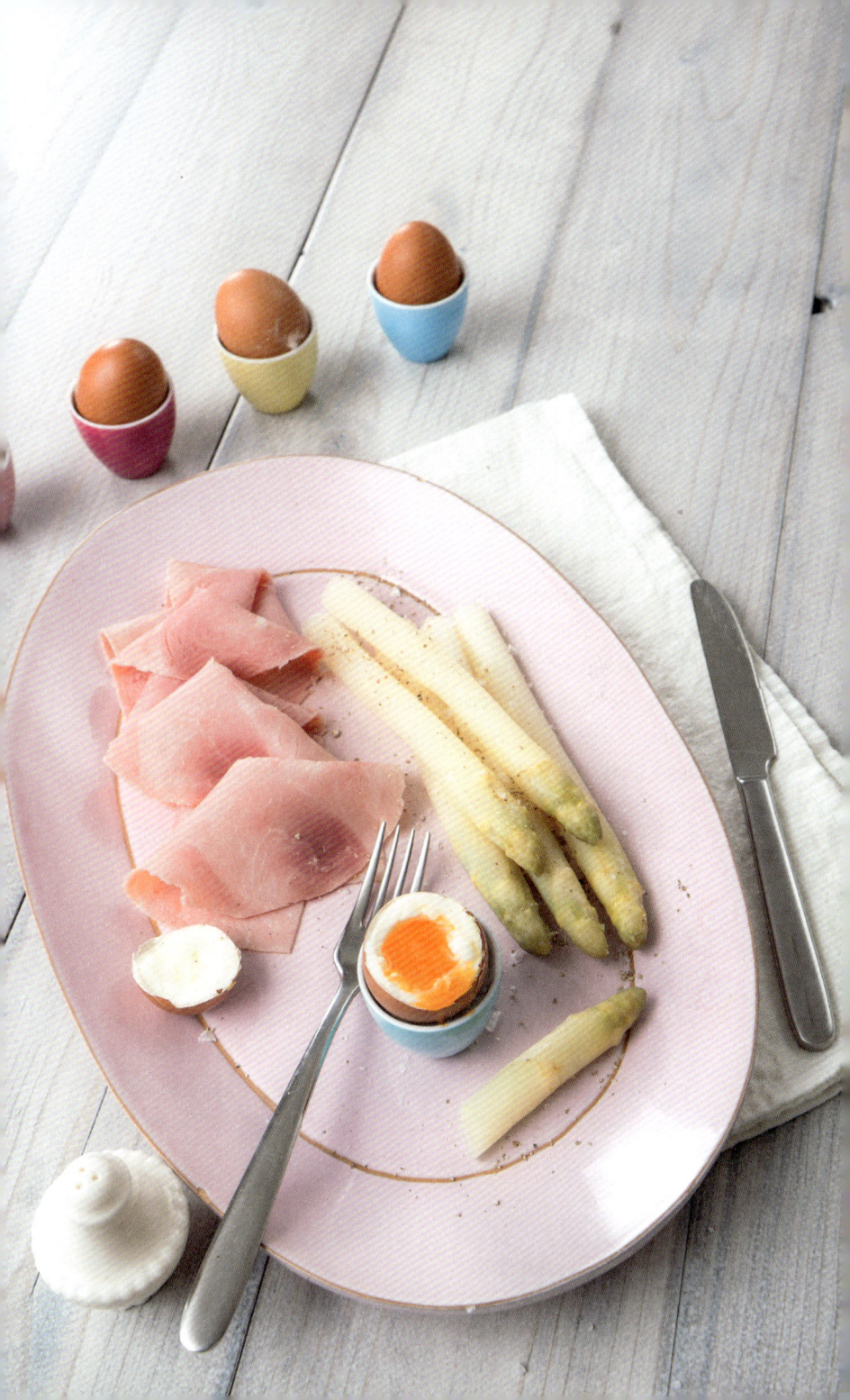

Tag 15 – Mittagessen

Gemüse-Antipasti mit Garnelen

1 größere oder 2 kleine Artischocken
1 l Salzwasser
Saft von 1 1/2 Zitronen
1 mittelgroße Zucchini
1 rote Paprika
150 g Garnelen (ohne Schale, frisch oder tiefgekühlt)
1 TL Olivenöl
1 Schuss fettarme Milch (0,3 Prozent Fett)
Salz
geschroteter weißer Pfeffer

1 Artischockenstiel direkt unter dem Blütenansatz abbrechen, harte Blätter entfernen und die Blattspitzen nach Belieben kürzen. In einem großen Topf 1 l Salzwasser mit dem Saft von 1/2 Zitrone aufkochen und die Artischocken darin 1 Stunde kochen.

2 Backofen auf 180°C (Umluft) vorheizen, Grillrost mit Backpapier auslegen. Zucchini waschen und längs aufschneiden. Paprika quer halbieren, putzen, waschen, in Ringe schneiden. Gemüse auf dem Rost verteilen und 30 Minuten grillen.

3 Garnelen in einer beschichteten Pfanne ohne Fettzugabe braten, bis sie rundum rot sind. Für die Vinaigrette den übrigen Zitronensaft, Öl, Milch, Salz und Pfeffer verrühren.

4 Artischocke, Grillgemüse und Garnelen auf einem flachen Teller anrichten, die Vinaigrette als Dip für Artischockenblätter und Gemüse dazureichen.

Eiweiß: 39 g, Fett: 3 g, KH: 18 g, Kalorien: 255 kcal
Zubereitungsdauer: ca. 1 Stunde 10 Minuten

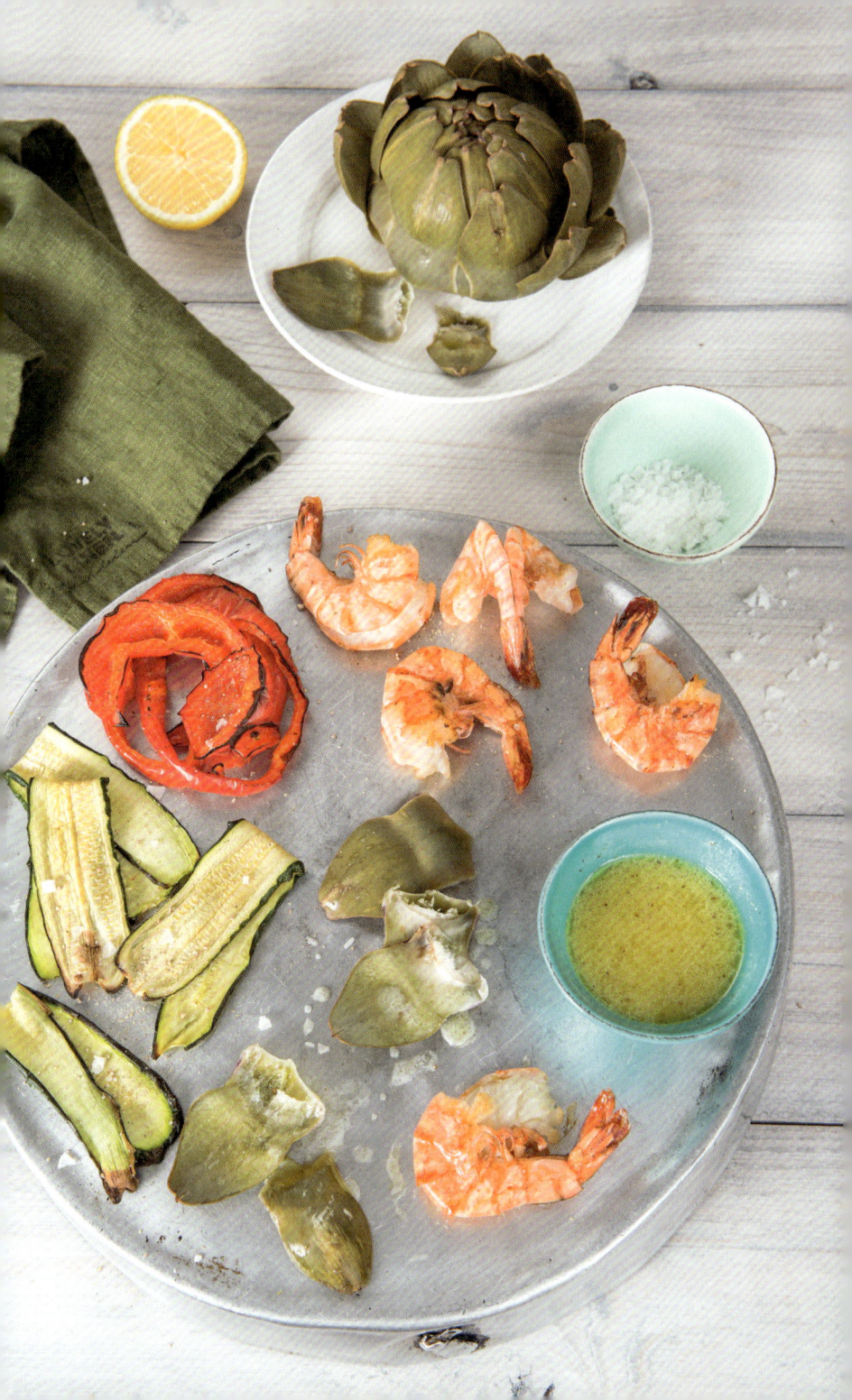

Tag 15 – Abendessen

Veganer Sojaeintopf

50 g Sojagranulat
1/2 l vegane Gemüsebrühe
1 Handvoll Brokkoli
1 Handvoll Blumenkohl
1 Handvoll Rosenkohl
1/2 Karotte
1 Handvoll Erbsen
1 EL Petersilie
Salz
geschroteter schwarzer Pfeffer

1 Das Sojagranulat in 200 ml Gemüsebrühe einweichen. Inzwischen Brokkoli und Blumenkohl waschen und in mundgerechte Stücke zerteilen. Rosenkohl von den äußeren Blättern befreien und die Strünke abschneiden. Karotte schälen und in Scheiben schneiden. Bei frischen Erbsen diese aus der Schale holen. Petersilie waschen, trocken schütteln und hacken.

2 Alles Gemüse in der übrigen Gemüsebrühe aufkochen. Dann das eingeweichte Sojagranulat hinzufügen und alles etwa 10 Minuten köcheln lassen, sodass das Gemüse noch bissfest ist. (Bei längerer Kochzeit wird das Gemüse weicher – wer das lieber mag, kann den Eintopf gerne auch länger kochen lassen. Nur: Je länger Gemüse kocht, desto mehr Vitamine und Vitalstoffe gehen verloren!)

3 Nach Geschmack salzen und pfeffern. Auf tiefem Teller anrichten und mit Petersilie garnieren.

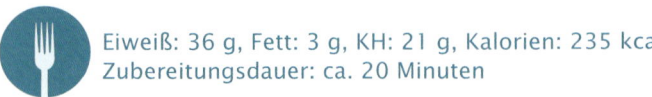

Eiweiß: 36 g, Fett: 3 g, KH: 21 g, Kalorien: 235 kcal
Zubereitungsdauer: ca. 20 Minuten

Tag 16 – Mittagessen

Veganes Auberginenpüree mit gebratenem Seitan

1 große Aubergine
1 Schuss Sojamilch
1–2 Knoblauchzehen (nach Geschmack)
Meersalz
geschroteter weißer Pfeffer
1 Prise Zimt
1 TL Leinöl
Saft von 1/2 Zitrone
150 g Seitan natur (am Stück)

1 Den Backofen auf 180°C (Umluft) vorheizen. Den Grillrost mit Backpapier auslegen. Aubergine heiß waschen, abtrocknen und mit einem spitzen Messer mehrmals in die Haut einstechen. Auf den Grillrost legen und im Ofen ca. 1 Stunde backen, bis sie ganz weich ist.

2 Herausnehmen, das Fruchtfleisch herausschaben und in einen hohen Rührbecher geben. Sojamilch dazugießen und alles mit dem Stabmixer sämig zerkleinern und in eine Schüssel geben. Knoblauch schälen, klein hacken oder pressen und mit der Auberginenmasse vermengen. Mit Salz, Pfeffer, Zimt, Leinöl und Zitronensaft abschmecken.

3 Seitan in etwa 1 cm breite Stifte schneiden und in einer beschichteten Pfanne ohne Fettzugabe anbraten. Auf einem Teller mit dem lauwarmen Auberginenpüree anrichten.

Eiweiß: 44 g, Fett: 3 g, KH: 6 g, Kalorien: 227 kcal
Zubereitungsdauer: ca. 1 Stunde 30 Minuten

⊃ *Foto zu Rezept Seite 224*

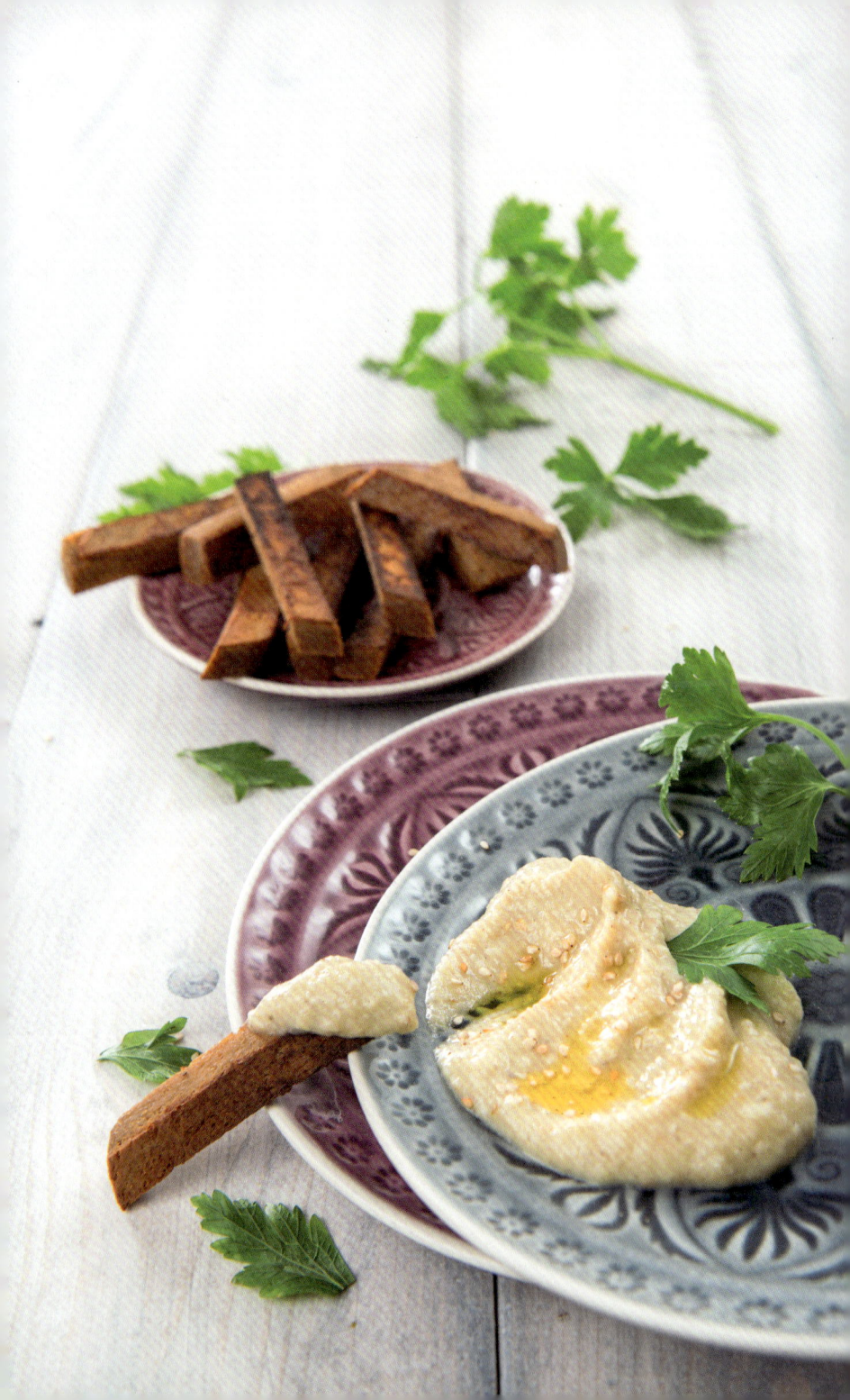

Tag 16 – Abendessen

Zwiebel-Kalamari

   3 mittelgroße rote Zwiebeln
   1 mittelgroße weiße Zwiebel
   1 grüne Paprika
   1 TL Olivenöl
   150 g kleine Kalamari (frisch oder tiefgekühlt)
   Saft von 1/2 Zitrone
   Meersalz
   1/2 TL Paprikapulver (edelsüß)
   1/2 TL Chilipulver

1 Die Zwiebeln schälen, vierteln und in Streifen schneiden. Paprika halbieren, entkernen, waschen und in feine Streifen schneiden. Das Gemüse in einer beschichteten Pfanne im Öl glasig rösten.

2 Kalamari waschen und im Ganzen dazugeben. Kurz anschwitzen und mit Zitronensaft ablöschen. Alles bei kleiner Hitze noch 5 Minuten garen, dann mit Salz, Paprika- und Chilipulver würzen. In einem tiefen Teller servieren.

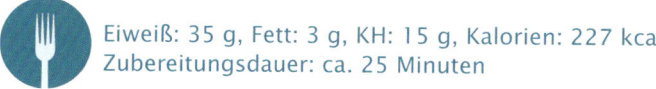

Eiweiß: 35 g, Fett: 3 g, KH: 15 g, Kalorien: 227 kcal
Zubereitungsdauer: ca. 25 Minuten

Tag 17 – Mittagessen

Salat auf limettengebeiztem Seelachs mit Granatapfel

150 g Seelachsfilet

Saft von 4 Limetten

3 Radieschen

1 Fenchelknolle

8 Kapernäpfel oder 2 EL Kapern (in Weinessig)

1 kleiner Chicorée

2 EL Granatapfelkerne

2 Stängel Petersilie

Meersalz

geschroteter weißer Pfeffer

1 TL Leinöl

1 Seelachsfilet waschen, trocken tupfen und in 1 cm große Würfel schneiden. In einem tiefen Teller mit Limettensaft (1 EL beiseitestellen) übergießen, mit einer Frischhaltefolie bedecken und 1,5 Stunden in den Kühlschrank stellen.

2 Inzwischen Radieschen waschen und in feine Scheiben schneiden. Fenchel waschen, von der äußeren Schale befreien, halbieren und den Strunk keilförmig herausschneiden. Restlichen Fenchel in dünne Streifen schneiden. Kapernäpfel halbieren. Gewaschene Petersilie grob hacken.

3 Chicorée in einzelne Blätter teilen, waschen und dekorativ auf einen großen Teller legen. Fenchel, Kapern und Radieschen darüber verteilen. Fisch abtropfen lassen und daraufsetzen, mit Granatapfelkernen und Petersilie bestreuen. Übrigen Limettensaft, Salz, Pfeffer und Leinöl darübergeben.

Eiweiß: 30 g, Fett: 5 g, KH: 12 g, Kalorien:213 kcal
Zubereitungsdauer: ca. 1 Stunde 30 Minuten

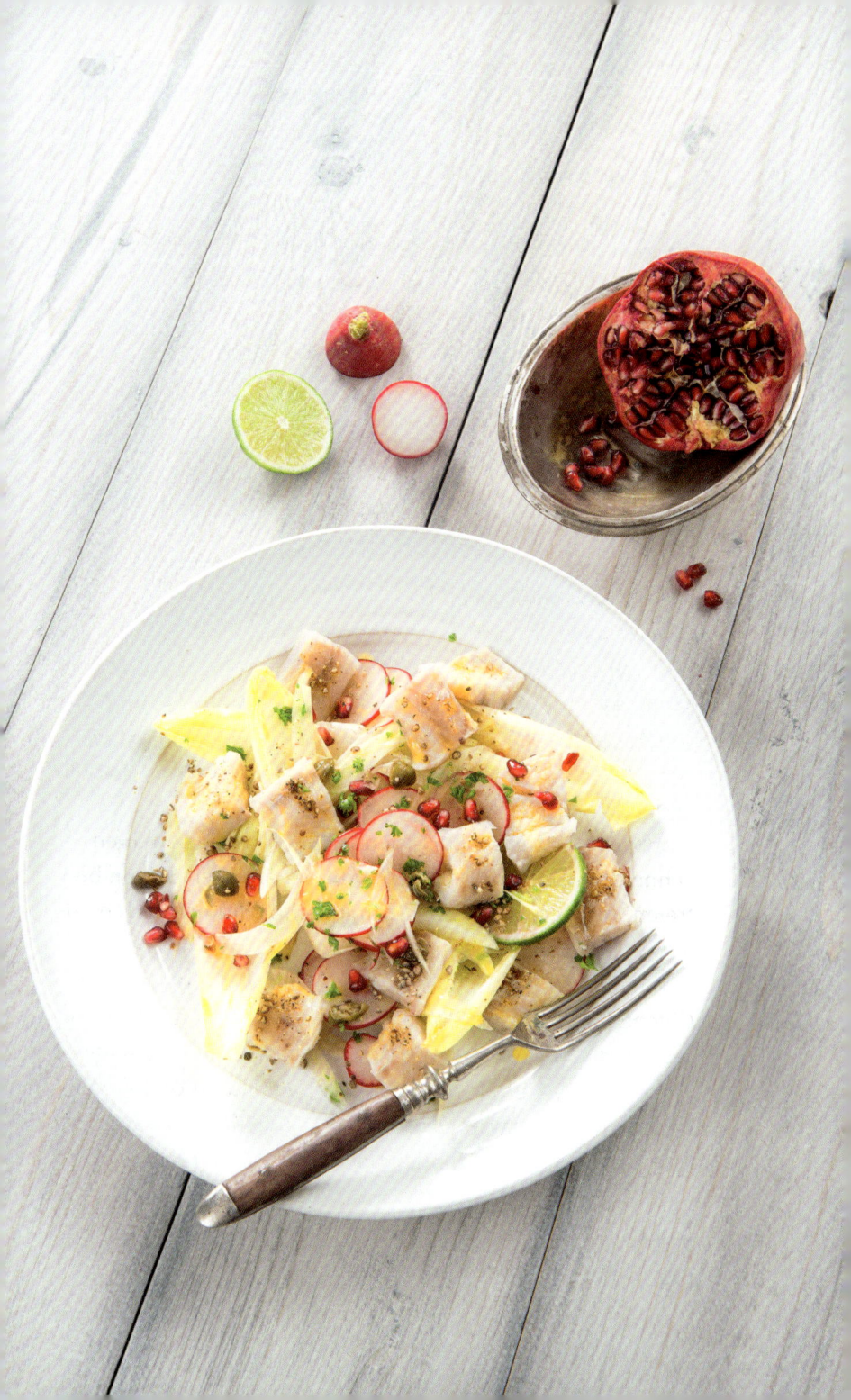

Tag 17 – Abendessen

Putenbrustroulade mit grünen Bohnen

3 Handvoll grüne Bohnen (frisch oder tiefgekühlt)
1 kleine Karotte
1 Frühlingszwiebel
2 weiße Champignons
150 g Putenbrustfilet
Meersalz
geschroteter weißer Pfeffer
150 ml Gemüsebrühe
3 EL Wasser
Küchengarn oder Zahnstocher

1 Bohnen waschen, Enden abschneiden und je nach Größe halbieren bzw. dritteln. Karotte putzen und mit einem Schäler in Längsstreifen abschälen. Frühlingszwiebel waschen und der Länge nach in dünne Streifen schneiden. Champignons putzen und feinblättrig schneiden.

2 Putenbrust waschen, trocken tupfen und in zwei Längsstücke schneiden. Jedes Stück mit einem Nudelholz oder Schnitzelklopfer plattieren, leicht salzen und pfeffern. Erst Karottenstreifen und danach Frühlingszwiebelstreifen darüberlegen. Anschließend Champignons daraufgeben, Filets aufrollen und mit Küchengarn oder Zahnstocher befestigen.

3 Gemüsebrühe in einer Pfanne aufkochen, dann Rouladen einlegen und darin zugedeckt 30 Minuten köcheln

lassen. Inzwischen die grünen Bohnen zugedeckt in
3 EL Wasser 10 Minuten blanchieren.

4 Rouladen auf einen Teller heben, grüne Bohnen daneben
anrichten und mit dem Bratfond übergießen.

 Eiweiß: 40 g, Fett: 3 g, KH: 18 g, Kalorien: 259 kcal
Zubereitungsdauer: ca. 45 Minuten

Tag 18 – Mittagessen

Garnelen-Zitronengras-Spieße mit Korianderquark und Zucchinirösti

2 mittelgroße Zucchini

1 Ei

Meersalz

geschroteter weißer Pfeffer

100 g geschälte Garnelen (frisch oder tiefgekühlt)

1 Stange Zitronengras

2 EL Wasser

2 Stängel Koriandergrün

50 g Magerquark (0,5 Prozent Fett)

50 ml Mineralwasser

1 Den Backofen auf 180°C (Umluft) vorheizen. Ein Backblech mit Backpapier auslegen. 1 1/2 Zucchini waschen und grob raspeln. Mit Ei, Salz und Pfeffer vermengen, zu Plätzchen formen und auf das Blech legen. Im Ofen ca. 20 Minuten backen.

2 Garnelen waschen und trocken tupfen. Restliche Zucchinihälfte waschen und in 5 mm dicke Scheiben schneiden. Garnelen abwechselnd mit Zucchinischeiben auf die Zitronengrasstange spießen und mit 2 EL Wasser in einer beschichteten Pfanne ca. 10 Minuten dämpfen. Pfeffern und salzen nach Belieben.

3 Inzwischen Koriander waschen und fein hacken. Quark mit etwas Salz, Koriander und Mineralwasser mit einem Schneebesen verquirlen.

4 Den Garnelen-Zitronengras-Spieß auf einem Teller anrichten und die Zucchinirösti danebenlegen. Korianderquark in einer kleinen Schüssel dazu servieren.

 Eiweiß: 35 g, Fett: 5 g, KH: 7 g, Kalorien: 213 kcal
Zubereitungsdauer: ca. 30 Minuten

Tag 18 – Abendessen

Linsensalat mit Eiern

10 Cocktailtomaten

1 mittelgroße rote Zwiebel

100 g braune Linsen (aus der Dose)

Saft von 1 Zitrone

1 TL Leinöl

Meersalz

geschroteter schwarzer Pfeffer

2 mittelgroße Eier

Wasser zum Eierkochen

1 Tomaten waschen und vierteln. Zwiebel schälen und klein hacken. Linsen in ein Sieb abgießen und kalt abbrausen, dann mit Tomaten, Zwiebel, Zitronensaft und Leinöl in einer Schüssel vermengen. Den Salat salzen, pfeffern und zum Durchziehen 30 Minuten in den Kühlschrank stellen.

2 Eier in kaltem Wasser aufsetzen. Nach dem Aufkochen Herd abstellen und Eier im heißen Wasser noch 5 Minuten ziehen lassen.

3 Salat aus dem Kühlschrank nehmen. Eier eiskalt abschrecken, schälen, vierteln und auf dem Salat anrichten.

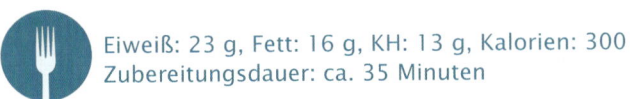

Eiweiß: 23 g, Fett: 16 g, KH: 13 g, Kalorien: 300 kcal
Zubereitungsdauer: ca. 35 Minuten

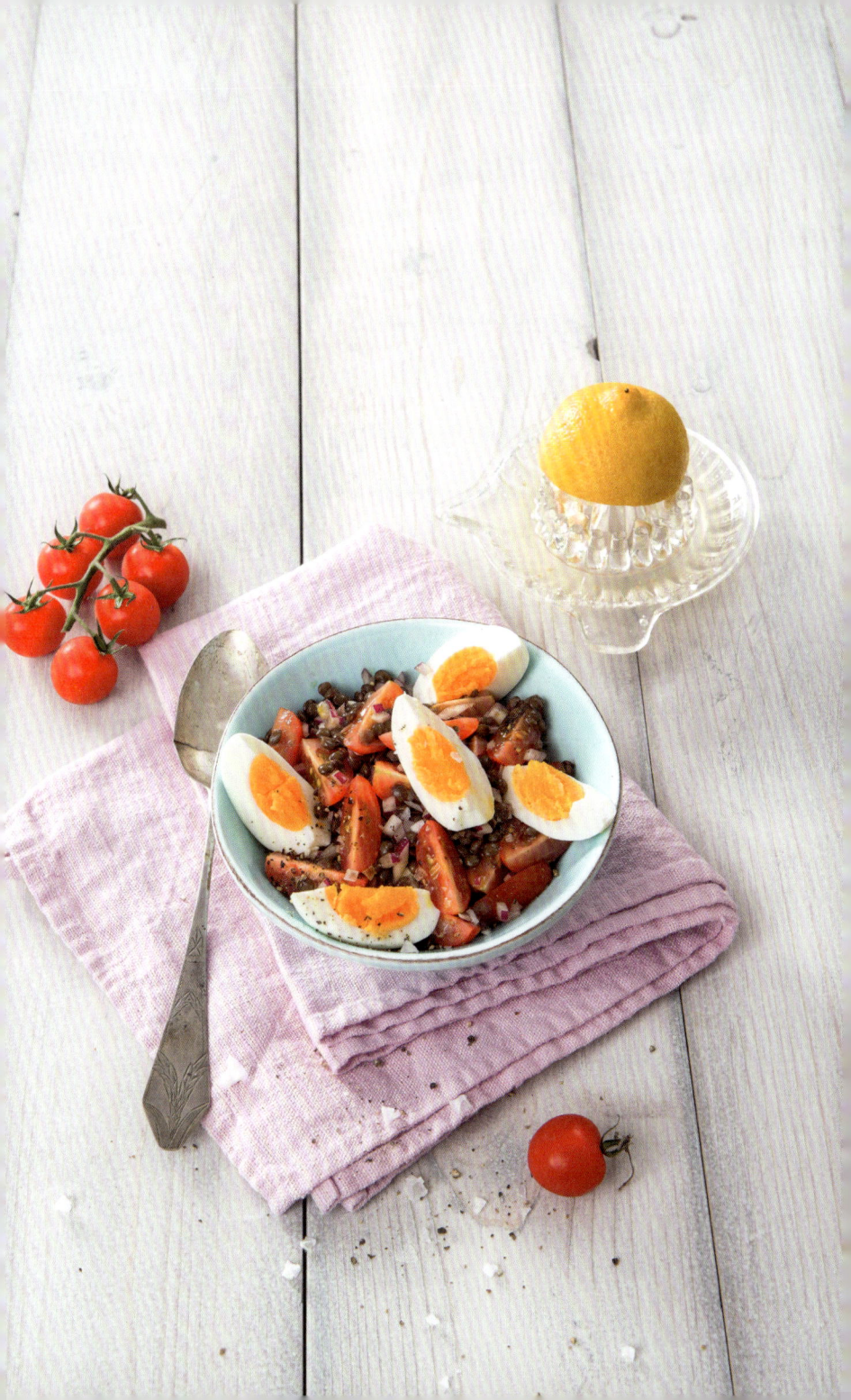

Tag 19 – Mittagessen

Wolfsbarsch in der Salzkruste

1–1,5 kg grobes Meersalz
(der Fisch muss komplett bedeckt sein)
1 Eiweiß
25 ml Wasser
1 Zitrone
1 Knoblauchzehe
1 Wolfsbarsch (ca. 400 g; ausgenommen)
2 Salbeiblätter
1 kleiner Rosmarinzweig
einige Thymianblätter
je 1 Handvoll Radicchio und Frisee
2 Radieschen
1 mittelgroße lila Karotte
1 hellgrüne Spitzpaprika
Meersalz
1 TL Olivenöl
geschroteter weißer Pfeffer

1   Den Backofen auf 180°C (Umluft) vorheizen. Ein Back-
    blech mit Backpapier auslegen. Das Meersalz mit Eiweiß
    und 25 ml Wasser mischen und ein ca. 1 cm hohes Bett in
    der Länge des Fisches auf dem Blech formen. Die Zitrone
    waschen, beide Enden kurz abschneiden, dann die Zitrone
    halbieren und auspressen. Den Knoblauch schälen und
    2 bis 3 dünne Scheiben abschneiden, den Rest hacken.
2   Den Wolfsbarsch waschen und trocken tupfen. Den Fisch-
    bauch mit Salbeiblättern, Rosmarinstängel, Thymian, Knob-
    lauchscheiben und Zitronenenden füllen und auf das Salz-
    bett setzen. Mit der übrigen Salzmischung komplett

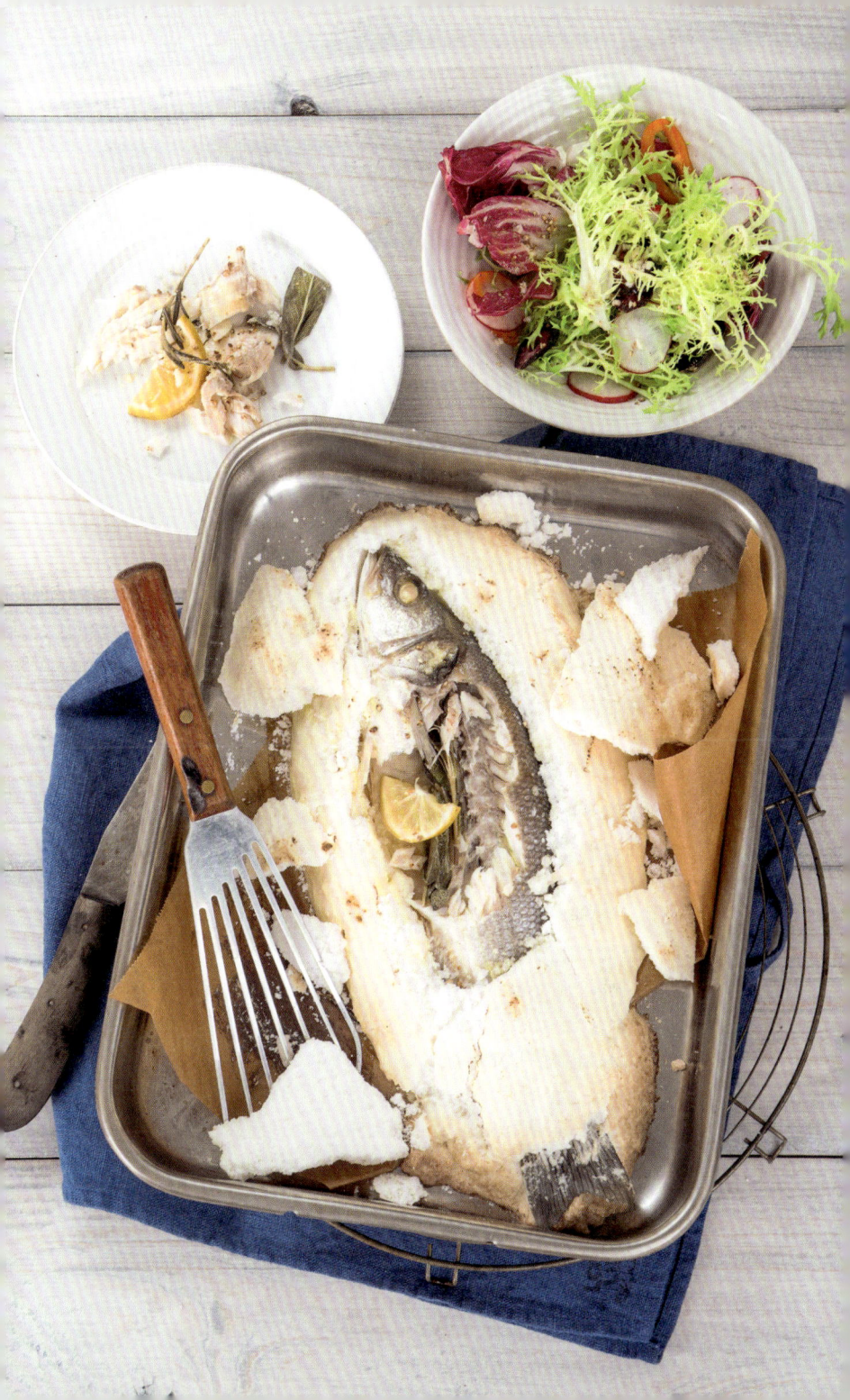

bedecken und das Salz andrücken. Den Fisch im Ofen 25 Minuten backen.

3 Inzwischen die Blattsalate waschen und trocken schleudern. Radieschen waschen und in feine Scheiben schneiden. Karotte schälen und ebenfalls in feine Scheiben schneiden. Spitzpaprika entkernen, waschen und in dünne Ringe schneiden.

4 Den Salat mit dem gehackten Knoblauch in einer Schüssel mischen und mit Zitronensaft, Salz und Pfeffer nach Geschmack würzen.

5 Den Fisch aus dem Backofen nehmen und noch 5 Minuten ruhen lassen. Dann die Salzkruste aufklopfen, den Fisch filetieren und 150 g davon auf einem Teller anrichten. (Die übrigen 150 g für abends im Kühlschrank auf einem Teller mit Frischhaltefolie zugedeckt aufheben.) 1 TL Meersalz als Häufchen auf den Teller geben und den Fisch mit Öl beträufeln und mit Pfeffer bestreuen.

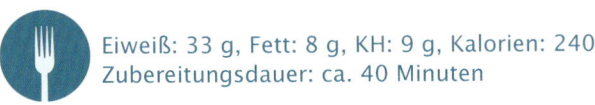

Eiweiß: 33 g, Fett: 8 g, KH: 9 g, Kalorien: 240 kcal
Zubereitungsdauer: ca. 40 Minuten

Tag 19 – Abendessen

Tomatensuppe mit Wolfsbarsch und Spitzkohl

5 Spitzkohlblätter

200 g Tomatenstücke (aus der Dose)

200 ml Gemüsebrühe

1 Lorbeerblatt

1 EL Zitronensaft

150 g gegartes Wolfsbarschfilet (vom Mittagessen)

Salz

geschroteter weißer Pfeffer

1 Spitzkohlblätter waschen und harte Strünke entfernen, dann in mundgerechte Stücke zerreißen. Tomaten mit dem Stabmixer sämig pürieren und mit Gemüsebrühe, Lorbeerblatt und Kohl in einen Topf geben. Aufkochen und danach bei kleiner Hitze noch 10 Minuten köcheln lassen.

2 Den Zitronensaft hinzufügen und alles nach Geschmack salzen. Zum Servieren den vom Mittag aufgehoben Rest vom Wolfsbarsch hinzuzufügen. In tiefen Teller geben, salzen und mit Pfeffer garnieren.

Eiweiß: 35 g, Fett: 5 g, KH: 13 g, Kalorien: 237 kcal
Zubereitungsdauer: ca. 20 Minuten

Tag 20 – Mittagessen

Warmes Reh-Carpaccio mit Waldpilzen

3 Handvoll Pfifferlinge (alternativ weiße Champignons)
2 Handvoll Steinpilze (alternativ Kräuterseitlinge)
1 Schalotte
1 TL Olivenöl
2 EL Wasser
1 EL Zitronensaft
1/2 TL Korianderkörner
Meersalz
1 Stängel Petersilie
150 g Rehfilet (alternativ 150 g Entenbrust ohne Haut)
geschroteter schwarzer Pfeffer

1 Backofen auf 100°C (Umluft) vorheizen. Ein Backblech mit Backpapier auslegen. Pilze putzen und in mundgerechte Stücke schneiden. Schalotte schälen, fein hacken und in der Pfanne mit Öl glasig rösten. Anschließend 2 EL Wasser, Zitronensaft und Korianderkörner dazugeben, alles aufkochen. Pilze darin ca. 10 Minuten dünsten, nach Geschmack salzen.

2 Petersilie waschen, trocken schütteln und grob hacken. Rehfilet von allen Seiten kurz in einer beschichteten Pfanne ohne Fettzugabe anbraten, auf das Blech setzen und im Ofen ca. 10 Minuten garen. Herausnehmen, kurz ruhen lassen und in möglichst dünne Scheiben schneiden.

3 Die Filetscheiben kreisförmig auf einem flachen Teller anrichten. Pilzsaft abgießen, Pilze am Tellerrand um das Rehfilet anrichten und mit Pfeffer und Petersilie bestreuen.

 Eiweiß: 39 g, Fett: 10 g, KH: 2 g, Kalorien: 254 kcal
Zubereitungsdauer: ca. 30 Minuten

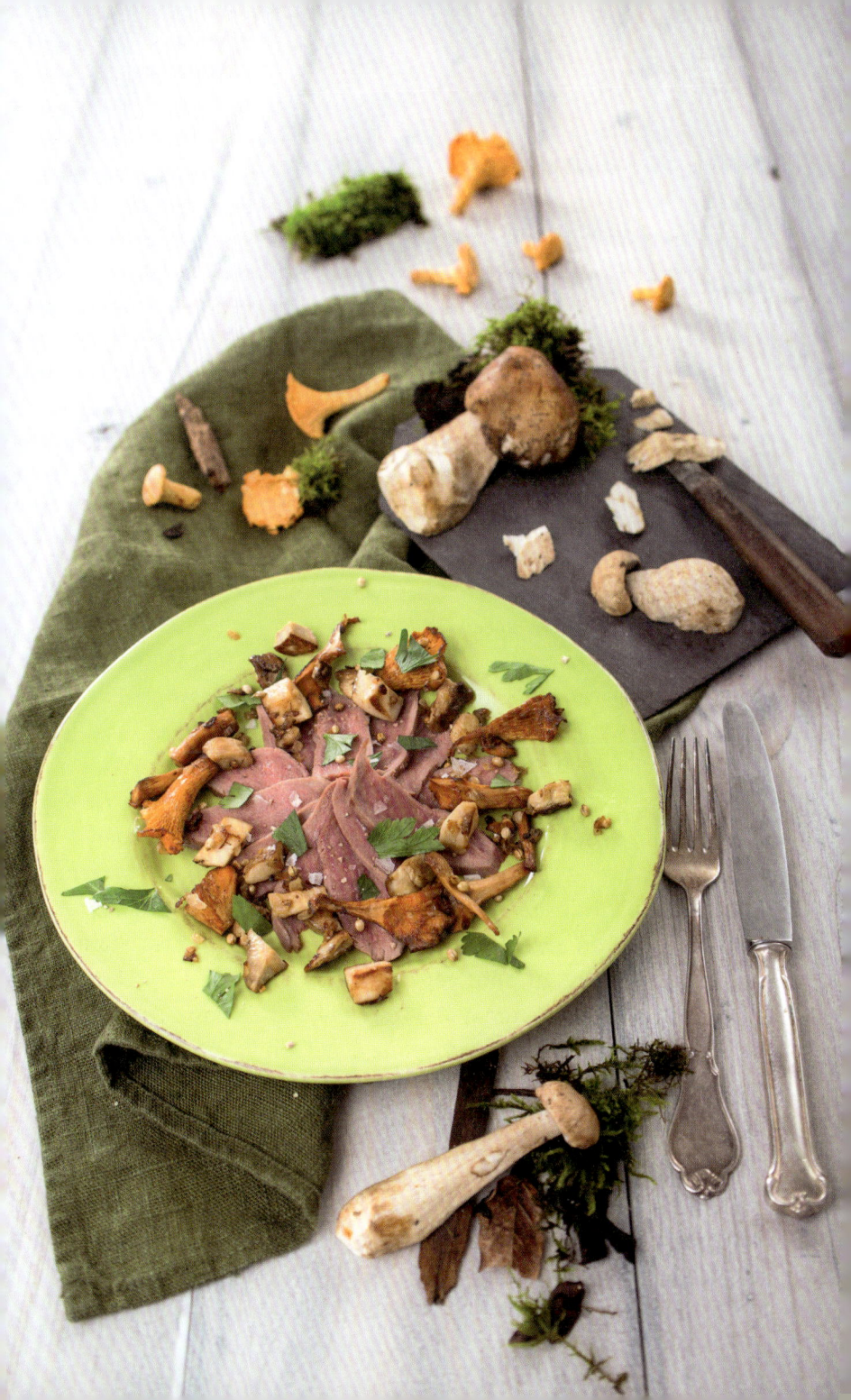

Tag 20 – Abendessen

Palmherzen mit Nordseekrabbensalat

   300 g Palmherzen (aus Dose oder Glas)
   1 kleine rote Zwiebel
   150 g gegarte Nordseekrabben
   1–2 EL Zitronensaft
   Salz
   geschroteter weißer Pfeffer
   1 TL Leinöl

1 Die Palmherzen abgießen, abtropfen lassen und in 5 mm dicke Ringe schneiden. Die Zwiebel schälen und in feine Ringe schneiden.
2 Die Nordseekrabben mit Zitronensaft, Salz und Pfeffer nach Geschmack vermengen. Darüber 1 TL Leinöl verteilen.
3 Die Palmherzen mit den Nordseekrabben anrichten.

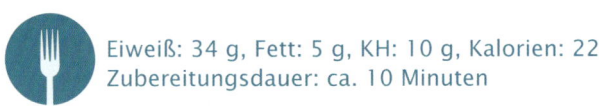

Eiweiß: 34 g, Fett: 5 g, KH: 10 g, Kalorien: 221 kcal
Zubereitungsdauer: ca. 10 Minuten

Tag 21 – Mittagessen

Spargelsalat »Ying & Yang« mit Rinderfilet

je 4 Stangen grüner und weißer Spargel
125 ml Salzwasser
1 EL Zitronensaft
1 TL Leinöl
geschroteter schwarzer Pfeffer
Meersalz
150 g Rinderfilet
Mineralwasser zum Garen

1 Weißen Spargel ganz, grünen nur im unteren Drittel schälen, beide Sorten waschen. Mit 125 ml Salzwasser in einer
Pfanne mit geschlossenem Deckel 20 Minuten garen. Dann
lauwarm abkühlen lassen und schräg in 2 cm lange Stücke
schneiden.

2 Spargelstücke in eine Schüssel geben und mit Zitronensaft,
Leinöl, Pfeffer und Salz nach Geschmack vermengen.

3 Rinderfilet mit etwas Mineralwasser in einer beschichteten
Pfanne je nach Garvorliebe braten, dann in Scheiben
schneiden. Spargelsalat und Fleisch auf einem großen Teller anrichten.

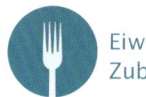

Eiweiß:40 g, Fett: 3 g, KH: 10 g, Kalorien: 227 kcal
Zubereitungsdauer: ca. 30 Minuten

➲ *Foto zu Rezept Seite 242*

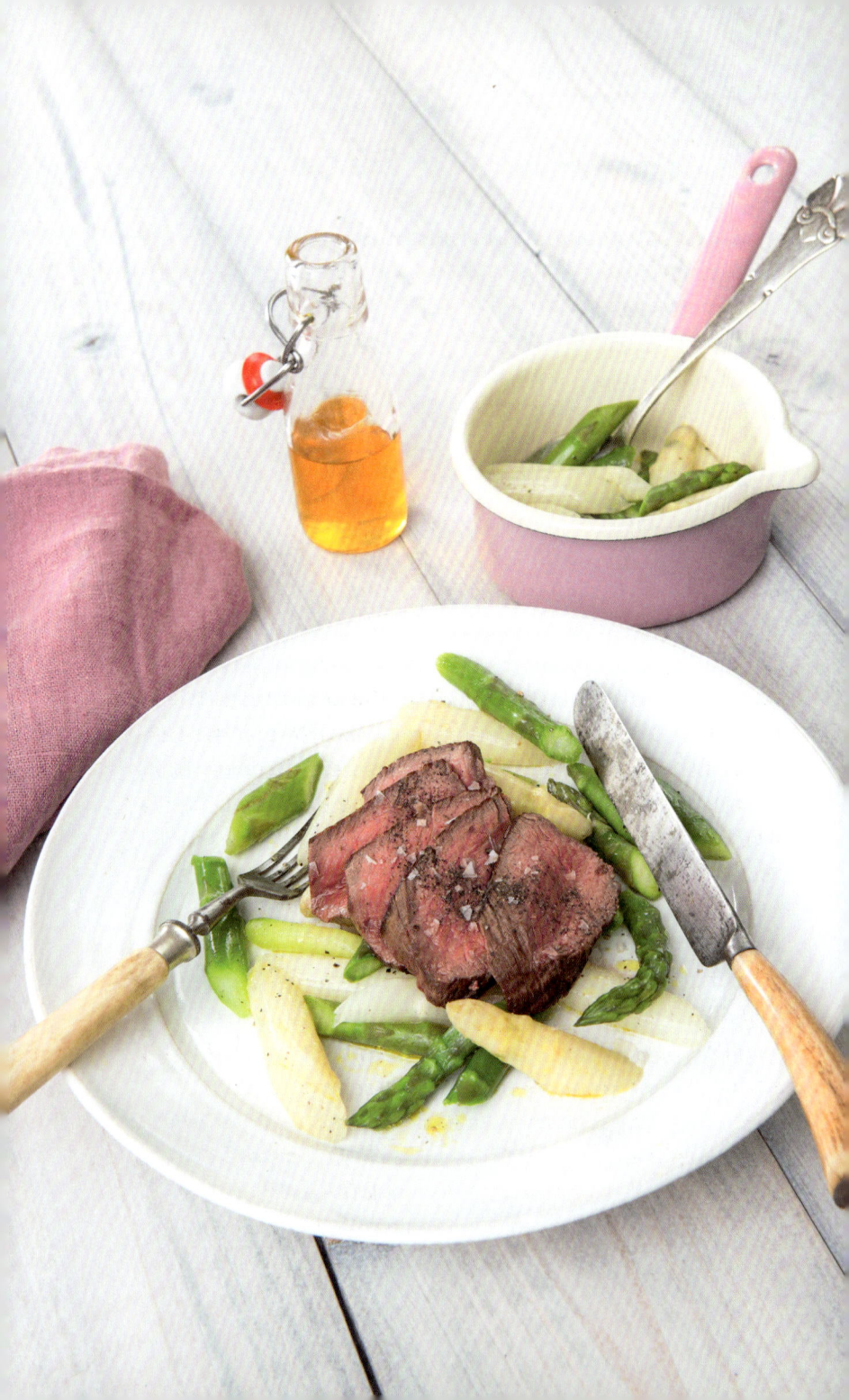

Tag 21 – Abendessen

Gefüllte Aubergine mit Schweinefilet

1 Aubergine
1 weiße Zwiebel
2 Knoblauchzehen
6 Cocktailtomaten
100 g Schweinefilet
1 TL Olivenöl
1 rote Chilischote
50 g Magerquark (0,5 Prozent Fett)
Meersalz
geschroteter schwarzer Pfeffer
25 ml Mineralwasser

1 Den Backofen auf 180°C (Umluft) vorheizen. Ein Backblech mit Backpapier auslegen. Aubergine waschen und der Länge nach streifig schälen, dabei jeden zweite Streifen auslassen. Aubergine auf das Blech setzen und im Ofen 1 Stunde weich garen. Herausnehmen und längs aufschneiden, etwas Fruchtfleisch herauskratzen und beiseitestellen. Die Auberginenhälften in eine kleine Auflaufform legen und wieder in den Ofen geben.

2 Währenddessen Zwiebel schälen und in Ringe schneiden. Knoblauch schälen und in dünne Scheiben schneiden. Tomaten waschen und vierteln. Schweinefilet in kleine Stücke schneiden oder durch den Fleischwolf drehen.

3 Zwiebel und Knoblauch in einer beschichteten Pfanne im Öl anschwitzen und das Schweinehack dazugeben. Danach Tomaten und Auberginenmark hinzufügen und alles 10 Minuten köcheln. Chili entkernen und in Streifen schneiden.

4 Die Hackmasse in die Auberginenhälften füllen, Chili darüberlegen und alles im Ofen noch 30 Minuten backen. Magerquark mit etwas Salz und Pfeffer abschmecken und mit
Mineralwasser cremig schlagen. Gefüllte Aubergine in der
Auflaufform anrichten, dazu die Quarkcreme reichen.

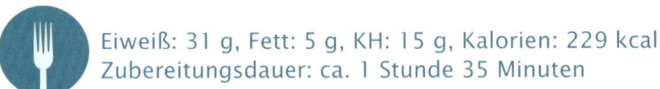

Eiweiß: 31 g, Fett: 5 g, KH: 15 g, Kalorien: 229 kcal
Zubereitungsdauer: ca. 1 Stunde 35 Minuten

Tag 22 – Mittagessen

Gekochte Hähnchenbrust auf türkischem Salat

150 g Hähnchenbrustfilet

400 ml Hühnerbrühe

1 große Tomate

1 rote Spitzpaprika

1 Schalotte

1 Stängel Petersilie

5 Minzeblätter

1 TL Zitronensaft

1 TL Leinöl

Salz

geschroteter schwarzer Pfeffer

3 große Blätter Eisbergsalat zum Anrichten

1 Hähnchen waschen, trocken tupfen und in einem großen Topf in der Brühe 30 Minuten kochen.

2 Inzwischen Tomate waschen und klein hacken, dabei Kerne und Stielansatz entfernen. Paprika quer halbieren, entkernen, waschen und in Ringe schneiden. Schalotte schälen und klein hacken. Petersilie und Minze waschen, trocken schütteln und klein hacken.

3 Tomate, Paprika und Schalotte mit Petersilie, Minze, Zitronensaft und Leinöl in eine Schüssel geben und vermengen, salzen und pfeffern. Eisbergsalatblätter waschen, trocken tupfen und auf einem Teller auslegen. Mittig in die Blätter Paprika-Tomaten-Mischung geben. Hähnchenbrust aus der Brühe nehmen, in Scheiben schneiden und auf den Salat legen.

Eiweiß: 32 g, Fett: 3 g, KH: 7 g, Kalorien: 183 kcal
Zubereitungsdauer: ca. 35 Minuten

Tag 22 – Abendessen

Scharfer Rindfleisch-Wok

1 Karotte
1 Knoblauchzehe
150 g Rinderfilet
Salz
Pfeffer
1 TL Sojaöl
1/2 TL Chilipulver
100 g Bambussprossen
2 Handvoll frische Sojasprossen
1 Chilischote (frisch oder getrocknet)

1 Karotte schälen und grob raspeln. Knoblauchzehe schälen und hacken. Rindfleisch in mundgerechte Stücke schneiden, salzen und pfeffern.

2 Sojaöl, Knoblauch und Chili in einen Wok oder eine beschichtete Pfanne geben und darin 5 Minuten anbraten. Rindfleisch hinzufügen und ca. 5 Minuten anbraten. Dann Karotte, Bambussprossen und Sojasprossen dazugeben und alles so lange unter Rühren braten, bis es gar ist. Nach Belieben mit der Chilischote scharf würzen.

3 Auf einem Teller anrichten.

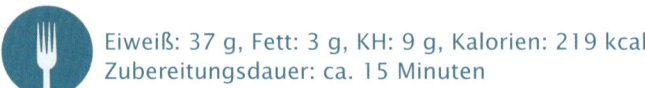 Eiweiß: 37 g, Fett: 3 g, KH: 9 g, Kalorien: 219 kcal
Zubereitungsdauer: ca. 15 Minuten

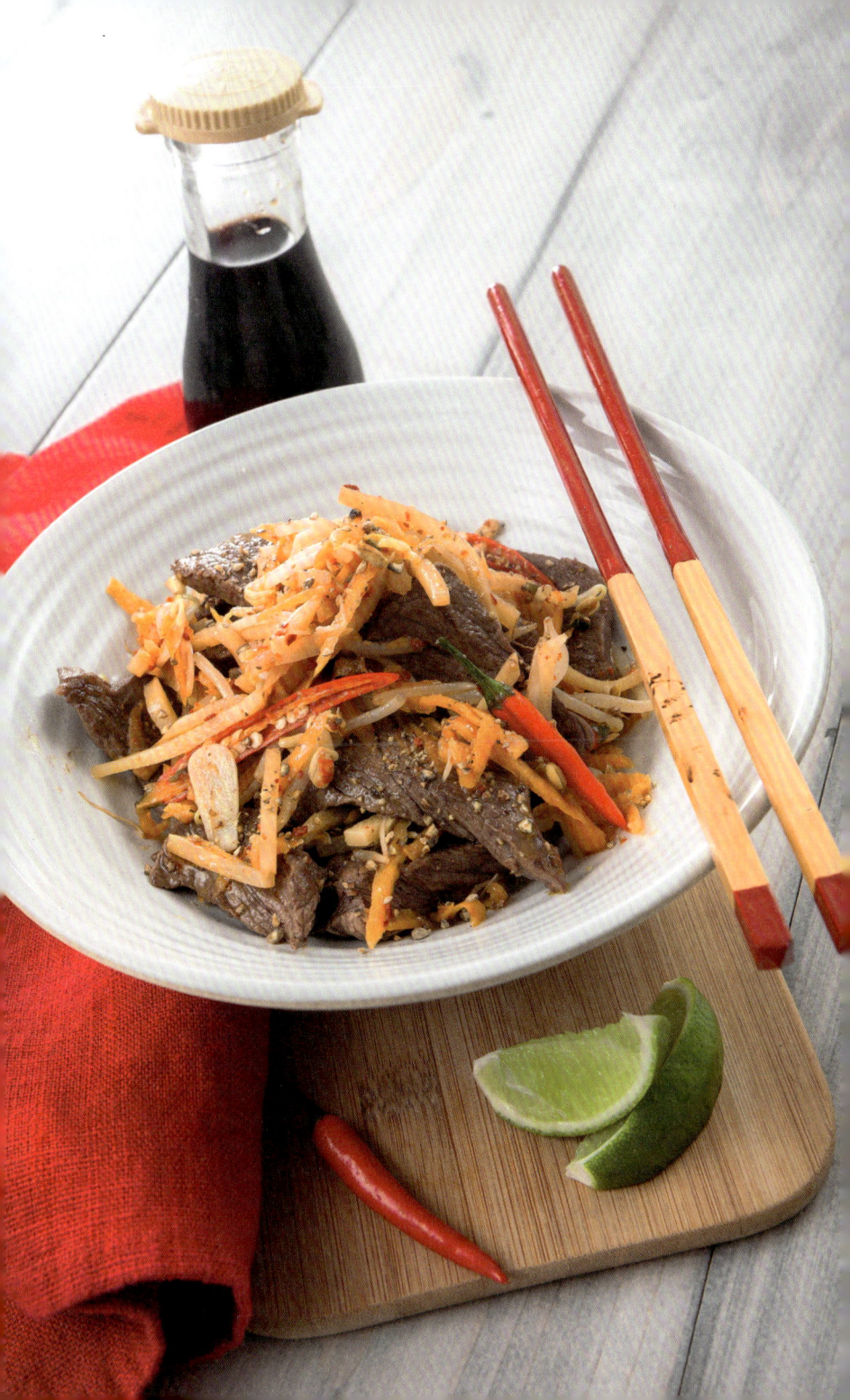

Tag 23 – Mittagessen

Thunfisch-Sashimi mit scharfem Gurkensalat

1 mittelgroße Gurke
Salz
5 Tropfen geröstetes Sesamöl
1 EL Fischsoße
1/2 TL Chiliflocken
1 EL Zitronensaft
150 g frisches Thunfischfilet
1 TL Sesamsamen

1 Gurke waschen und grob raspeln, in ein Sieb geben und Salz darüberstreuen. Raspel 10 Minuten ruhen lassen, dann gut ausdrücken. (Der Gurkensaft kann im Glas getrunken werden.)

2 Ausgepresste Gurkenraspel mit Sesamöl marinieren, mit Fischsoße, Chiliflocken und Zitronensaft mischen und 10 Minuten ziehen lassen.

3 Thunfisch waschen, trocken tupfen und in einer beschichteten Pfanne ohne Fettzugabe kurz von beiden Seiten anbraten. Danach in ca. 5 mm dicke Scheiben schneiden, auf einen Teller legen und einige Sesamsamen darüberstreuen. Den Gurkensalat dazureichen.

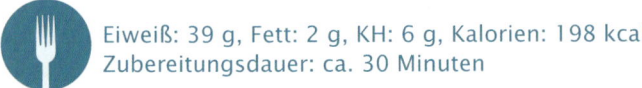
Eiweiß: 39 g, Fett: 2 g, KH: 6 g, Kalorien: 198 kcal
Zubereitungsdauer: ca. 30 Minuten

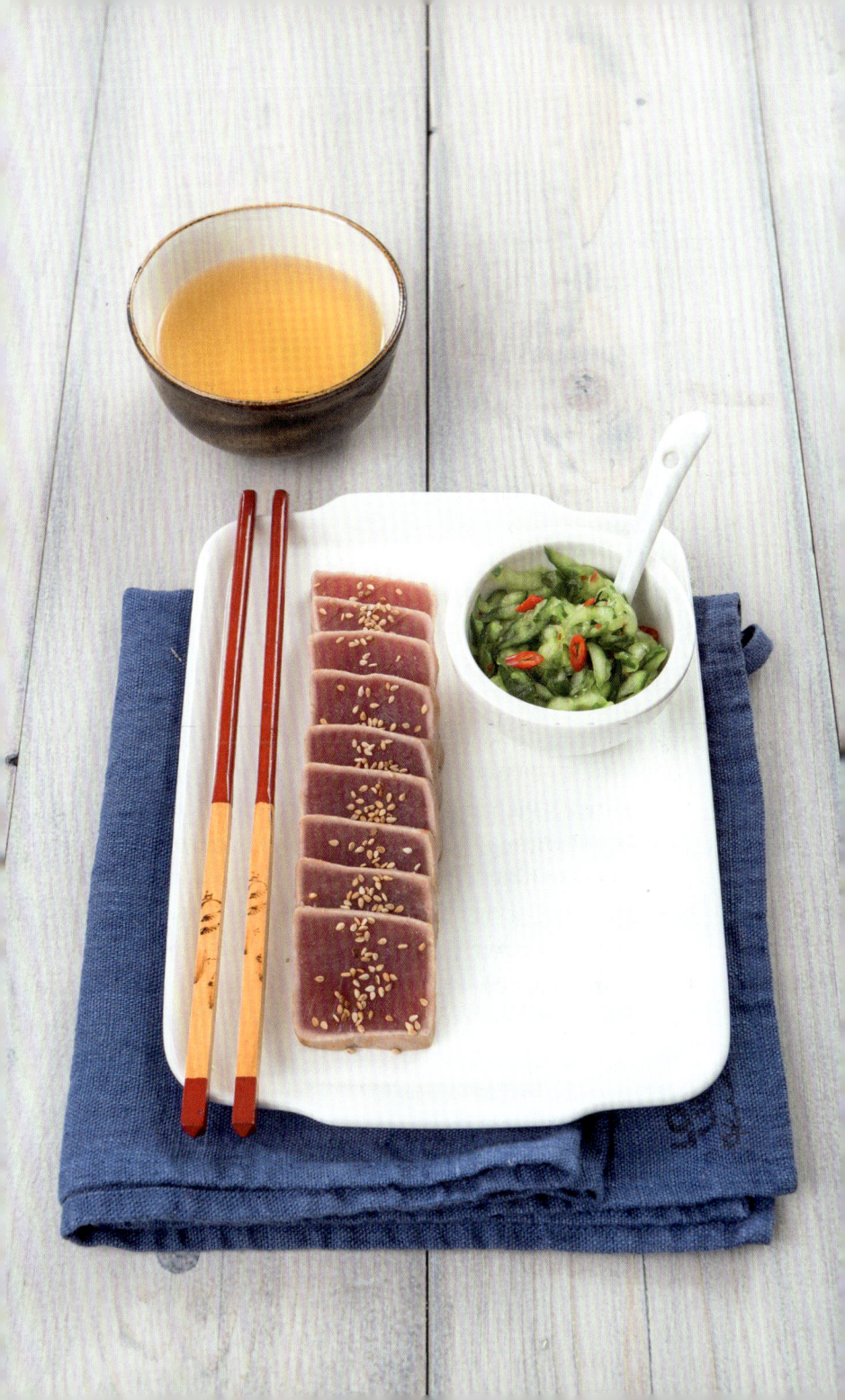

Tag 23 – Abendessen

Morchelsuppe mit Hähnchenbrust

200 ml Wasser
100 ml Magermilch (0,3 Prozent Fett)
1 Handvoll getrocknete Morcheln
150 g Hähnchenbrustfilet
Salz
geschroteter weißer Pfeffer
5 Korianderblätter
1/4 Chilischote
1 Scheibe Ingwerwurzel
200 g Palmherzen (aus Dose oder Glas)
200 ml Gemüsebrühe
5 Tropfen geröstetes Sesamöl

1 200 ml Wasser und Milch mischen und die Morcheln darin 6 Stunden einweichen. Danach in ein Sieb abgießen und abtropfen lassen, dabei die Flüssigkeit auffangen.

2 Das Hähnchenbrustfilet waschen, trocken tupfen und in mundgerechte Streifen schneiden, salzen und etwas pfeffern. In einer Pfanne ohne Fettzugabe kurz anbraten, mit wenig Morcheleinweichwasser ablöschen und alles 5 Minuten einkochen lassen.

3 Koriander waschen und trocken schütteln. Chilischote entkernen und in Ringe schneiden. Ingwer schälen, Morcheln mundgerecht zerkleinern. Palmherzen abgießen, abtropfen lassen und in 5 mm dicke Scheiben schneiden.

4 Gemüsebrühe in einen Topf geben, erst Morcheln, dann übriges Morcheleinweichwasser, Ingwer, Palmherzen und Hähnchen hinzufügen. Alles einmal aufkochen, dann bei kleiner Hitze 15 Minuten köcheln lassen.

5 In einem tiefen Teller mit Koriander, Sesamöl und Chiliringen dekoriert servieren.

Eiweiß: 32 g, Fett: 2 g, KH: 6 g, Kalorien: 170 kcal
Zubereitungsdauer: ca. 6 Stunden 30 Minuten

Tag 24 – Mittagessen

Forelle grün-weiß

150 g Forellenfilet (ohne Haut)

Salz

geschroteter weißer Pfeffer

2 cm Ingwerwurzel

2 Handvoll grüne Bohnen (frisch oder tiefgekühlt)

2 Handvoll Schwarzwurzeln (tiefgekühlt)

300 ml Wasser

1 Den Backofen auf 180°C (Umluft) vorheizen. Fischfilet waschen, trocken tupfen, salzen und pfeffern und in Alufolie wickeln. Im Ofen 15 Minuten garen.

2 Inzwischen Ingwer schälen und klein hacken. Grüne Bohnen (falls frisch) waschen, von den Enden befreien und in ca. 2 cm lange Stücke schneiden. Bohnen und Schwarzwurzeln in einem Topf mit 300 ml kochendem Wasser 5 Minuten blanchieren. In ein Sieb abgießen, kalt abschrecken und abtropfen lassen. Ingwer und Salz nach Geschmack hinzufügen.

3 Das Gemüse auf einem Teller anrichten. Den Fisch aus dem Ofen nehmen, aus der Folie lösen und auf das Gemüse setzen.

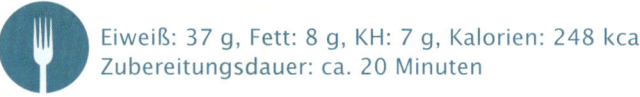 Eiweiß: 37 g, Fett: 8 g, KH: 7 g, Kalorien: 248 kcal
Zubereitungsdauer: ca. 20 Minuten

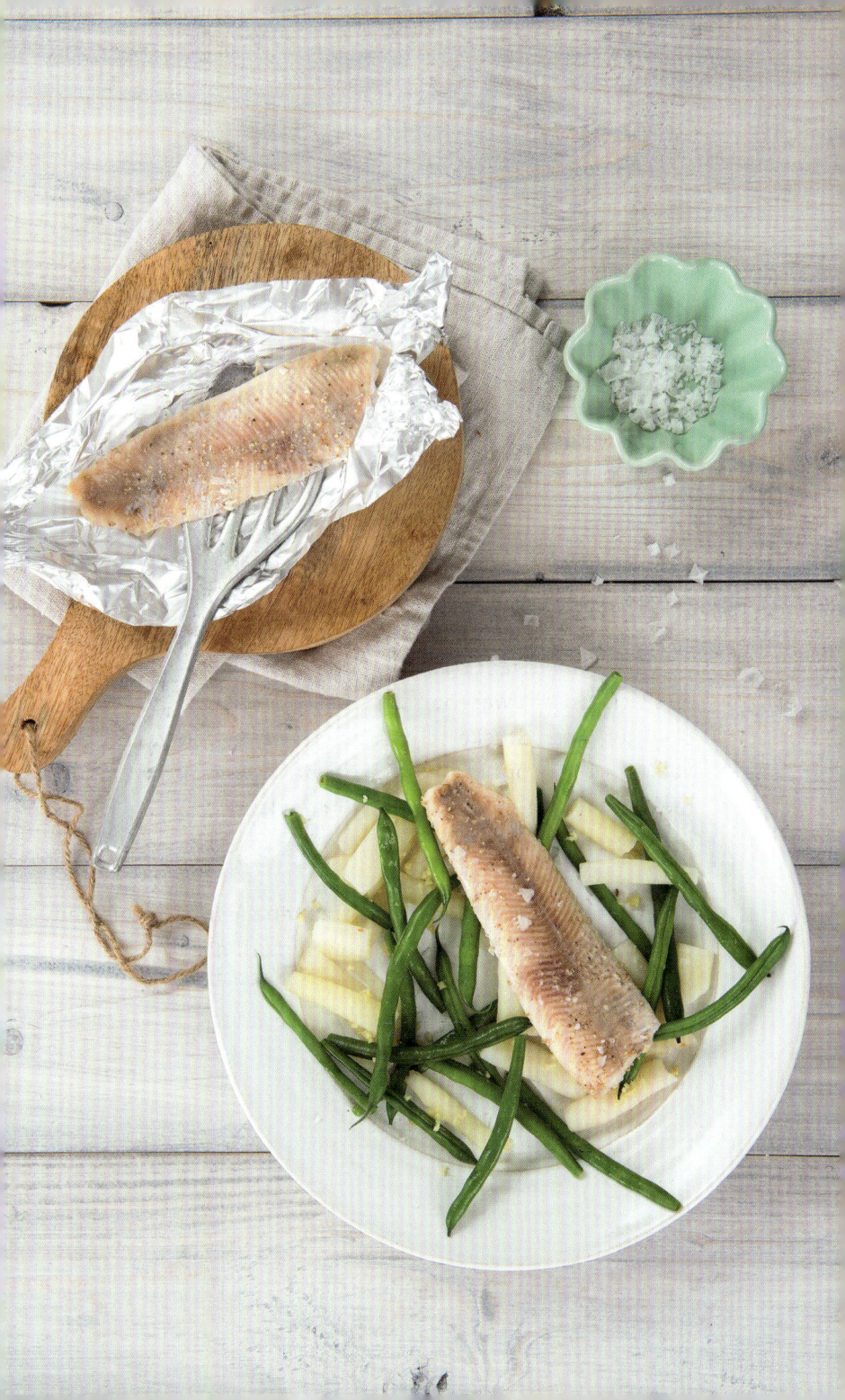

Tag 24 – Abendessen

Seitan alla romana (vegan)

1 kleine Karotte

1 Schalotte

1 Selleriestange

1/2 rote Chilischote

3 Tomaten

150 g Seitan (aus dem Glas)

1 TL Olivenöl

2 EL Weißweinessig

1 Lorbeerblatt

Meersalz

geschroteter weißer Pfeffer

2 Minzeblätter zum Garnieren

1 Karotte und Schalotte schälen, Selleriestange putzen und waschen, alles fein hacken. Chili entkernen und fein hacken. Die Tomaten waschen und klein schneiden. Den Seitan abtropfen lassen und in Streifen schneiden.

2 Karotte, Schalotte, Sellerie und Chili in einer beschichteten Pfanne im Öl anbraten. Seitan dazugeben, Essig und Lorbeerblatt und zuletzt die Tomaten hinzufügen. Alles zugedeckt bei kleiner Hitze 40 Minuten köcheln lassen.

3 Nach Geschmack salzen und pfeffern und auf einem tiefen Teller mit Minzeblättern garniert servieren.

Eiweiß: 45 g, Fett: 3 g, KH: 8 g, Kalorien: 239 kcal
Zubereitungsdauer: ca. 45 Minuten

Tag 25 – Mittagessen

Vegetarische Gemüse-Sticks mit Dip

150 g Magerquark (0,5 Prozent Fett)

50 ml Mineralwasser

1 Knoblauchzehe

Meersalz

geschroteter weißer Pfeffer

je 1/2 rote und gelbe Paprika

1 Karotte

1/2 Gurke

1 TL Leinöl

1 Magerquark mit Mineralwasser aufschlagen, Knoblauch schälen und dazupressen. Den Dip salzen und pfeffern nach Geschmack – mit Teller oder Frischhaltefolie zugedeckt im Kühlschrank ca. 1 Stunde durchziehen lassen.

2 Inzwischen Paprika entkernen, waschen und in Streifen schneiden. Karotte schälen, erst quer halbieren und die Hälften dann längs vierteln. Gurke schälen und längs achteln. Das Gemüse dekorativ in ein großes Glas stellen.

3 Quarkcreme mit Leinöl vermengen und zu den Gemüse-Sticks servieren.

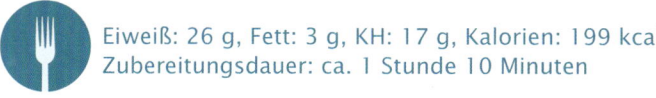
Eiweiß: 26 g, Fett: 3 g, KH: 17 g, Kalorien: 199 kcal
Zubereitungsdauer: ca. 1 Stunde 10 Minuten

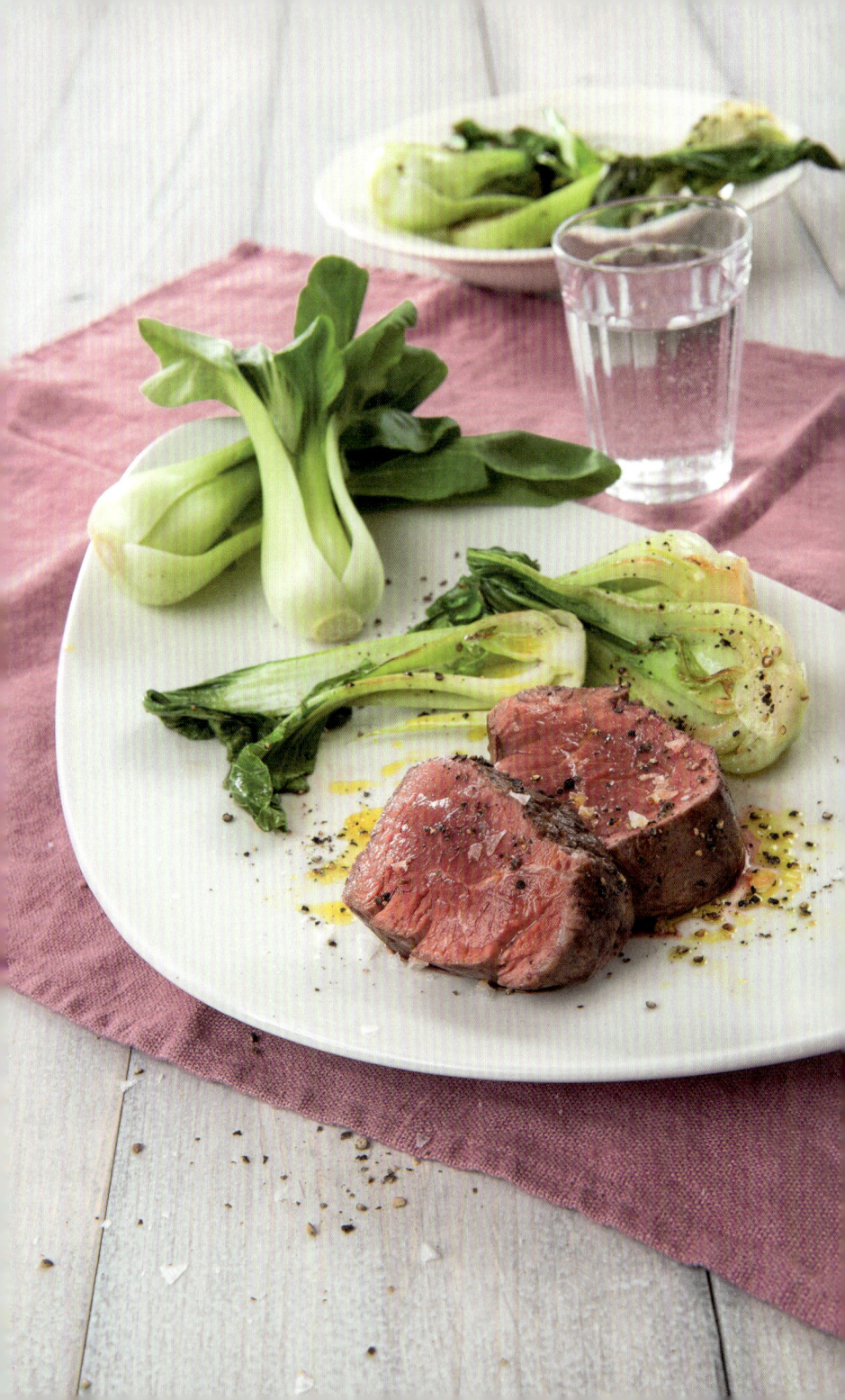

Tag 25 – Abendessen

Rinderfilet mit Pak Choi

3–4 Mini-Pak-Choi
Meersalz
6 EL Wasser
150 g Rinderfilet
Mineralwasser zum Garen
1 TL Leinöl
geschroteter schwarzer Pfeffer

1 Pak Choi waschen, die harten Enden abschneiden und alles nach Geschmack salzen. Mit 6 EL Wasser in einer beschichteten Pfanne mit geschlossenem Deckel 10 Minuten dünsten.

2 Rinderfilet mit etwas Mineralwasser in einer beschichteten Pfanne braten. Herausnehmen und in Scheiben schneiden.

3 Pak Choi auf einem Teller anrichten. Leinöl darüberträufeln, Rinderfilet danebenlegen und alles mit Pfeffer bestreuen.

Eiweiß: 36 g, Fett: 3 g, KH: 3 g, Kalorien: 183 kcal
Zubereitungsdauer: ca. 25 Minuten

Tag 26 – Mittagessen

Gegrillte Zander auf scharfen Zitronenzucchini

2 mittelgroße Zucchini
1 rote Chilischote
1 Stängel Thai-Basilikum
2 EL Wasser
Saft von 1 Zitrone
Meersalz
150 g Zanderfilet (ohne Haut)
1 TL Leinöl

1 Einen Grill oder den Backofen auf 180°C (Umluft) vorheizen. Zucchini waschen und feinblättrig schneiden. Chili entkernen und in feine Ringe schneiden. Thai-Basilikum waschen, trocken schütteln und die Blätter abzupfen.

2 Zucchini in einer beschichteten Pfanne mit 2 EL Wasser, Zitronensaft, Salz und Chili so lange dünsten, bis sie gar sind.

3 Zander waschen und trocken tupfen. Kurz von beiden Seiten auf den Grill legen oder auf Backpapier im Ofen 10 Minuten garen.

4 Zucchini auf einen flachen Teller heben und den Fisch darauflegen. Mit Leinöl beträufeln und mit Thai-Basilikum garnieren.

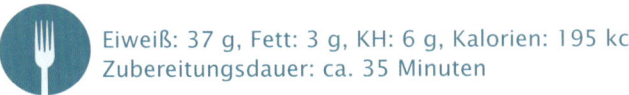

Eiweiß: 37 g, Fett: 3 g, KH: 6 g, Kalorien: 195 kcal
Zubereitungsdauer: ca. 35 Minuten

Tag 26 – Abendessen

Beefhackbällchen in Kohl

10 Spitzkohlblätter
300 ml Wasser
150 g Rinderbeefhack
Salz
geschroteter weißer Pfeffer
150 ml Rinderbrühe
1 TL Leinöl
Küchengarn oder Zahnstocher

1 Spitzkohlblätter waschen und harte Strünke entfernen. Die Blätter in einem Topf oder einer Pfanne mit geschlossenem Deckel in 300 ml kochendem Wasser einige Minuten blanchieren, bis sie weich sind.

2 Inzwischen Beefhack nach Geschmack salzen und pfeffern, zu kleinen Kugeln formen und in die Kohlblätter einwickeln. Die Kohlblätter mit Küchengarn oder Zahnstochern verschließen. Die Hackbällchen in der Rinderbrühe einmal aufkochen und dann noch 20 Minuten köcheln lassen.

3 Beefhackbällchen in der Brühe in einem tiefen Teller anrichten, mit Leinöl beträufeln und mit etwas Pfeffer bestreuen.

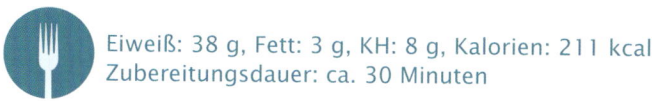

Eiweiß: 38 g, Fett: 3 g, KH: 8 g, Kalorien: 211 kcal
Zubereitungsdauer: ca. 30 Minuten

➲ *Foto zu Rezept Seite 260*

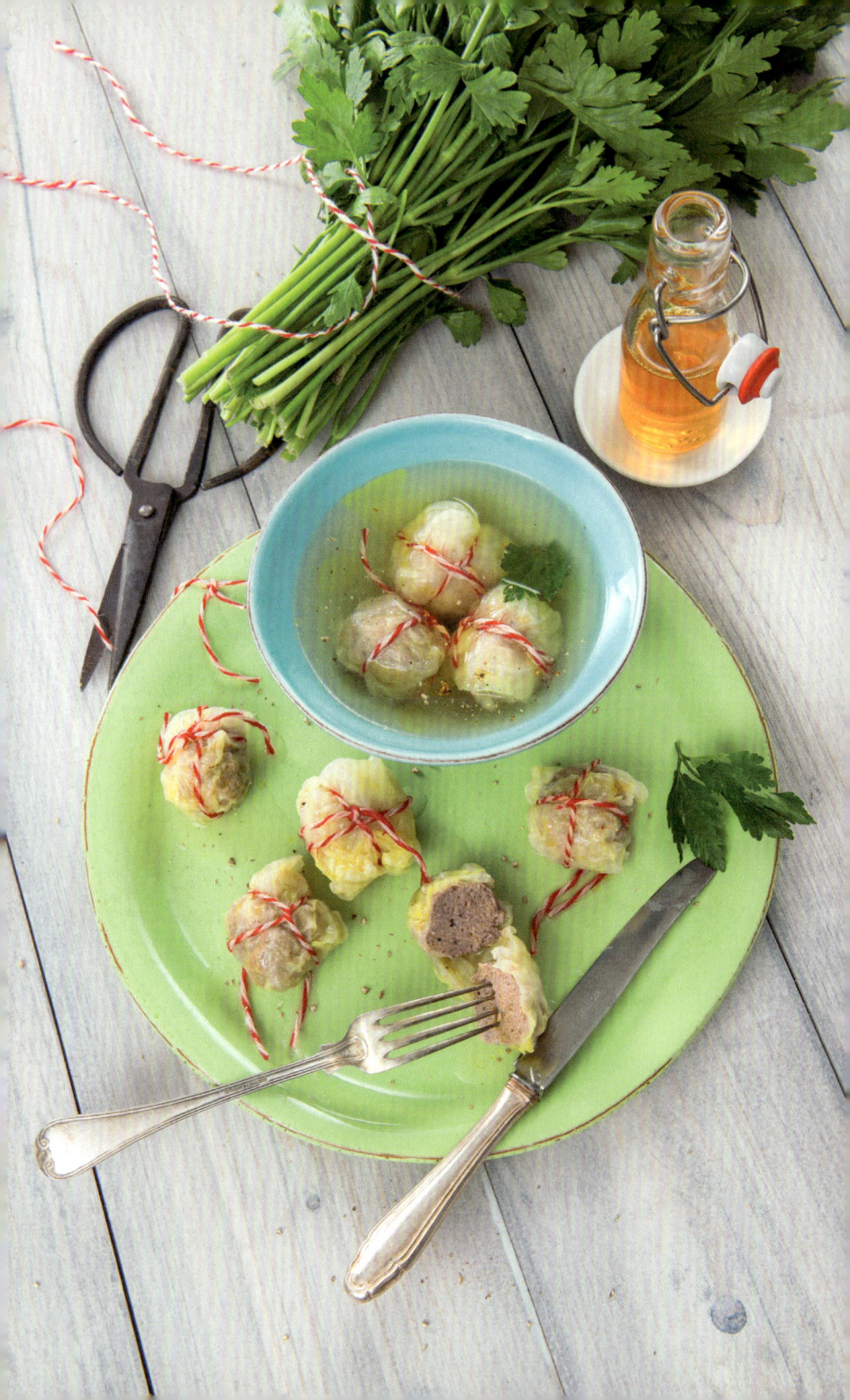

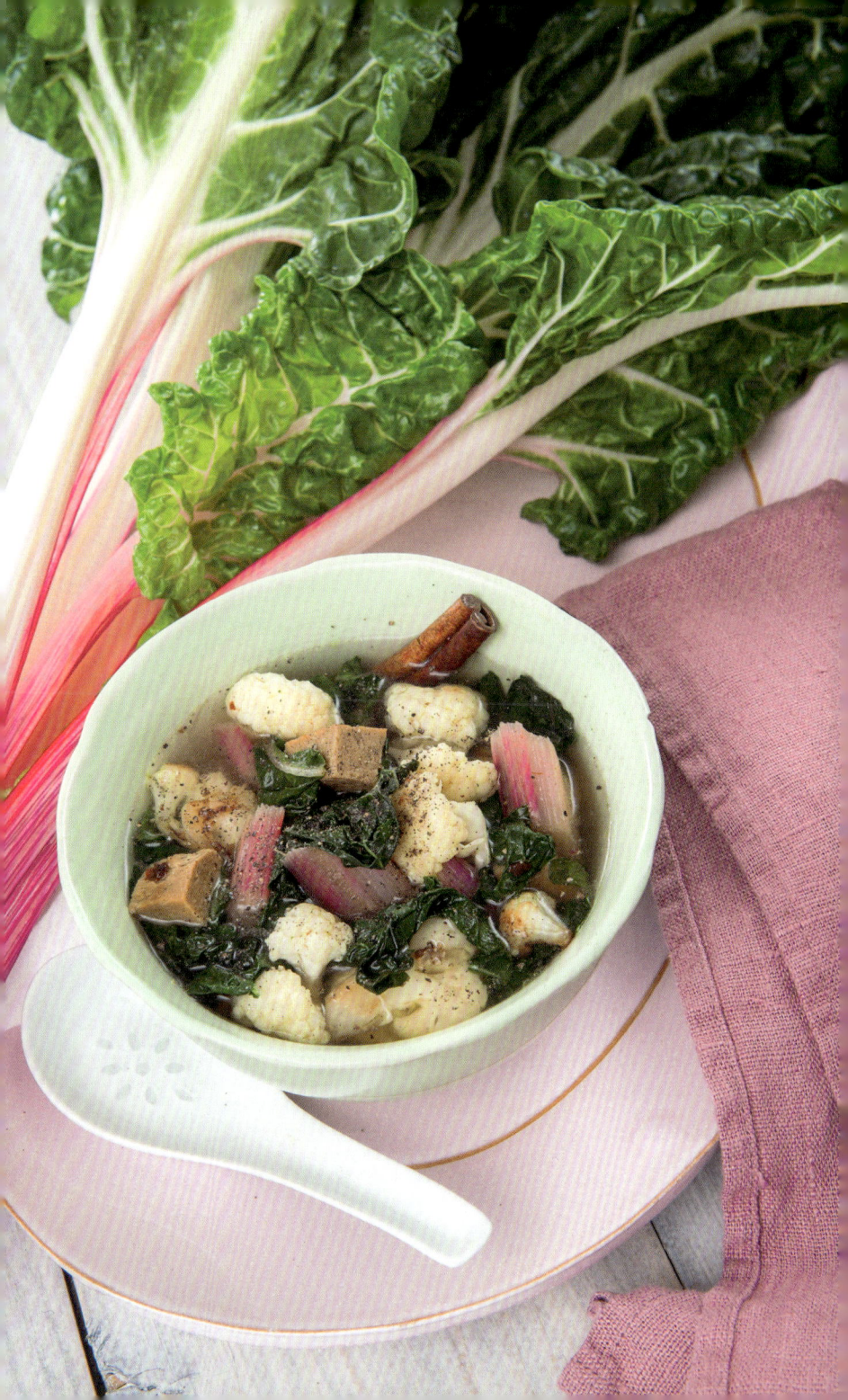

Tag 27 – Mittagessen

Veganer Mangoldeintopf

200 g Mangold

3 Handvoll Blumenkohlröschen

100 g Seitan natur (am Stück)

1 TL Sojaöl

1 TL schwarze Pfefferkörner

1/2 zerstoßene getrocknete Chilischote

Salz

2 Prisen Zimt

1 Msp. ausgekratztes Vanillemark

400 ml vegane Gemüsebrühe

1 Schuss Weißwein- oder Kräuteressig

geschroteter schwarzer Pfeffer

1 Mangold waschen, trocken tupfen und in mundgerechte Stücke schneiden. Blumenkohl waschen und in mundgerechte Röschen zerlegen. Seitan in mundgerechte Stücke schneiden.

2 Sojaöl in einem Wok oder Topf erhitzen und Blumenkohl darin kurz anschwitzen. Mangold und Seitan hinzufügen, Pfefferkörner, Chili, Salz, Zimt und Vanillemark untermengen und Gemüsebrühe hinzufügen. Essig dazugießen, alles aufkochen und bei kleiner Hitze 20 Minuten köcheln lassen.

3 Den Mangoldeintopf in einem tiefen Teller servieren und mit Pfeffer bestreuen.

 Eiweiß: 40 g, Fett: 6 g, KH: 8 g, Kalorien: 246 kcal
Zubereitungsdauer: ca. 30 Minuten

➲ *Foto zu Rezept Seite 261*

Tag 27 – Abendessen

Bohnenpüree mit Thunfisch

3 Handvoll weiße gegarte Bohnen (aus Dose oder Glas)
150 ml Gemüsebrühe
Salz
geschroteter weißer Pfeffer
1 Schuss Zitronensaft
100 g Thunfischsteak
1 TL Leinöl
1 TL Sojasoße
1/2 TL Wasabi-Paste

1 Bohnen in der Gemüsebrühe erhitzen, kurz aufkochen lassen und nach Geschmack salzen und pfeffern. Zitronensaft dazugeben, alles mit dem Stabmixer pürieren und durch ein Sieb in einen anderen Topf streichen.

2 Thunfisch waschen, trocken tupfen und in einer beschichteten Pfanne ohne Fettzugabe 30 Sekunden pro Seite anbraten. Danach in Streifen schneiden.

3 Lauwarmes Bohnenpüree mit Leinöl auf einem Teller anrichten und die Thunfischstreifen danebensetzen. Sojasoße mit Wasabi in ein Schälchen geben und dazureichen.

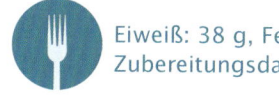 Eiweiß: 38 g, Fett: 3 g, KH: 18 g, Kalorien: 251 kcal
Zubereitungsdauer: ca. 15 Minuten

Tag 28 – Mittagessen

Gebratener Kalmar mit Rucolasalat

4 Handvoll Rucola

1 mittelgroße rote Zwiebel

1 Knoblauchzehe

150 g Kalmartuben (frisch oder tiefgekühlt)

1 Stängel Petersilie

1 TL Olivenöl

Saft von 1 Zitrone

Salz

geschroteter weißer Pfeffer

1 Rucola waschen, eventuell kürzen. Zwiebel schälen und in feine Ringe schneiden. Knoblauch schälen, klein hacken.

2 Den frischen Kalmar waschen und den Stab entfernen, die Innereien herausziehen und die lila Haut abziehen. Kalmartube(n) alle 2 cm einritzen, sodass ein rhombenförmiges Muster entsteht. Kalmar(e) in einer Pfanne ohne Fettzugabe bei mittlerer Hitze braten (alternativ auf dem Grill oder im Backofen bei 180°C Umluft 5–10 Minuten garen).

3 Für die Marinade Petersilie waschen, trocken schütteln und fein hacken. Öl, 1 Schuss Zitronensaft, Petersilie, Knoblauch, Salz und Pfeffer vermengen.

4 Rucola auf einem tiefen Teller anrichten, Zwiebelringe darübergeben und mit Zitronensaft, Salz und Pfeffer nach Geschmack würzen. Die gegrillten (gebratenen) Kalmare, mit der Marinade bestreichen und neben den Salat setzen.

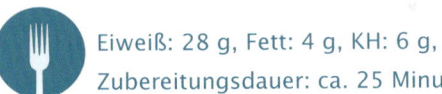

Eiweiß: 28 g, Fett: 4 g, KH: 6 g, Kalorien: 177 kcal
Zubereitungsdauer: ca. 25 Minuten

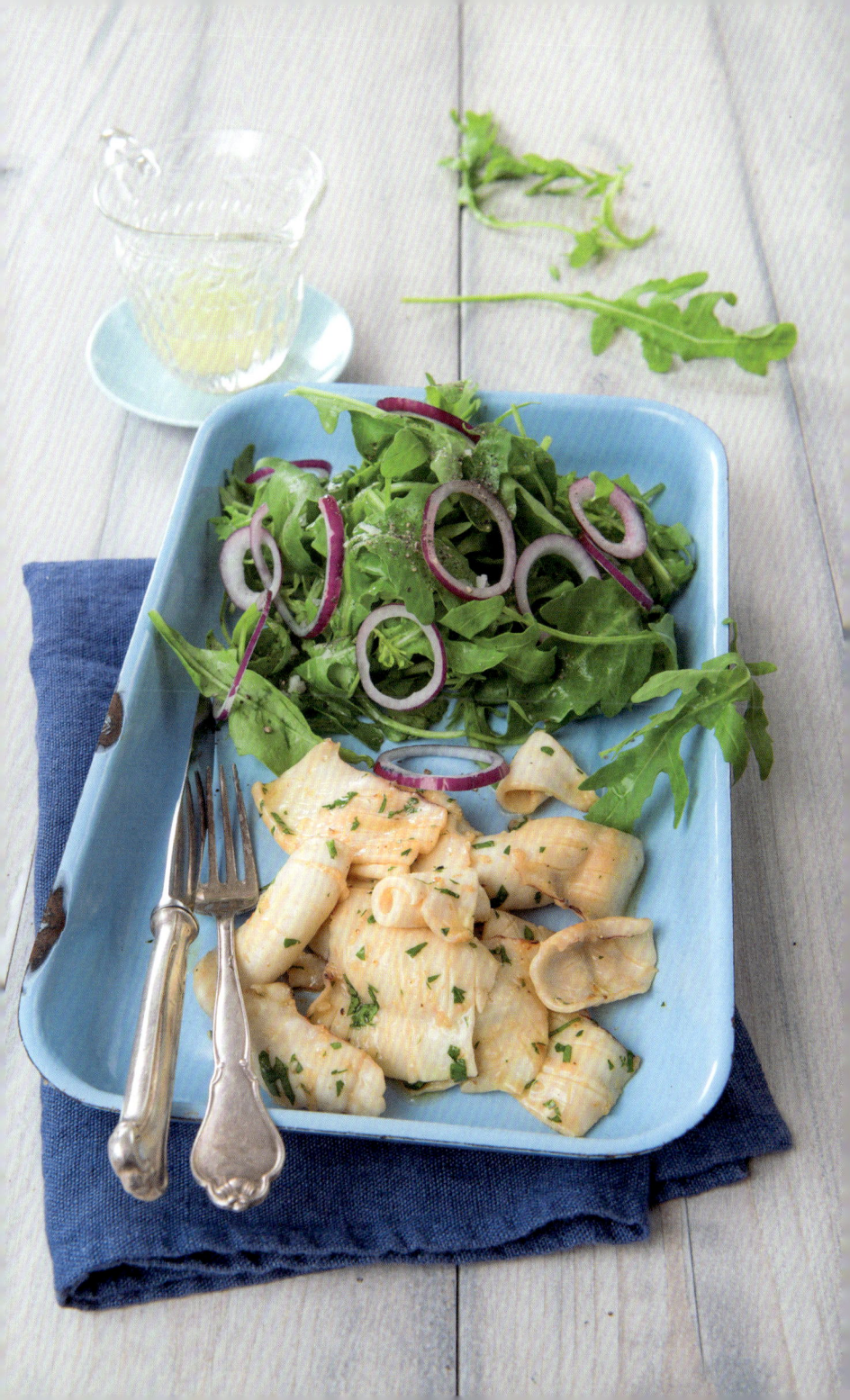

Tag 28 – Abendessen

Champignongeschnetzeltes mit Seitan (vegan)

3 Handvoll braune Champignons
1 Schalotte
150 g Seitan (aus dem Glas)
1 TL Olivenöl
3 EL vegane Gemüsebrühe
geschroteter schwarzer Pfeffer
Meersalz

1 Champignons putzen und feinblättrig schneiden. Schalotte schälen und klein hacken. Seitan abtropfen lassen und in 5 mm dicke Streifen schneiden.
2 Öl in einer beschichteten Pfanne erhitzen und Schalotte darin glasig anbraten. Champignons hinzufügen und 5 Minuten dünsten. Seitan ebenfalls hinzufügen, Gemüsebrühe dazugeben und das Ganze bei kleiner Hitze noch 5 Minuten köcheln lassen.
3 Nach Geschmack pfeffern, eventuell etwas salzen. Auf einem Teller anrichten.

Eiweiß: 45 g, Fett: 7 g, KH: 4 g, Kalorien: 259 kcal
Zubereitungsdauer: ca. 20 Minuten

Tag 29 – Mittagessen

Scharf-saure thailändische Pilzsuppe (vegan)

1 rote Chilischote
1 Limette
2 Kaffir-Limettenblätter (nach Geschmack)
1 Stängel Zitronengras
2 cm Ingwerwurzel
100 ml Wasser
2 Stängel Koriander
je 1 Handvoll Champignons und Shiitake-Pilze
2 Frühlingszwiebeln
150 g Tofu natur
300 ml vegane Gemüsebrühe
1 TL grüne Currypaste
1/2 TL gemahlener Koriander
1 TL Sojasoße
1 TL Sambal Oelek (nach Geschmack)

1 Chili waschen, in dünne Scheiben schneiden und zerstoßen. Limette heiß waschen, abtrocknen und die Schale mit einem Zestenreißer in dünnen Streifen abhobeln oder abreiben. Kaffir-Limettenblätter ebenfalls mit einem Mörser zerstoßen. Zitronengrasstängel in 3 Teile schneiden und zerdrücken. Ingwer schälen und in feine Scheiben schneiden. Alle vorbereiteten Zutaten in einem Topf mit 100 ml Wasser 1 Stunde ohne Deckel köcheln lassen, so dass die Flüssigkeit einkocht.

2 Inzwischen Koriander waschen, trocken schütteln und die Blätter abzupfen. Pilze putzen und halbieren bzw. vierteln. Frühlingszwiebeln putzen, waschen und in ca. 5 mm dicke Ringe schneiden. Tofu in ca. 1 cm große Würfel schneiden.

3 Gemüsebrühe zum eingekochten Sud geben und Currypaste, Korianderpulver und Sojasoße untermengen. Pilze, Frühlingszwiebeln und Tofu dazugeben und nach Geschmack den Saft von 1/2 bis 1 Limette hinzufügen.

4 Die Suppe noch etwas einkochen, bis sie geschmacklich intensiv ist. Falls sie nicht scharf genug ist, noch 1 TL Sambal Oelek dazugeben. In tiefem Teller servieren und Koriander darüberstreuen.

Eiweiß: 25 g, Fett: 10 g, KH: 4 g, Kalorien: 206 kcal
Zubereitungsdauer: ca. 1 Stunde 40 Minuten

Tag 29 – Abendessen

Wildlachs mit Sauerkraut

1 orangene Chilischote
1 Stängel Koriander
300 g Sauerkraut
(z.B. in Weinessig)
etwas Wasser zum Kochen
2–3 EL Wasser
1 Msp. ausgekratztes Vanillemark
4 Wacholderbeeren
Meersalz
geschroteter weißer Pfeffer
150 g Wildlachsfilet

1 Die Chilischote halbieren und entkernen, eine Hälfte hacken, die andere Hälfte in feine Ringe schneiden. Koriander waschen, trocken schütteln und fein hacken. Das Sauerkraut in ein Sieb geben und unter fließendem Wasser waschen.

2 Den Boden eines Topfes mit 2 bis 3 EL Wasser bedecken und Vanillemark untermischen. Das Sauerkraut mit gehackter Chili und Wacholderbeeren 30 Minuten köcheln lassen. Währenddessen nach Geschmack mit Salz und Pfeffer würzen.

3 Inzwischen den Backofen auf 180°C (Umluft) vorheizen. Ein Backblech mit Backpapier auslegen. Das Wildlachsfilet waschen und trocken tupfen, salzen und pfeffern und im Ofen 15 Minuten garen.

4 Das Sauerkraut durch ein Sieb abgießen, etwas ausdrücken und neben dem Wildlachs auf einem Teller anrichten. Chiliringe und Koriander darüberstreuen.

 Eiweiß: 32 g, Fett: 2 g, KH: 6 g, Kalorien: 170 kcal
Zubereitungsdauer: ca. 35 Minuten

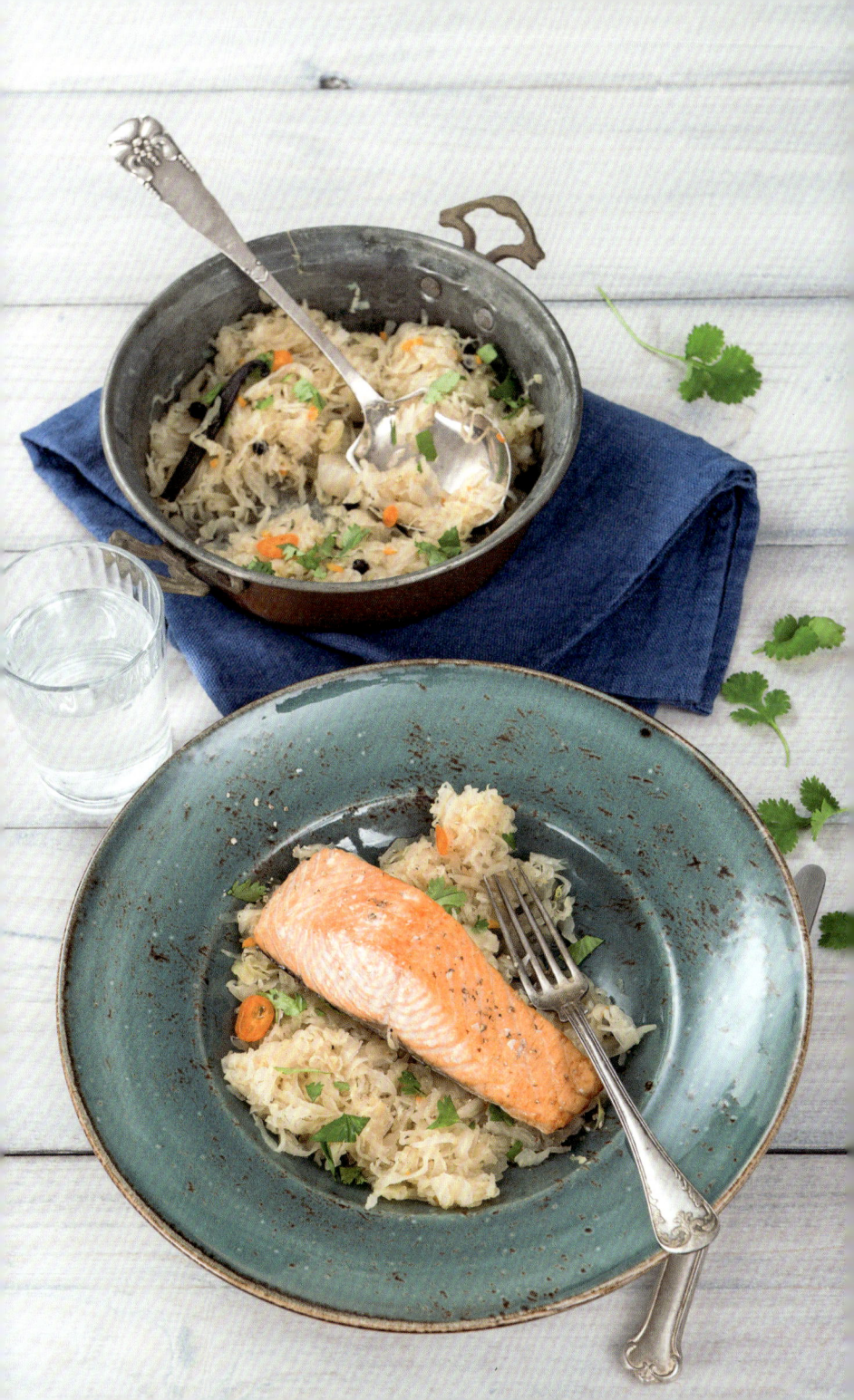

Tag 30 – Mittagessen

Schnelle Gemüsesuppe mit Ei

1 Handvoll Rosenkohl
1 Handvoll Blumenkohl
1 Handvoll Brokkoli
1 Frühlingszwiebel
2 mittelgroße Eier
400 ml Gemüsebrühe
Salz
geschroteter weißer Pfeffer

1 Rosenkohl putzen, dabei die äußeren Blätter entfernen, und waschen. Blumenkohl und Brokkoli waschen und in mundgerechte Röschen zerteilen. Frühlingszwiebel waschen und die Enden abschneiden, anschließend in ca. 5 mm breite Ringe schneiden.

2 Die Eier in einer Schüssel verquirlen. Gemüsebrühe in einem Topf aufkochen und das Gemüse hinzufügen. Die Eier mit dem Schneebesen untermischen und alles noch 10 Minuten ziehen lassen, so dass das Gemüse noch leicht bissfest ist.

3 Nach Geschmack mit Salz und Pfeffer nachwürzen und die Suppe in tiefem Teller servieren.

Eiweiß: 29 g, Fett: 14 g, KH: 10 g, Kalorien: 282 kcal
Zubereitungsdauer: ca. 15 Minuten

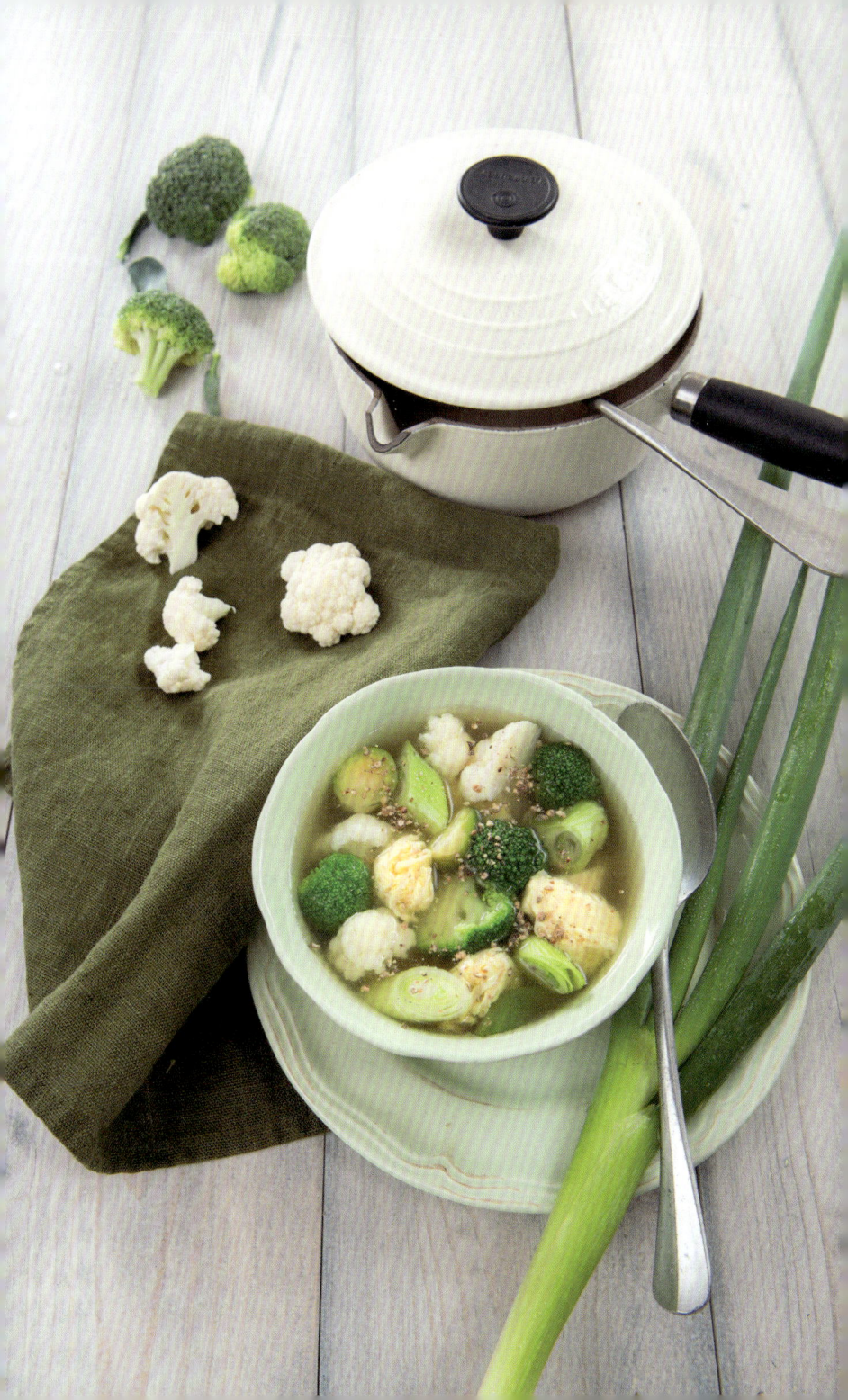

Tag 30 – Abendessen

Geschmorte Kaninchen-Ratatouille

1 kleine weiße Gemüsezwiebel
1/2 gelbe Paprika
1/2 kleine Zucchini
1/2 kleine Aubergine
2 Knoblauchzehen
6 Cocktailtomaten
Salz
geschroteter weißer Pfeffer
3 EL Wasser
150 g Kaninchenfleisch
1/2 Handvoll gemischte Kräuterzweige (Thymian und Rosmarin)
Bratschlauch oder Römertopf

1 Den Backofen auf 180°C (Umluft) vorheizen. Zwiebel schälen. Paprikahälfte entkernen und waschen. Zucchini und Aubergine putzen und waschen. Knoblauch schälen. Alles Gemüse in 1–2 cm große Stücke schneiden. Tomaten waschen.

2 Das Gemüse in einen Bratschlauch (oder Römertopf oder Alufolie) füllen, salzen und pfeffern. 3 EL Wasser dazugeben. Das Kaninchenfleisch salzen und pfeffern und mit den Kräuterzweigen hinzufügen. Alles im Ofen 45 Minuten schmoren lassen.

3 Dann aus dem Ofen nehmen und in einem tiefen Teller anrichten.

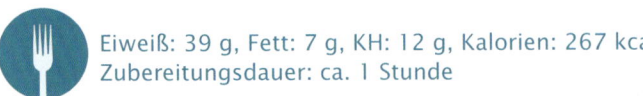

Eiweiß: 39 g, Fett: 7 g, KH: 12 g, Kalorien: 267 kcal
Zubereitungsdauer: ca. 1 Stunde

Kapitel 13

Dünn – und dann?

Wie es nach der Diät weitergeht

Bye, bye, Jo-Jo-Effekt!

In der sogenannten Stabilisierungsphase direkt nach der Kur sollte man seine aufgenommene Kalorienzahl täglich um 100 Kalorien erhöhen, bis man bei seinem individuellen (abhängig von der Körpergröße und Umfang sportlicher Betätigungen) Tagesverbrauch bzw. Energiebedarf gemäß dem individuellen Grundumsatz angekommen ist (siehe Kapitel 7, Seite 97f.).

Ideal ist es, dabei annähernd die gleiche Nahrungsmittelzusammenstellung wie während der Diät beizubehalten: Kein Zucker, viel Protein und Gemüse und zunächst am besten noch keine Kohlenhydrate. Gesunde Fette (z.B. Olivenöl) oder Omega-3-Fettsäuren aus fetten Fischen wie Makrele dürfen dagegen wieder konsumiert werden. Ansonsten gilt aber nach wie vor: viel Salat, Gemüse, Fisch und mageres Fleisch, Nüsse und Sojaprodukte. Gegen Ende der Stabilisierungsphase ist ab und an ein Glas Weiß- oder Rotwein gestattet.

Nach der Stabilisierungsphase geht man dann langsam wieder zu »normalen« Portionen über. Es ist allerdings nach wie vor gut, kohlenhydrat- oder zuckerhaltige sowie extrem fette Nahrungs-

mittel zu minimieren. Das heißt: kaum Pommes, kaum Gummibärchen, kaum Cola, kaum Pizza, wenig Sahnesoßen-Pasta und
kaum Burger.

Hält man sich an diese Regeln, gibt es selten einen Jo-Jo-Effekt
nach der Diät – im Gegensatz zu herkömmlichen Diäten, wo der
befürchtete Effekt zu 80 Prozent eintritt.

Wiederholung der Diät

Wem die Gewichtsabnahme noch nicht ausreicht, der kann die
Diät nach sechs Monaten Pause wiederholen. Die Diät kann be-
liebig oft durchgeführt werden.

Die HCG-plus-Prinzipien im Alltag

- Am wichtigsten ist es, mit der Absolution der neuen, schlanken Figur nicht wieder in alte Ernährungsmuster zurückzufal-
  len!
- Gesunde, proteinreiche Nahrung sollte keine kurzfristige, sondern eine dauerhafte, am besten lebenslange Ernährungsumstellung sein.
- Und – welcher Arzt sagt das nicht: Wer rastet, der rostet! Außer gesunder Ernährung ist Sport der zweite Baustein für eine
  dauerhaft schlanke Figur. Durch die proteinreiche Ernährung
  nimmt der Muskelaufbau zu. Dieser Prozess lässt sich mit drei
  bis vier moderaten Sporteinheiten pro Woche leicht unterstützen. Denn: Muskeln verbrennen Fett – auch nachts, wenn man
  sich körperlich überhaupt nicht betätigt. Nimmt die Muskelmasse zu, steigt die Fettverbrennung, die Figur strafft sich,
  und man nimmt weiter ab bzw. bleibt konstant und dauerhaft
  schlank.
- Gut ist es zudem, auf ausreichend Schlaf zu achten: Im Schlaf
  sinkt der Cortisol-Spiegel und Fett kann besser verbrannt werden.

- Wer nach der Diät weiterhin wenig Zucker und Alkohol zu sich nimmt, wird sich auch nach der Diät ungewohnt fit und leistungsfähig fühlen.
- Und einen großen Bogen sollte man weiterhin um »schlechte« Kohlenhydrate aus Weißmehl, Pasta und Pizza machen. Die treiben den Insulinspiegel hoch, was wiederum die Gefahr des Zunehmens birgt.
- Und das wäre doch schade, jetzt, wo Sie so perfekt schlank, vital und fit sind!

Und nun wünsche ich Ihnen viel Spaß und Erfolg beim gesunden Abnehmen.

Ihre Dr. Susanna Meier

➲ Praxis Dr. Meier
  Dr. Susanna Meier
  Erlenkamp 31
  22087 Hamburg
  www.praxisdrmeier.de
  info@praxisdrmeier.de
  Tel: 040-18988755

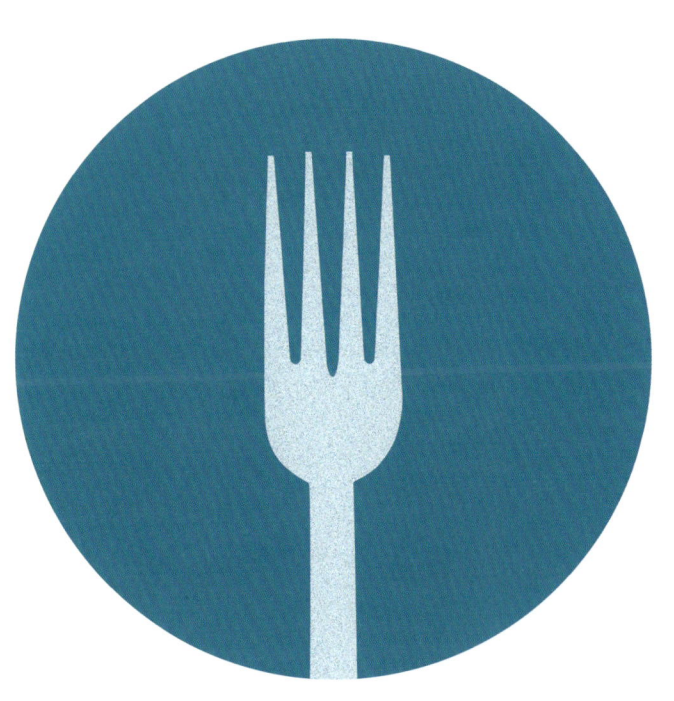

Kapitel 14

Das Dr. Meier-HCG-Diättagebuch

Auf der folgenden Seite finden Sie eine Vorlage für ein 30-Tage-Diättagebuch. Es ist hilfreich, dieses möglichst genau zu führen, damit der betreuende Arzt oder Heilpraktiker Sie ggf. mit Zusatzstoffen oder einer geeigneten C-Therapie bei der Diät unterstützen kann. Tragen Sie an jedem Tag der Diät Ihre Mahlzeiten, Körperdaten und Empfindungen ein!

Tag 1
Mahlzeit morgens
Mahlzeit mittags
Mahlzeit abends
Zwischenmahlzeiten
Trinkmenge
Nahrungsergänzungsmittel
Hungergefühl (von 1 = stark bis 10 = nicht vorhanden)
Sättigungsgefühl (von 1 = stark bis 10 = nicht vorhanden)
Gewicht in Kilogramm
Bauchumfang in Zentimetern
Allgemeines Befinden
Leistungsfähigkeit
Unangenehme Begleiterscheinungen oder Empfindungen

Danksagung

Ich bedanke mich bei Caroline Colsman und Franziska Mohrfeldt vom Goldmann Verlag, für die angenehme und reibungslose Zusammenarbeit.

Danke auch an Kathrin Gritschneder für das sehr sorgfältige Lektorat. Ich danke Aleksandra Krzysztalowicz und Gesa Cordes für ihre allzeit kompetente und freundliche Unterstützung in meiner Praxis. Ich danke Steffi Hazler für Inspiration bei den Rezepten. Danke an Susanne Ludwig für den veganen Input. Ich danke Aneliya Averhoff für so manche gute Idee.

Ich danke Prof. Dr. Christian Nanoff und Prof. Dr. Peter Frigo für die Genehmigung des Abdruckes Ihrer Stellungnahmen. Danke an Alexandra Anders, Merle Lassen, Susanne Conrads, Jeannine Watermann für die Mithilfe. Danke an Carsten Wiedey für die rechtliche Beratung. Danke an Alexandra Brodowicz, Tatjana Gram-Krebs, Christian May, Barbara Neuhold, Tonja Scholl, Karin Thudt, Michaela Weissmann für die so ferne und doch so nahe Freundschaft. Aus besonderen Gründen danke ich auch Dr. Christine Zwölfer, Franz Zwölfer, Dr. Heinz Meier und Elisabeth Zobel.

Und ganz besonders danke ich Claudia Thesenfitz dafür, dass sie die richtigen Worte gefunden und meinem Anliegen eine Struktur gegeben hat.

Literatur und Internetadressen

Literatur

H. K. Biesalski/S. C. Bischoff/C. Puchstein (Hg.): *Ernährungsmedizin*, Thieme, 4. vollst. überarb. u. erw. Aufl, Stuttgart 2010.

Deutsche Gesellschaft für Ernährung (Hg.): *12. Ernährungsbericht 2012*, Bonn 2012.

D. Divajeva et al.: »Economics of Chronic Diseases Protocol. Cost-Effectiveness Modelling and the Future Burden of Non-Communicable Disease in Europe«, unter: http://www.biomedcentral.com/1471-2458/14/456 [Stand: 12.11.2015].

»Europäer werden immer dicker«, unter: http://www.zeit.de/news/2015-05/06/gesundheit-europaeer-werden-immer-dicker-06062207 [Stand: 09.10.2015].

Europäische Behörde für Lebensmittelsicherheit (Hg.): *EFSA erklärt Risikobewertung. Acrylamid in Lebensmitteln*, Broschüre, Parma 2015, unter: http://www.efsa.europa.eu/sites/default/files/corporate_publications/files/acrylamide150604de.pdf [Stand: 15.10.2015].

T. Grether:»Mit Hormonen sollen Pfunde schmelzen. Gesundheitstipp 9/2001 vom 1. September 2001«, unter: https://www.ktipp.ch/artikel/d/mit-hormonen-sollen-pfunde-schmelzen/ [Stand: 09.10.2015].

J. Huber: Die Gesundheit der Frau. Warum Frauen länger leben, Überreuther, Wien 2008.

P. Karlson/D. Doenecke/J. Koolman: *Kurzes Lehrbuch der Biochemie für Mediziner und Naturwissenschaftler*, Thieme, 14. neubearb. Aufl., Stuttgart 1994.

R. H. Lustig/L. A. Schmidt/C. D. Brindis: »Public Health. The Toxic Truth about Sugar«, in: *Nature* 482 (2012), 27–29. Auch unter: http://www.nature.com/nature/journal/v482/n7383/full/482027a.html [Stand: 08.08.2015].

http://www.medscapemedizin.de/artikel/4901975 [Stand: 15.09.2015].

A. T. W. Simeons: *Pfunde und Zoll – Eine neue Annäherungan Fettsucht*, 7. Aufl., Rom 1971.

G. M. Singh et al.: »Estimated Global, Regional, and National Disease Burdens Related to Sugar-Sweetened Beverage Consumption in 2010«, unter: https://circ.ahajournals.org/content/early/2015/06/25/CIRCULATIONAHA.114.010636.full.pdf+html [Stand: 04.08.2015].

M. Torrice: »Calorie-Counting Monkeys Live Longer«, unter: http://news.sciencemag.org/2009/07/calorie-counting-monkeys-live-longer [Stand: 12.11.2015].

I. Wiegratz/C. J. Thaler: »Hormonale Kontrazeption – was, wann, für wen?«, in: Dtsch. Arztebl. Int. 108 (2011), 495–506. Auch unter: http://www.aerzteblatt.de/archiv/97959/Hormonale-Kontrazeption-was-wann-fuer-wen [Stand: 22.09.2015].

J. V. Wright/L. Lenard: *Bioidentische Hormone. Alles, was Sie wissen müssen.*

Das Standardwerk, VAK, Kirchzarten bei Freiburg 2011.

Y. Yamori/A. Miura/K. Taira: »Implications from and for Food Cultures for Cardiovascular Diseases: Japanese Food, particularly Okinawan Diets«, in: *Asia Pac J Clin Nutr* 10.2 (2001), 144–145.

Internetadressen

MEF – Medizinische Enzymforschungsgesellschaft e.V.
http:// www.enzymforschungsgesellschaft.de

Register

Rezeptverzeichnis